BESTE REZEPTE

Kartoffel-gerichte

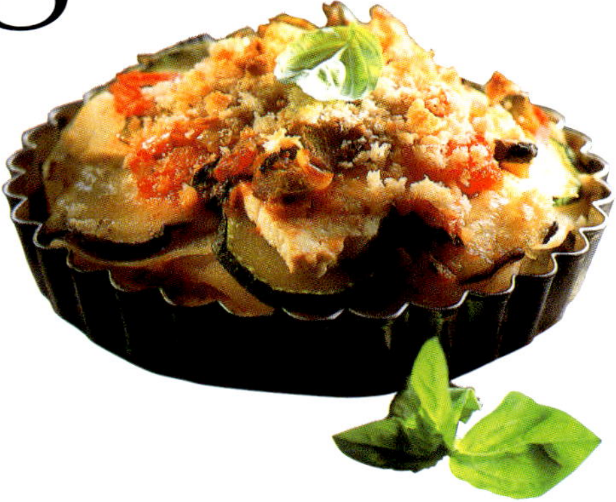

Jenny Stacey

p

Parragon
Queen Street House
4 Queen Street
Bath BA1 1HE, UK

Übersetzung aus dem Englischen: Frauke Watson, Callian
Satz und Redaktion: ce redaktionsbüro für Das Redaktionsbüro, Köln
Koordination: Antje Seidel, Köln

HINWEIS
Sind Zutaten in Löffelmengen angegeben, ist immer ein gestrichener Löffel gemeint. Ein Teelöffel entspricht 5 ml, ein Esslöffel 15 ml. Sofern nichts anderes angegeben ist, wird Vollmilch (3,5 % Fett) verwendet. Bei Eiern und einzelnen Gemüsesorten, z. B. Kartoffeln, verwenden Sie mittelgroße Exemplare. Pfeffer sollte stets frisch gemahlen werden. Sofern die Schale von Zitrusfrüchten benötigt wird, verwenden Sie unbedingt unbehandelte Früchte.

TK: Tiefkühlware

Kinder, ältere Menschen, Schwangere, Kranke und Rekonvaleszente sollten auf Gerichte mit rohen oder nur leicht gegarten Eiern verzichten.

ISBN 0-75259-608-X

Printed in China

Inhalt

Einleitung

Die Kartoffel ist eine der beliebtesten Gemüsearten der Welt. Sie wird in fast jedem Land der Erde angebaut. Jede Sorte hat ihre ganz eigenen Qualitäten und Besonderheiten. Daher passt sich die Kartoffel jedem kulinarischen Stil an und ist wohl eines der vielseitigsten Nahrungsmittel überhaupt. Sie ist eines der Hauptanbaugemüse für die menschliche Ernährung, wobei Russland, Polen und Deutschland vor Holland, Zypern und Irland am meisten konsumieren.

Im Durchschnitt verzehren wir jährlich etwa 109 Kilogramm pro Kopf des nahrhaften Gemüses. 225 Gramm Kartoffeln haben etwa 180 Kalorien, enthalten viele Proteine, Stärke und Ballaststoffe und sind darüber hinaus reich an Vitamin C. Da sich die meisten Vitamine direkt unter der Schale befinden, wird häufig empfohlen, die Kartoffeln ungeschält zu garen und sie anschließend zu pellen. Fettfrei zubereitet, eignet sich die Kartoffel – entgegen der landläufigen Auffassung – ausgezeichnet für Schlankheitskuren.

Doch die Kartoffel hat nicht immer ein so hohes Ansehen genossen. Die ursprünglich aus Südamerika stammende Knolle war bei den Inkas als „papa" bekannt und wurde wohl schon um 3000 v. Chr. kultiviert. Bis zum 16. Jahrhundert war sie in der restlichen Welt praktisch unbekannt. Als die Spanier unter Pizarro auf der Suche nach Gold und Mineralien Peru eroberten, gelangte die Kartoffel jedoch bald nach Europa. Sie hatte damals verschiedene Namen, die sich zumeist auf die Zubereitungsmethoden bei den amerikanischen Ureinwohnern bezogen. Auch in ihrem Ursprungsland wurde die Kartoffel zur Erntezeit frisch verzehrt und den Rest des Jahres durch Trocknen haltbar gemacht. Bis heute ist sie nicht zuletzt wegen der verschiedenen Konservierungsmöglichkeiten so beliebt.

Von Spanien aus verbreitete sich die Kartoffel in ganz Europa, wobei sich ihr Name allmählich von „papa" zu „battata" veränderte. In Italien war sie im Übrigen für die ihr nachgesagte Heilwirkung beliebt – man glaubte, dass eine Packung aus gekochten Kartoffeln Wunden heilen könne. Von Italien aus trat die Kartoffel ihren Siegeszug über Belgien, Deutschland und die Schweiz nach Frankreich an. Auf den britischen Inseln allerdings setzte sie sich erst durch, nachdem Sir Francis Drake auf einer Reise in die Neue Welt seine Schiffsladung – die hauptsächlich aus Kartoffeln bestand – unter den Hunger leidenden britischen Siedlern verteilt hatte. Die Siedler kehrten mit Sir Walter Raleigh nach Großbritannien zurück, und dieser ließ die Kartoffel dort auf seinem Grund und Boden anbauen. Raleigh brachte sie auch nach Irland, wo sich bald herausstellte, dass der irische Boden für den Kartoffelanbau geradezu ideal war.

Heute gibt es viele verschiedene Kartoffelsorten, die man auf die unterschiedlichste Art zubereiten kann, z. B. rösten, garen, dämpfen, backen oder braten. Ihr Aroma lässt sich mit den verschiedensten Geschmacksrichtungen kombinieren, wodurch sie eines der vielseitigsten Gemüsearten überhaupt ist.

AUSWAHL UND ZUBEREITUNG

Wählen Sie feste, regelmäßig geformte Kartoffeln von gelblicher oder rötlicher Farbe, deren Haut glatt und fest ist. Vermeiden Sie Knollen, die bereits grün werden oder gar Sprossen treiben, denn diese sind meist bitter im Geschmack und enthalten einen höheren Anteil an pflanzlichen Toxinen. Kartoffeln sollten dunkel gelagert werden, da sie durch zuviel Licht bald grün werden.

Durch die große Auswahl an Rezepten in diesem Buch wird sich Ihnen eine ganze Welt der köstlichsten Kartoffelgerichte öffnen – alles aus der vertrauten und doch so vielseitigen Kartoffelknolle. Hier wird jedem etwas geboten – ob Sie auf Ihre Linie achten, Vegetarier sind oder Kartoffeln ganz einfach unwiderstehlich finden!

KARTOFFELSORTEN

Es gibt über 3.000 Kartoffelsorten, von denen jedoch nur etwa 100 regelmäßig angebaut werden. Davon findet man etwa 20 Sorten problemlos beim Gemüsehändler oder im Supermarkt. Hier ist eine Aufstellung der gängigsten Kartoffelsorten mit ihren besonderen Eigenschaften, denen die Rezepte in diesem Buch zugrunde liegen.

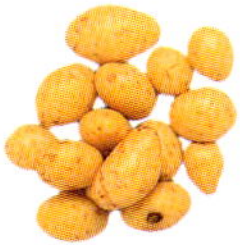

Frühkartoffel „Charlotte"

Craig Royal Red: *Hauptanbaukartoffel, Erntezeit im Juli. Fest kochend mit rosafarbener oder roter Schale. Das wachsige Fleisch eignet sich besonders zum Braten und Garen sowie für Salate.*

Neue Kartoffel „Cyprus": *im Spätwinter und Frühling erhältlich, am besten in der Schale gekocht. Schlecht geeignet für Kartoffelpüree.*

Desiree: *rosafarbene, mehlige Kartoffel von hoher Qualität. Zum Backen, Braten, Garen und Pürieren.*

Home Guard: *meist die erste Frühkartoffel. Wird schnell schwarz und zerfällt rasch beim Garen, daher am besten für Pellkartoffeln geeignet.*

Jersey Royal: *sehr wohlschmeckende neue Kartoffel. Von Mai bis Oktober erhältlich, jedoch am besten im August. Schuppige Schale und festes gelbes Fleisch.*

King Edward: *große Kartoffel mit weißlichem Fleisch, gut zum Garen und Braten.*

Frühkartoffeln: *in der Regel schnell wachsend, mit weißem Fleisch. Im Frühsommer erhältlich, am besten als Pellkartoffeln mit Butter oder im Salat.*

Pentland Crown: *dünnschalige, cremig-weiße Kartoffel, am besten im Spätwinter. Mehlig kochend, ideal zum Backen oder als Kartoffelpüree.*

Pentland Hawk: *feste, helle Schale mit hellgelbem Fleisch – eine universal verwendbare Sorte.*

Pentland Squire: *feste Kartoffel mit weißem Fleisch, ebenfalls für alle Zubereitungsarten geeignet.*

Pink Fir Apple: *lange, knollige Kartoffel mit festem, wachsigem, rosafarbenem Fleisch. Ausgezeichnet in Salaten.*

Weiße Süßkartoffel: *kleiner als Yams, jedoch alternativ verwendbar. Das gelbe Fleisch hat eine trockenere Konsistenz. Gebraten, gekocht oder in Aufläufen, ideal in pikanten Gerichten.*

Yamswurzel: *Süßkartoffelart mit orangefarbenem Fleisch, am besten püriert in Kuchen und Aufläufen, in Soufflés oder geröstet.*

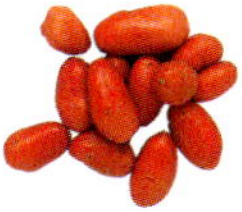

„Francine"

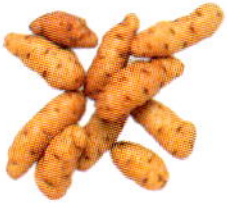

„Anya"

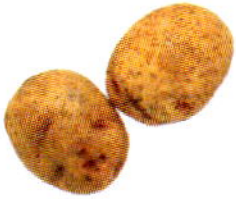

„Pentland Squire"

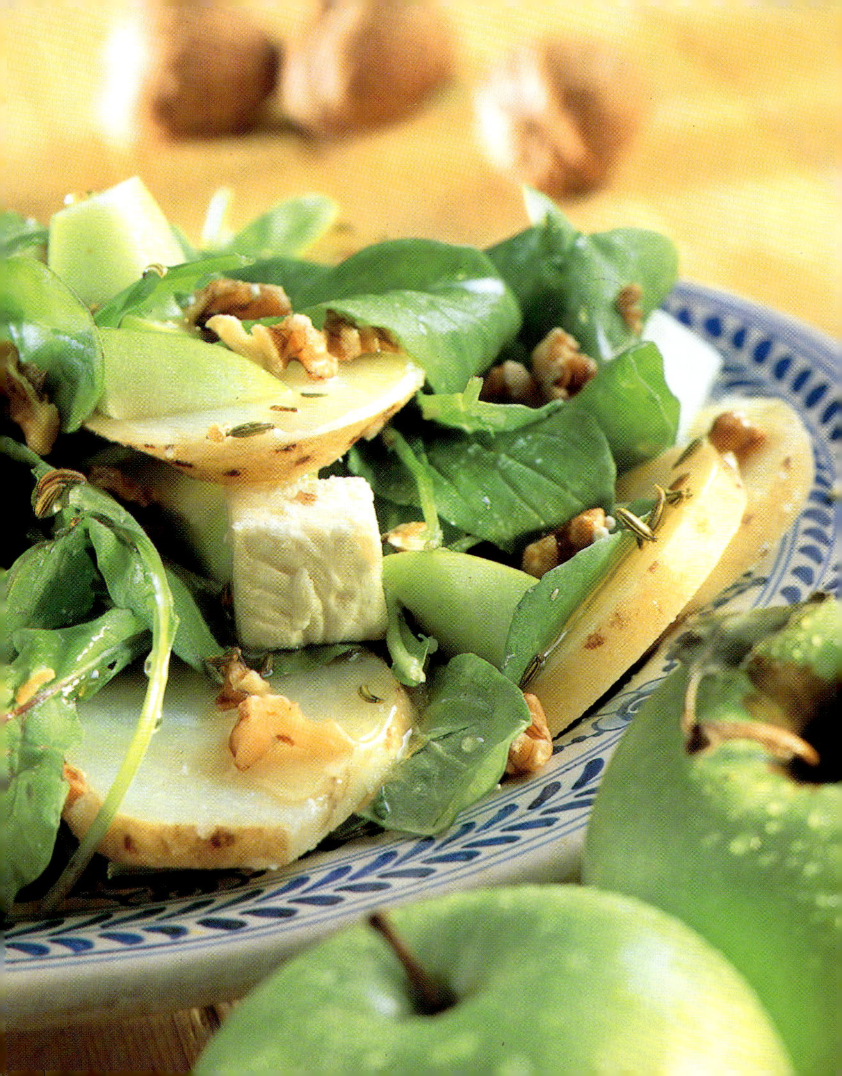

Suppen & Salate

Kartoffeln sind die Ausgangsbasis für viele leckere und einfache Suppen, denn sie sorgen für die perfekte sämige Konsistenz und den runden Geschmack. Mit wenigen Zutaten entsteht aus Kartoffeln eine Vielfalt an preiswerten Suppen. Mit Kräutern, Zwiebeln, Knoblauch, Fleisch, Fisch oder Gemüse, garniert mit Kräutern oder Croûtons und serviert mit knusprigem Brot sind diese Suppen sowohl als Imbiss, Vorspeise oder als Hauptgericht einfach delikat.

In diesem Kapitel finden Sie außerdem leckere Salate auf Kartoffelbasis. Neben den klassischen cremigen Kartoffelsalaten präsentiert es Ihnen eine große Auswahl von verführerischen und teilweise exotischen Rezepten, perfekt als leichter Imbiss, als herzhaftes Hauptgericht – oder als idealer Begleiter zu Picknicks und Grillabenden.

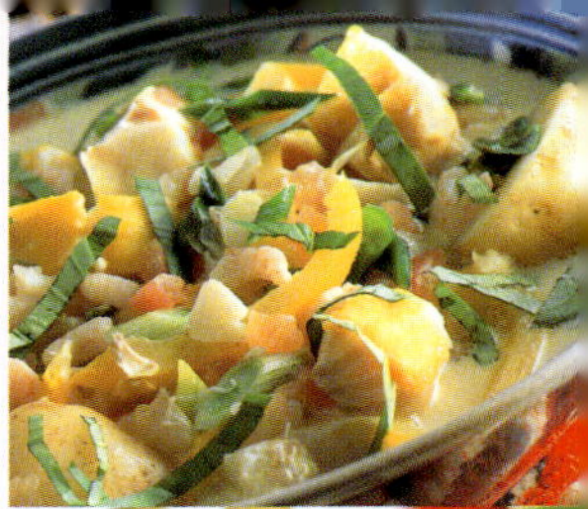

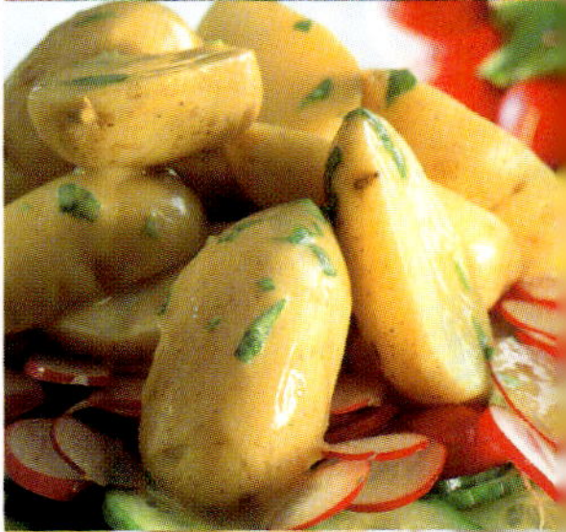

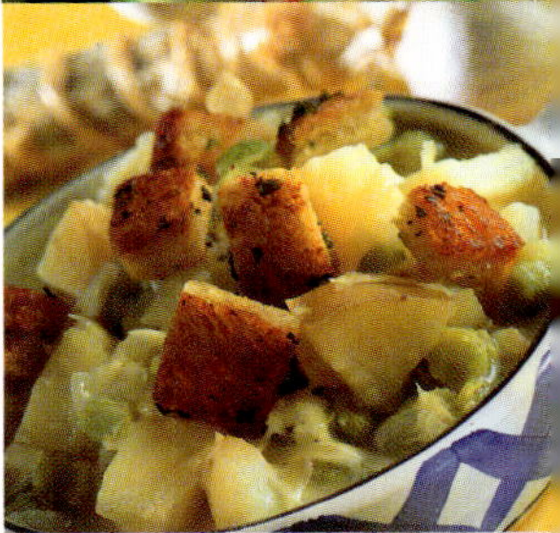

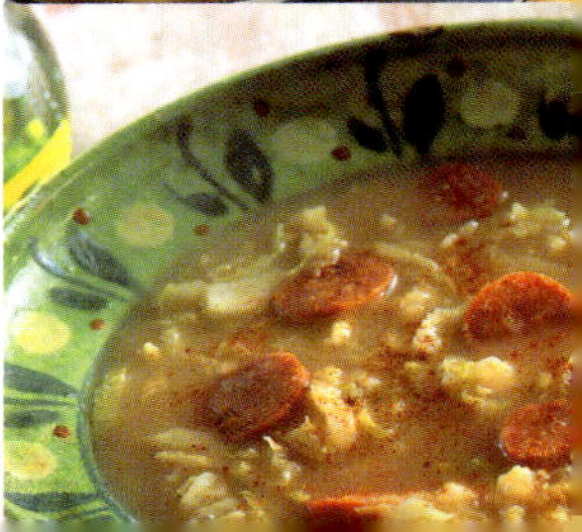

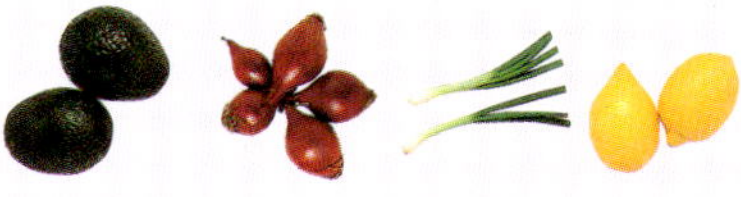

Süßkartoffel-Zwiebel-Suppe

Für 4 Personen

ZUTATEN

2 EL Pflanzenöl
900 g Süßkartoffeln, gewürfelt
1 Mohrrübe, gewürfelt
2 Zwiebeln, in Ringen
2 Knoblauchzehen, zerdrückt

600 ml Gemüsebrühe
300 ml ungesüßter Orangensaft
225 ml Naturjoghurt
2 EL frisch gehackter Koriander
Salz und Pfeffer

GARNIERUNG:
frischer Koriander
Orangenschale, in dünne Streifen geschnitten

1 Das Öl in einem großen Topf erhitzen, Süßkartoffeln und Mohrrübe, Zwiebeln und Knoblauch zugeben. 5 Minuten unter ständigem Rühren andünsten.

2 Gemüsebrühe und Orangensaft zugießen und aufkochen.

3 Die Hitze reduzieren und das Gemüse 20 Minuten zugedeckt köcheln.

4 Portionsweise im Mixer oder in der Küchenmaschine zu Püree verarbeiten. Das Püree wieder in den ausgespülten Topf geben.

5 Joghurt und Koriander zufügen, nach Geschmack würzen. Die Suppe mit Korianderblättern und Orangenschale garnieren und servieren.

TIPP

Soll die Suppe gekühlt serviert werden, den Joghurt erst kurz zuvor einrühren. In gekühlten Suppentellern reichen.

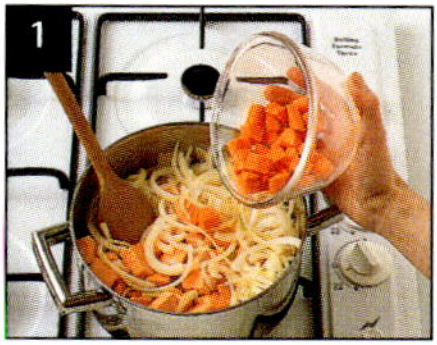

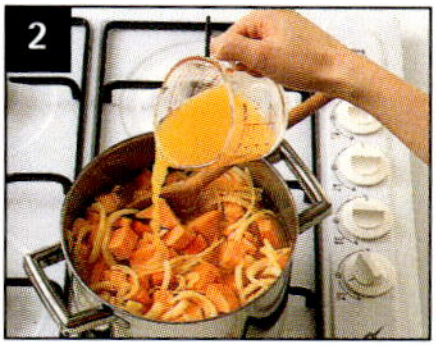

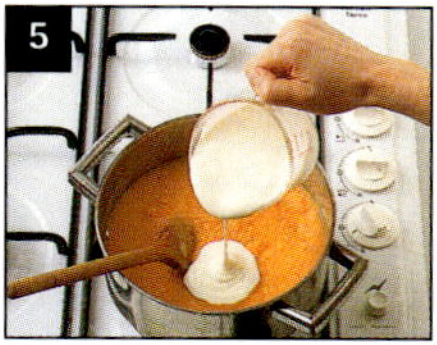

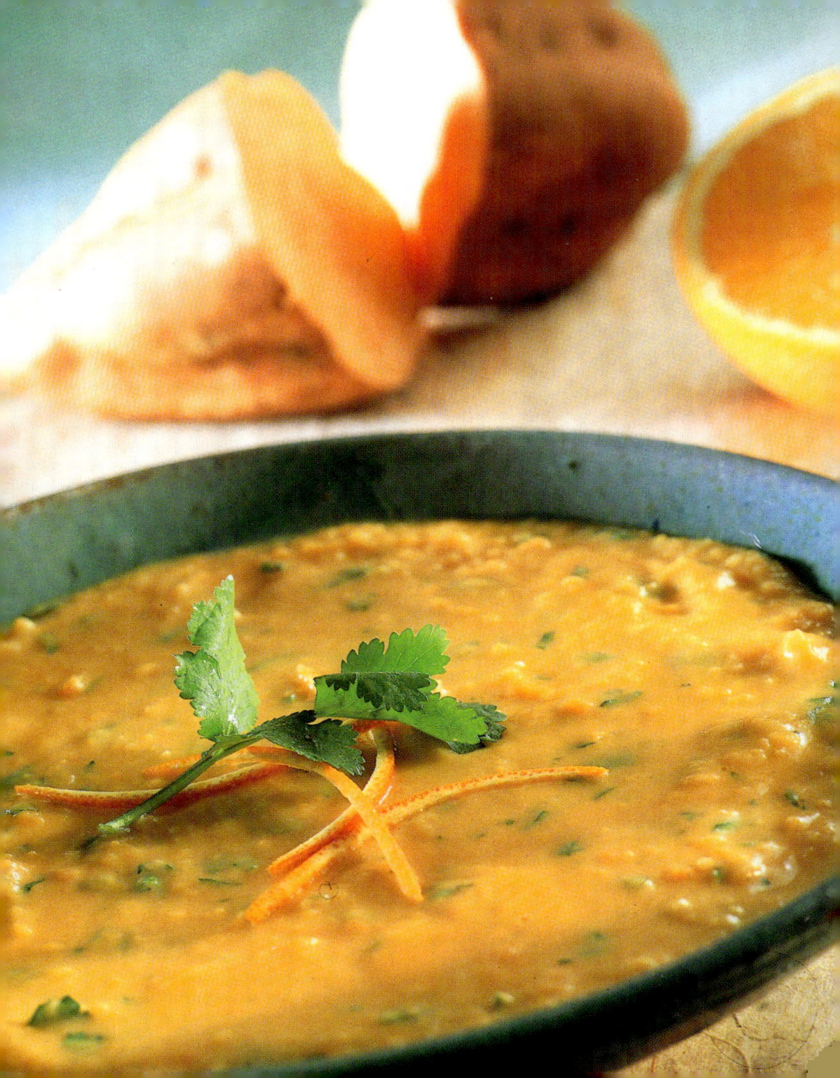

Kartoffelsuppe mit Apfel & Rauke

Für 4 Personen

ZUTATEN

4 EL Butter
900 g fest kochende Kartoffeln, gewürfelt
1 rote Zwiebel, geviertelt
1 EL Zitronensaft
1 l Hühnerbrühe
450 g Dessertäpfel, geschält und gewürfelt
1 Prise Piment
50 g Raukeblätter (Rucola)
Salz und Pfeffer

GARNIERUNG:
Apfelscheiben
Raukeblätter

1 Die Butter in einem großen Topf zerlassen, Kartoffeln und Zwiebel zugeben. Auf niedriger Kochstufe unter ständigem Rühren 5 Minuten dünsten.

2 Zitronensaft, Hühnerbrühe, Apfelwürfel und Piment zugeben.

3 Aufkochen, die Hitze reduzieren und zugedeckt 15 Minuten auf niedriger Stufe kochen.

4 Die Rauke zufügen und weitere 10 Minuten schwach kochen, bis die Kartoffeln gar sind.

5 Die Hälfte der Suppe im Mixer oder in der Küchenmaschine pürieren. Das Püree in die restliche Suppe einrühren.

6 Mit Salz und Pfeffer abschmecken, in vorgewärmte Suppenteller geben und mit Apfelscheiben und Raukeblättern garnieren. Mit warmem, knusprigem Brot servieren.

TIPP

Alternativ zur Rauke können Sie auch jungen Spinat verwenden.

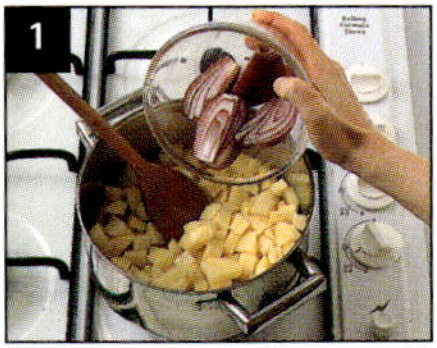

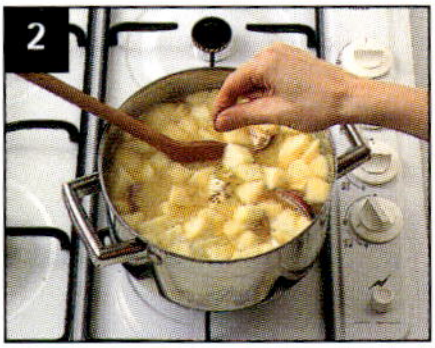

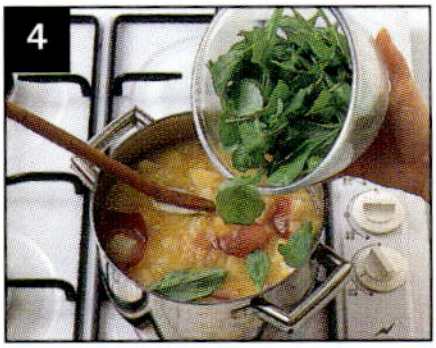

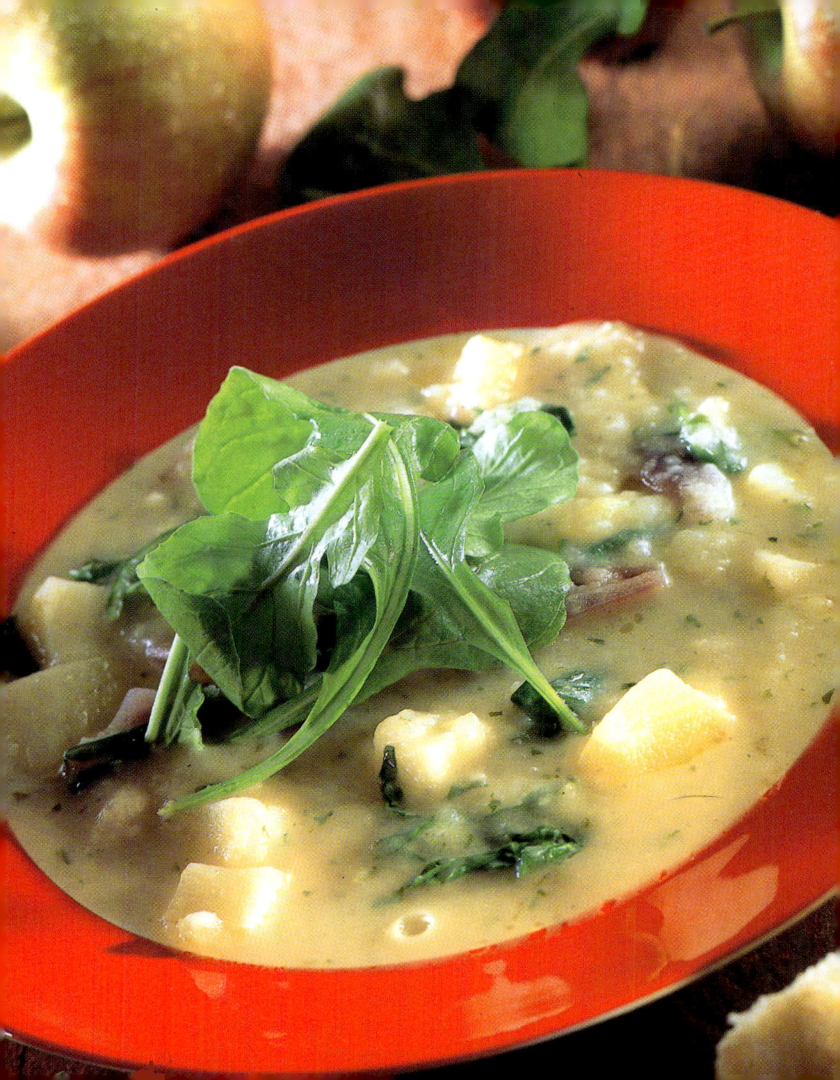

Indische Kartoffel-Erbsen-Suppe

Für 4 Personen

ZUTATEN

2 EL Pflanzenöl
225 g mehlig kochende Kartoffeln, gewürfelt
1 große Zwiebel, gehackt
2 Knoblauchzehen, zerdrückt
1 TL Garam Masala
1 TL gemahlener Koriander
1 TL gemahlener Kreuzkümmel
900 ml Gemüsebrühe
1 rote Chilischote, gehackt
100 g tiefgefrorene Erbsen
4 EL Naturjoghurt
Salz und Pfeffer
frisch gehackter Koriander, zum Garnieren

1 Das Pflanzenöl in einem Topf erhitzen, Kartoffeln, Zwiebel und Knoblauch zugeben und ca. 5 Minuten unter ständigem Rühren andünsten.

2 Die Gewürze zugeben und noch 1 weitere Minute dünsten, dabei umrühren.

3 Gemüsebrühe zugießen, Chilischote zugeben und aufkochen. Die Hitze reduzieren und zugedeckt 20 Minuten köcheln, bis die Kartoffeln zu zerfallen beginnen.

4 Die Erbsen zufügen und weitere 5 Minuten leise kochen, dann den Joghurt einrühren. Mit Salz und Pfeffer abschmecken.

5 In vorgewärmte Suppenteller geben und mit Koriander garnieren. Dazu warmes Brot reichen.

TIPP

Wenn Sie es ganz authentisch mögen, reichen Sie indisches Naan-Brot dazu (ersatzweise türkisches Fladenbrot).

VARIATION

Mögen Sie es weniger pikant, entfernen Sie vor dem Hacken der Chilischote die Samen. Nach dem Verarbeiten von Chili immer die Hände waschen, um Haut- und Schleimhautreizungen zu vermeiden.

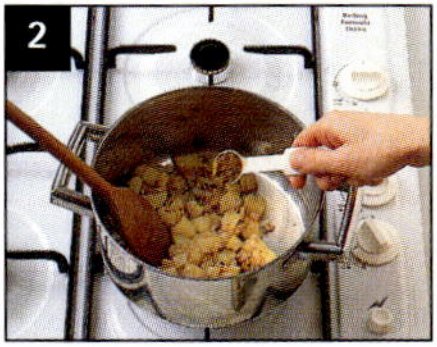

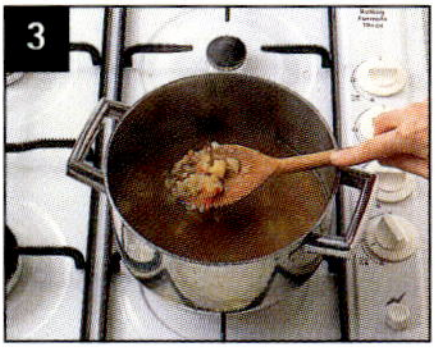

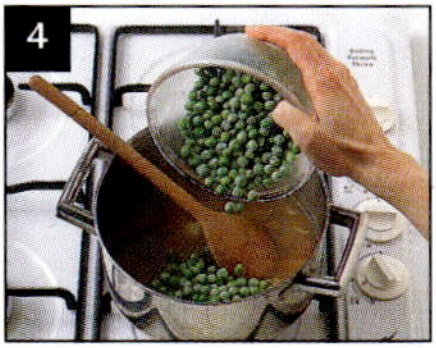

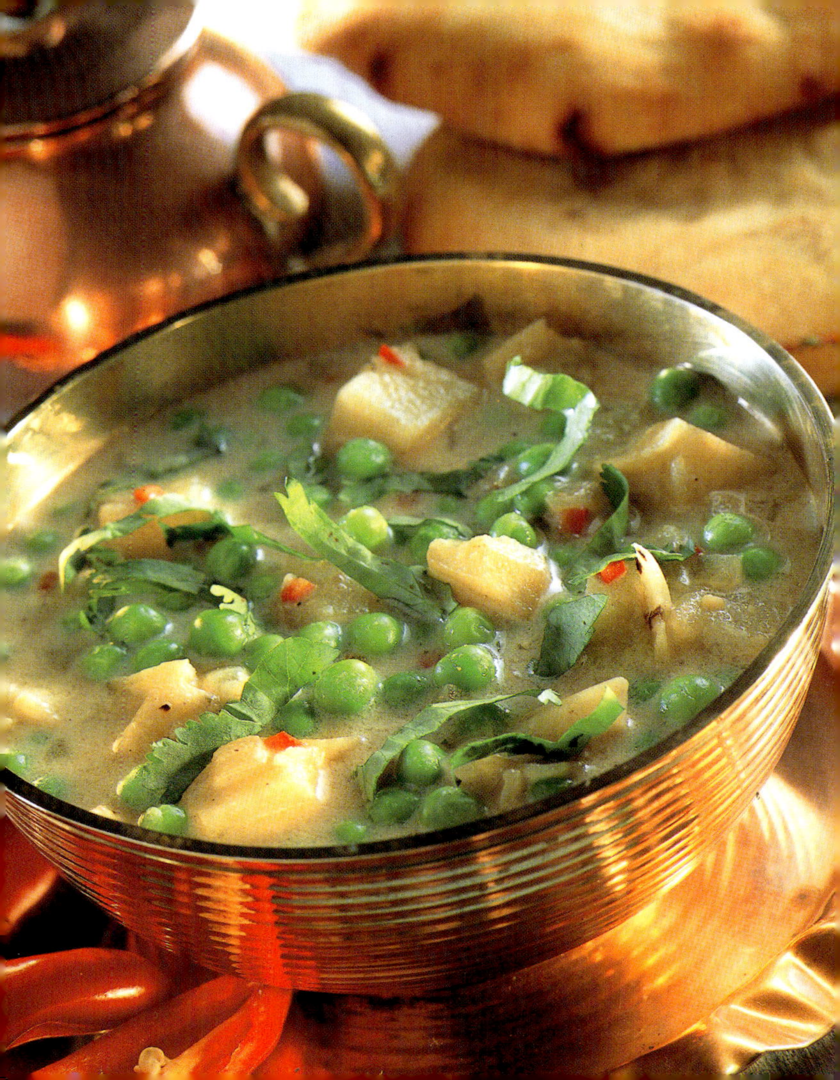

Brokkoli-Kartoffel-Suppe

Für 4 Personen

ZUTATEN

2 EL Olivenöl
2 Kartoffeln, gewürfelt
1 Zwiebel, gewürfelt
225 g Brokkoliröschen
125 g Blauschimmelkäse, zerbröckelt
1 l Gemüsebrühe
150 ml Crème double
1 Prise Paprikapulver
Salz und Pfeffer

1 Das Öl in einem großen Topf erhitzen, Kartoffeln und Zwiebel zugeben und 5 Minuten unter ständigem Rühren andünsten.

2 Ein paar Brokkoliröschen für die Garnierung zurückbehalten, den restlichen Brokkoli in den Topf geben. Käse und Gemüsebrühe zufügen.

3 Aufkochen, die Hitze reduzieren und die Mischung zugedeckt 25 Minuten leise kochen, bis die Kartoffeln gar sind.

4 Die Suppe in eine Küchenmaschine oder einen Mixer geben und portionsweise zu einem glatten Püree verarbeiten.

5 Das Püree in einen sauberen Topf geben, Crème double und Paprikapulver zufügen und dann mit Salz und Pfeffer abschmecken.

6 Die zurückbehaltenen Brokkoliröschen in etwas kochendem Wasser ca. 2 Minuten blanchieren, dann mit einem Schaumlöffel herausheben.

7 Die Suppe in vorgewärmte Suppenteller geben, mit den Brokkoliröschen und etwas Paprika garnieren und sofort servieren.

TIPP

Diese Suppe kann man gut einfrieren. Folgen Sie dafür dem Rezept bis zu Schritt 4 und frieren Sie die frisch pürierte Suppe ein. Sahne und Paprika erst kurz vor dem Servieren zugeben.

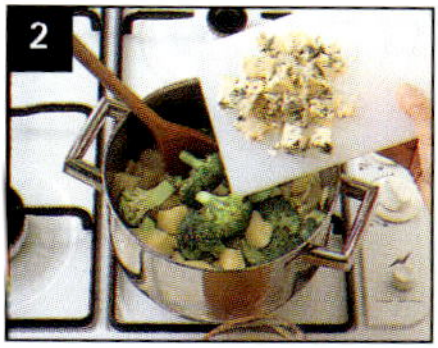

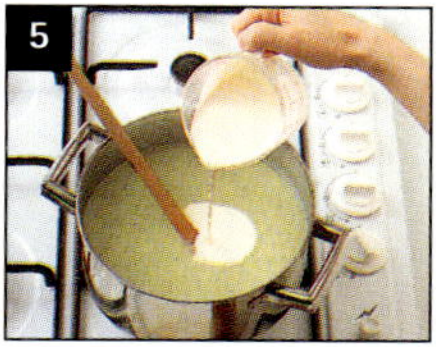

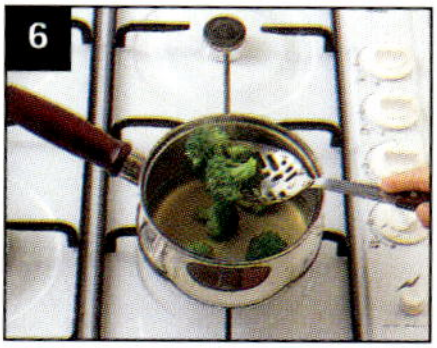

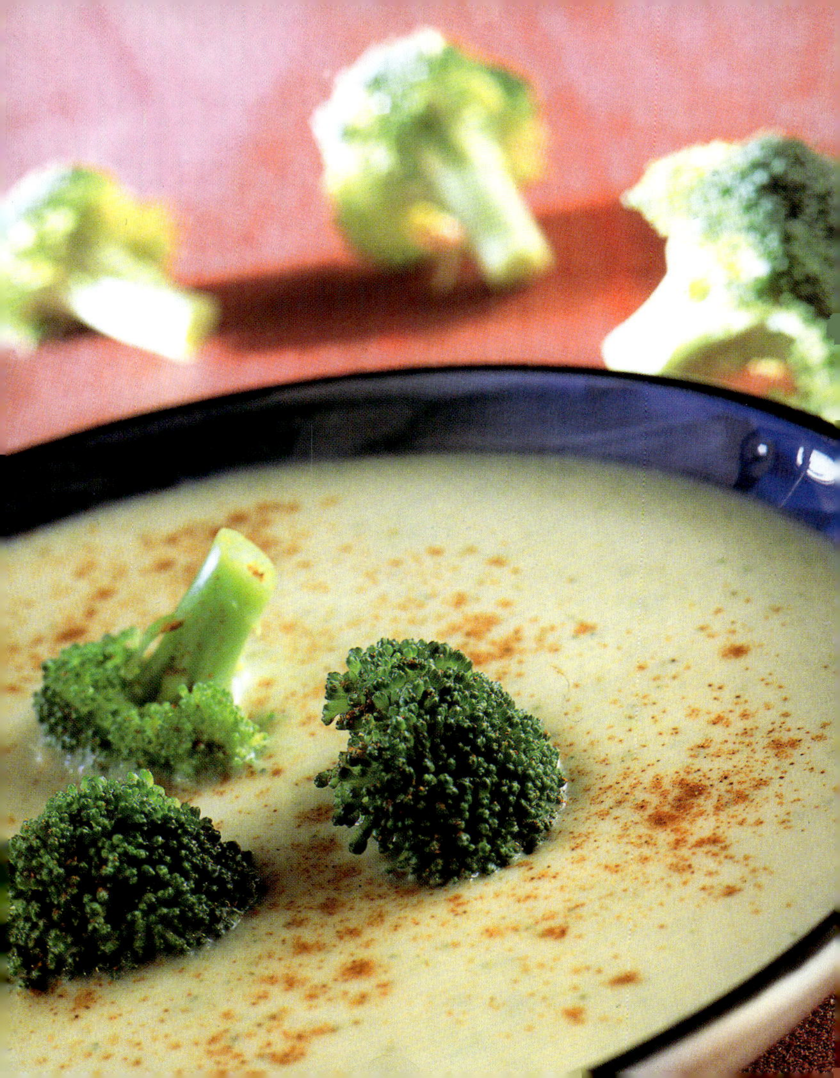

Kartoffelsuppe mit getrockneten Pilzen

Für 4 Personen

ZUTATEN

2 EL Pflanzenöl
2 große mehlig kochende Kartoffeln, in Scheiben
1 Zwiebel, in Ringen
2 Knoblauchzehen, zerdrückt
1 l Rinderbrühe
25 g getrocknete Pilze
2 Selleriestangen, gehackt
2 EL Weinbrand
Salz und Pfeffer

BELAG:
3 EL Butter
2 dicke Scheiben Weißbrot ohne Kruste
3 EL frisch geriebener Parmesan

GARNIERUNG:
gewässerte Trockenpilze
frische Petersilie

1 Das Öl in einem großen Topf erhitzen, Kartoffeln, Zwiebel und Knoblauch zugeben und unter ständigem Rühren 5 Minuten andünsten.

2 Rinderbrühe, Pilze und Sellerie zugeben und kurz aufkochen. Die Hitze reduzieren und zugedeckt 20 Minuten leise kochen, bis die Kartoffeln gar sind.

3 Unterdessen die Butter in einer Pfanne zerlassen. Die Brotscheiben mit dem Parmesan bestreuen und in der Butter auf jeder Seite 1 Minute rösten. In Dreiecke schneiden.

4 Den Weinbrand in die Suppe einrühren und mit Salz und Pfeffer abschmecken. In vorgewärmte Suppenteller geben und mit den Brotecken belegen. Mit den gewässerten Pilzen und frischer Petersilie garnieren und servieren.

TIPP

Wohl der beliebteste Trockenpilz ist der Steinpilz, doch Sie können natürlich auch jede andere Sorte nehmen. Alternativ verwenden Sie 125 g in Scheiben geschnittene frische Pilze.

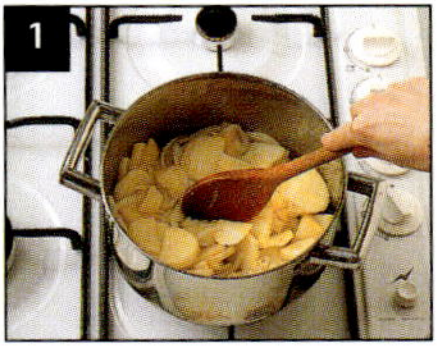
1

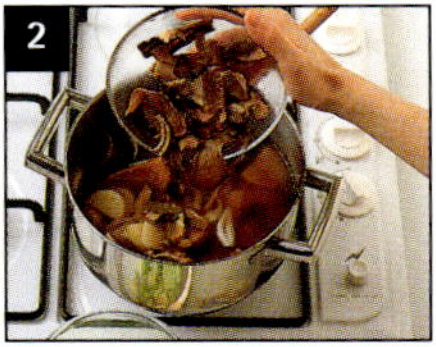
2

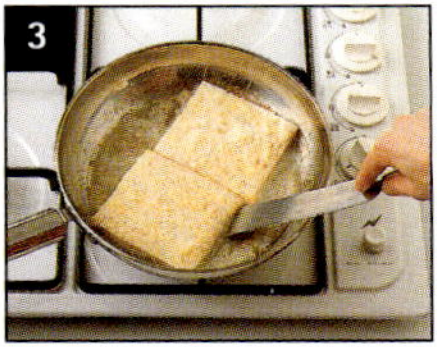
3

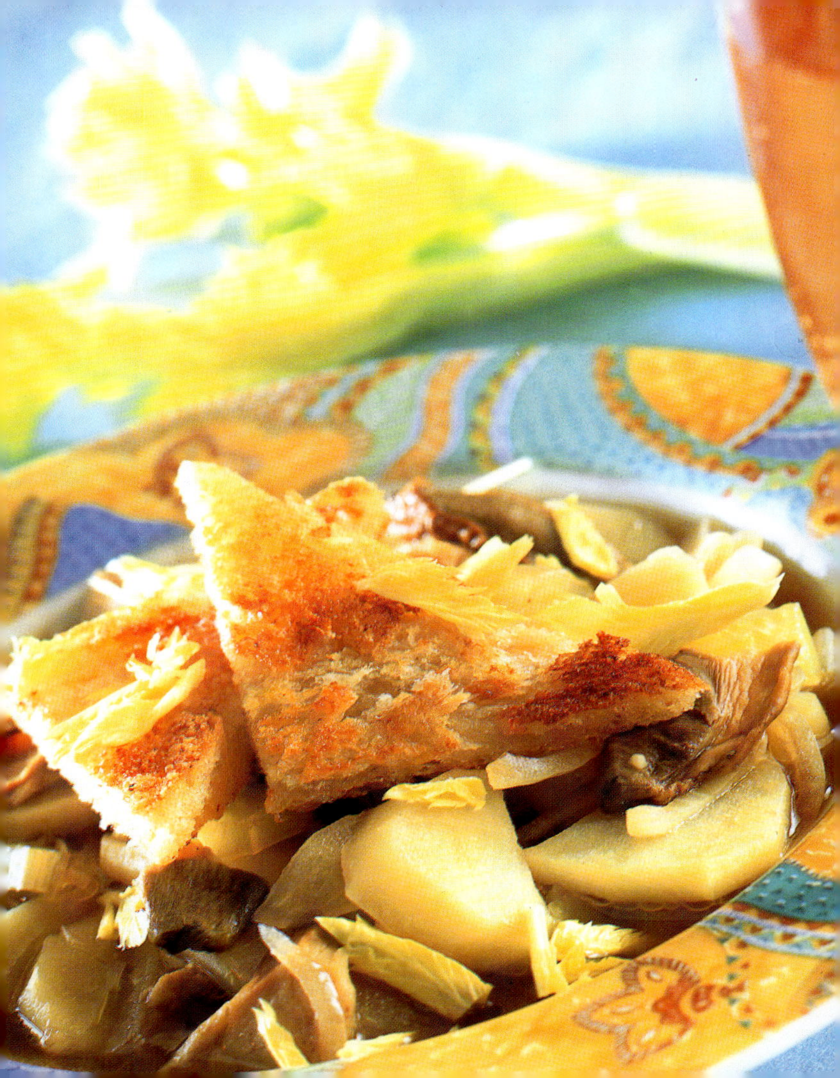

Kartoffelsuppe mit Erbsen & Käse

Für 4 Personen

ZUTATEN

2 EL Pflanzenöl
2 mehlig kochende Kartoffeln mit Schale, gewürfelt
2 Zwiebeln, gewürfelt
75 g Trockenerbsen
1 l Gemüsebrühe
5 EL geraspelter Gruyère
Salz und Pfeffer

CROÛTONS:
3 EL Butter
1 Knoblauchzehe, zerdrückt
1 EL frisch gehackte Petersilie
1 dicke Scheibe Weißbrot, gewürfelt

1 Das Öl in einem großen Topf erhitzen, Kartoffeln und Zwiebeln zugeben und unter ständigem Rühren 5 Minuten andünsten, bis die Zwiebeln weich werden.

2 Die Trockenerbsen zufügen und gut untermischen.

3 Die Brühe zugießen und alles aufkochen. Die Hitze reduzieren und zugedeckt 35 Minuten köcheln, bis Kartoffeln und Erbsen gar sind.

4 Unterdessen die Croûtons zubereiten. Dazu die Butter in einer Pfanne zerlassen. Knoblauch, Petersilie und Brotwürfel zufügen und ca. 2 Minuten unter häufigem Rühren goldbraun rösten.

5 Den Käse in die Suppe einrühren, mit Salz und Pfeffer abschmecken.

6 Die Suppe in vorgewärmte Suppenteller geben und mit den Croûtons garnieren. Sofort servieren.

VARIATION

Alternativ zu den Erbsen können Sie auch rote Linsen verwenden, wodurch die Suppe eine schöne rote Farbe bekommt. Zur Abrundung eine große Prise braunen Zucker zugeben.

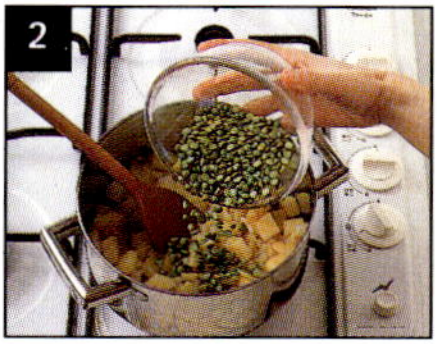

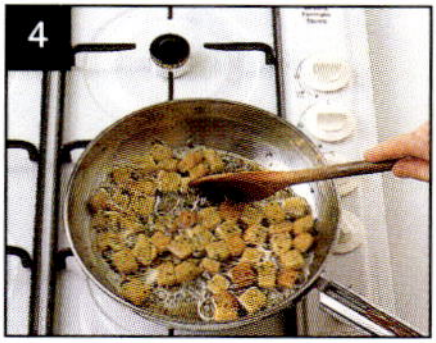

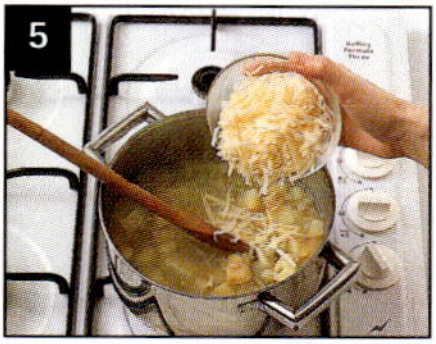

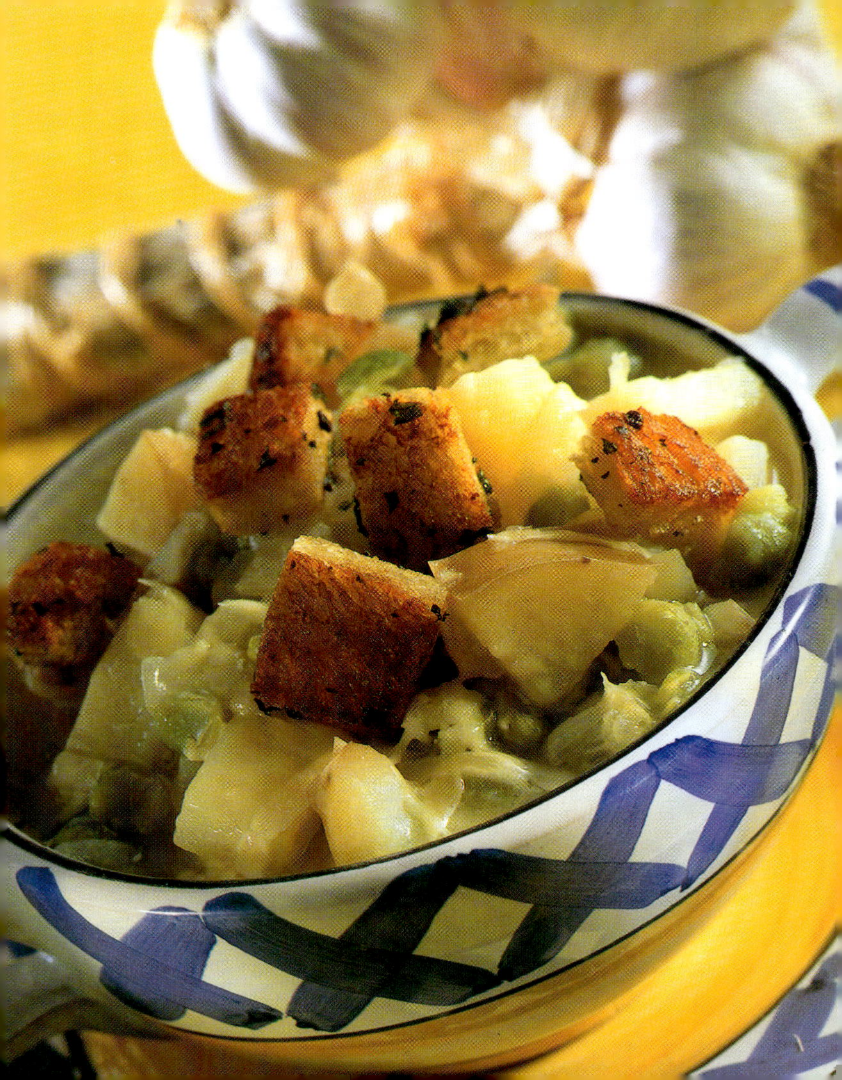

Kartoffelsuppe mit Porree & Speck

Für 4 Personen

ZUTATEN

25 g Butter
175 g Kartoffeln, gewürfelt
4 Porreestangen, gehackt
2 Knoblauchzehen, zerdrückt
100 g geräucherter Speck, gewürfelt

900 ml Gemüsebrühe
225 ml Crème double
2 EL frisch gehackte Petersilie
Salz und Pfeffer

GARNIERUNG:
Pflanzenöl
1 Porreestange, in feinen Streifen

1 Die Butter in einem großen Topf zerlassen, Kartoffeln, Porree, Knoblauch und Speck zugeben und unter ständigem Rühren 5 Minuten andünsten.

2 Gemüsebrühe zugießen und alles aufkochen. Die Hitze reduzieren und zugedeckt 20 Minuten köcheln, bis die Kartoffeln gar sind. Die Crème double einrühren.

3 Inzwischen die Garnierung zubereiten. Dazu einen Topf halb mit Öl füllen und auf 180–190 °C erhitzen oder bis ein Brotwürfel in 30 Sekunden darin braun wird. Den Porree darin 1 Minute knusprig-goldbraun frittieren. Vorsicht: Es kann spritzen, denn Porree enthält Wasser. Auf Küchenpapier abtropfen lassen.

4 Etwas von der Kartoffel-Porree-Schinken-Mischung zurückbehalten und den Rest in der Küchenmaschine oder im Mixer portionsweise jeweils 30 Sekunden pürieren. Anschließend in einen sauberen Topf geben und noch einmal erwärmen.

5 Die zurückbehaltene Mischung und die Petersilie zugeben, abschmecken. In vorgewärmte Suppenteller füllen und mit dem frittierten Porree garniert servieren.

VARIATION

Für eine weniger gehaltvolle Suppe statt der Crème double vor dem Servieren Joghurt oder Crème fraîche einrühren.

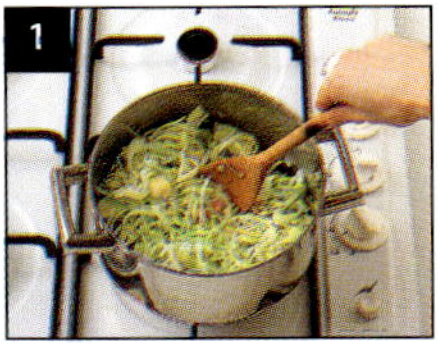

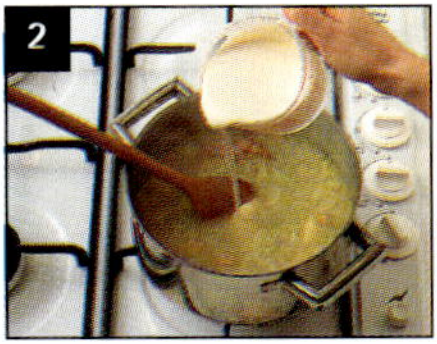

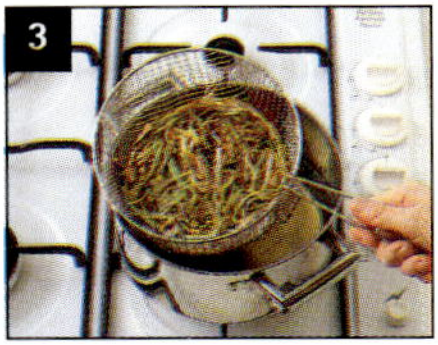

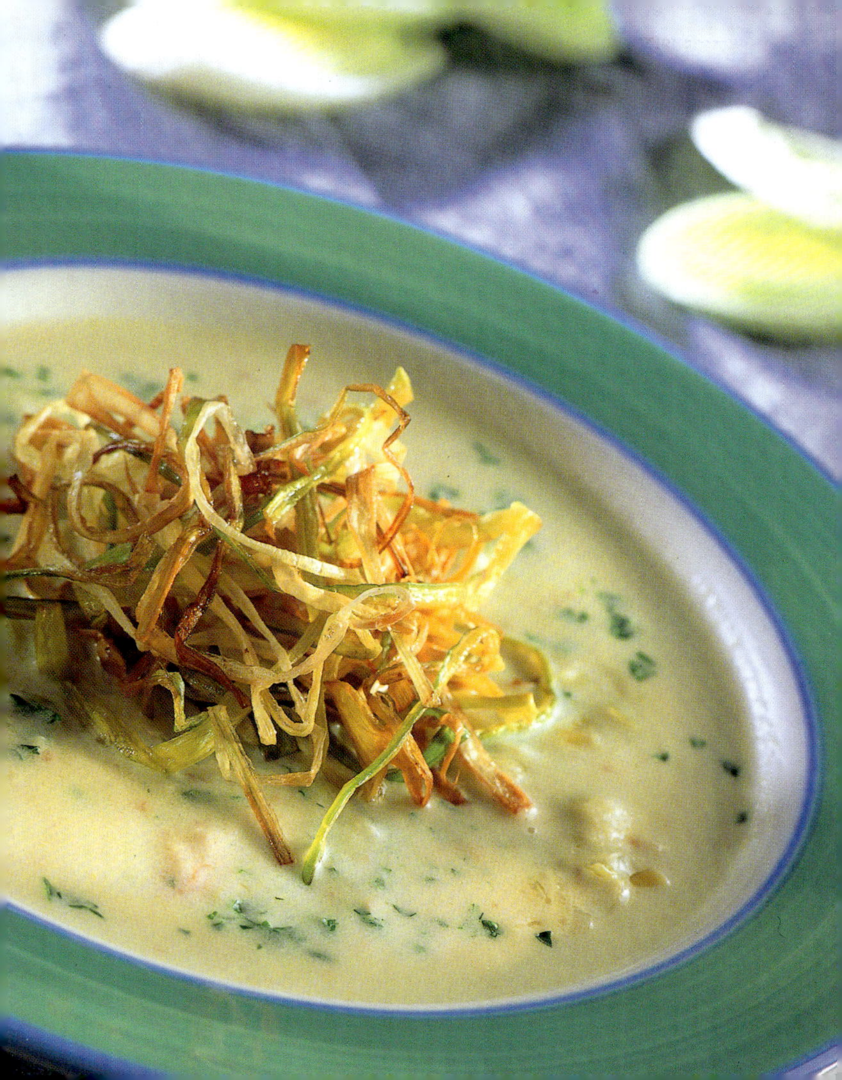

Kartoffelsuppe mit Kohl & Chorizo

Für 4 Personen

ZUTATEN

2 EL Olivenöl
3 große Kartoffeln, gewürfelt
2 rote Zwiebeln, geviertelt
1 Knoblauchzehe, zerdrückt
1 l Fleisch- oder Gemüsebrühe
150 g Wirsing, geraspelt
50 g Chorizo, in Scheiben
Salz und Pfeffer
Paprikapulver, zum Garnieren

1 Das Olivenöl in einem großen Topf erhitzen, Kartoffeln, Zwiebeln und Knoblauch zufügen und unter ständigem Rühren 5 Minuten andünsten.

2 Die Fleisch- oder Gemüsebrühe zugießen und aufkochen. Die Hitze reduzieren und zugedeckt 20 Minuten köcheln, bis die Kartoffeln gar sind.

3 Die Suppe portionsweise in der Küchenmaschine oder im Mixer pürieren und in einen sauberen Topf geben.

4 Kohl und Chorizo zufügen und 7 Minuten weiter garen. Abschmecken.

5 Die Suppe auf vorgewärmte Suppenteller füllen, mit etwas Paprikapulver garnieren und sofort servieren.

VARIATION

Anstatt der Chorizo können Sie auch Kohlwurst, Salami oder eine andere pikante Wurst verwenden.

TIPP

Chorizo muss nicht vorgekocht werden. Daher wird sie erst kurz vor dem Servieren zugegeben, damit ihr Geschmack die anderen Zutaten nicht überdeckt.

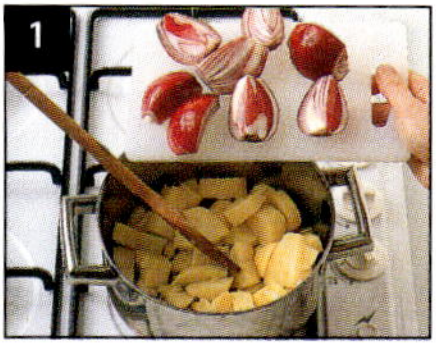

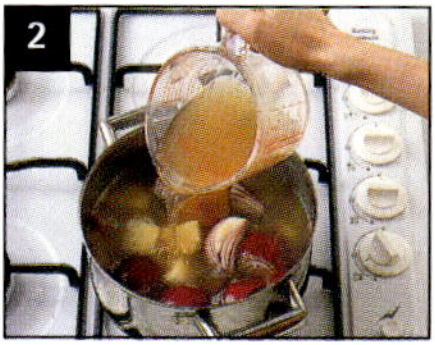

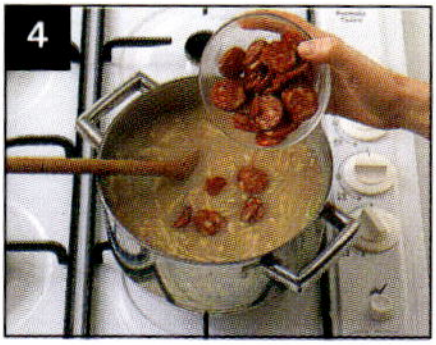

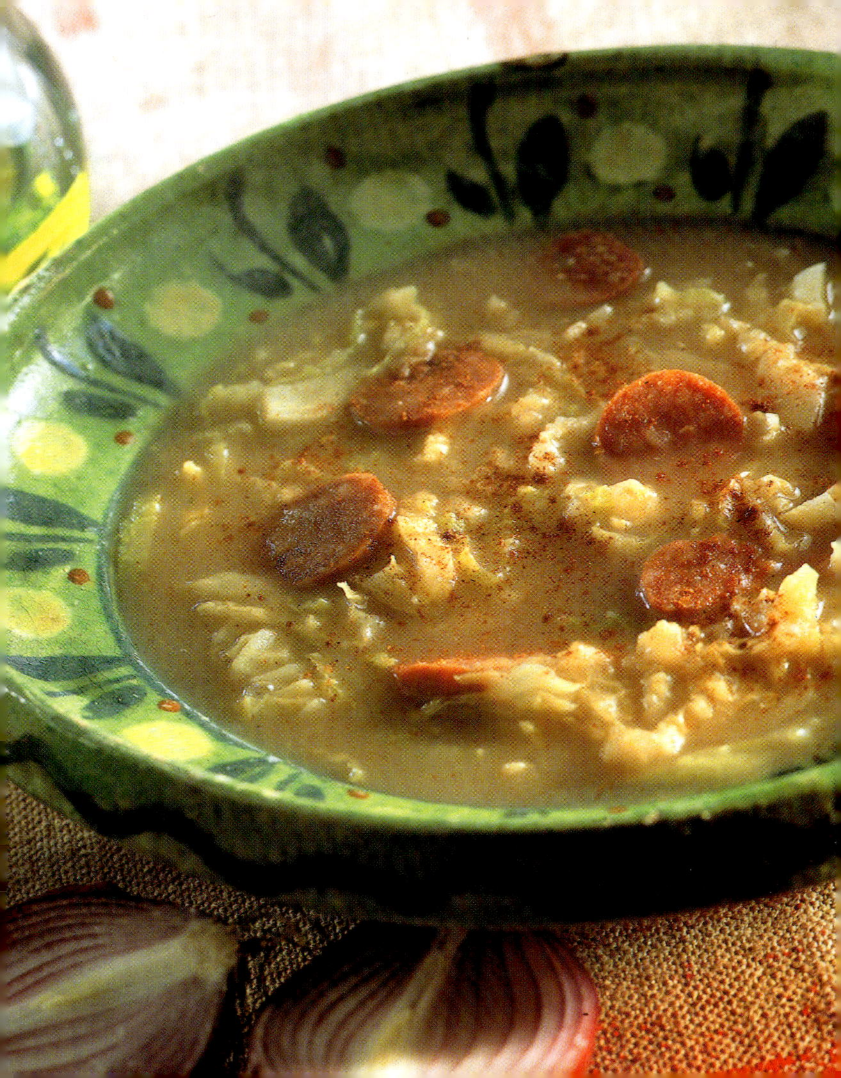

Chinesische Kartoffelbrühe

Für 4 Personen

ZUTATEN

- 1 l Hühnerbrühe
- 2 große Kartoffeln, gewürfelt
- 2 EL Reisweinessig
- 2 EL Speisestärke
- 4 EL Wasser
- 125 g Schweinefilet, in Streifen
- 1 EL helle Sojasauce
- 1 TL Sesamöl
- 1 Mohrrübe, in feinen Streifen
- 1 EL frisch geraspelte Ingwerwurzel
- 3 Frühlingszwiebeln, in dünnen Streifen
- 1 rote Paprika, in Streifen
- 225 g Bambussprossen (Dose), abgetropft

1 Hühnerbrühe, Kartoffeln und 1 Esslöffel Reisweinessig in einen Topf geben und aufkochen. Die Hitze reduzieren, bis die Brühe leicht köchelt.

2 In einer kleinen Schüssel die Speisestärke mit dem Wasser verrühren und in die heiße Brühe geben.

3 Die Brühe wieder aufkochen und unter Rühren so lange kochen, bis sie eingedickt ist. Dann die Hitze reduzieren, bis die Brühe leicht köchelt.

4 Das Fleisch in eine flache Schale geben und mit dem restlichen Reisweinessig, Sojasauce und Sesamöl übergießen.

5 Fleisch, Mohrrübe und Ingwer in die Brühe geben und 10 Minuten leise kochen. Frühlingszwiebeln, rote Paprika und Bambussprossen zugeben und weitere 5 Minuten köcheln.

6 In vorgewärmte Suppenschalen geben und sofort servieren.

TIPP

Sesamöl wegen des intensiven Geschmacks immer sparsam verwenden!

VARIATION

Wer es pikant mag, kann der Suppe in Schritt 5 eine gehackte Chilischote oder 1 TL Chilipulver zugeben.

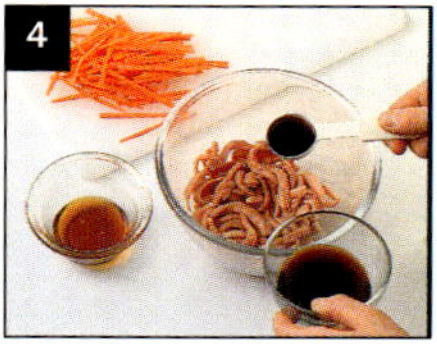

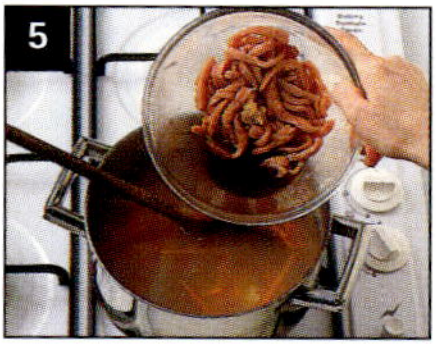

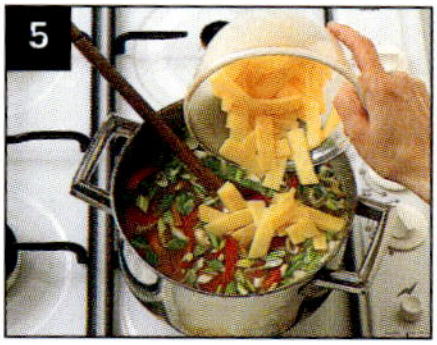

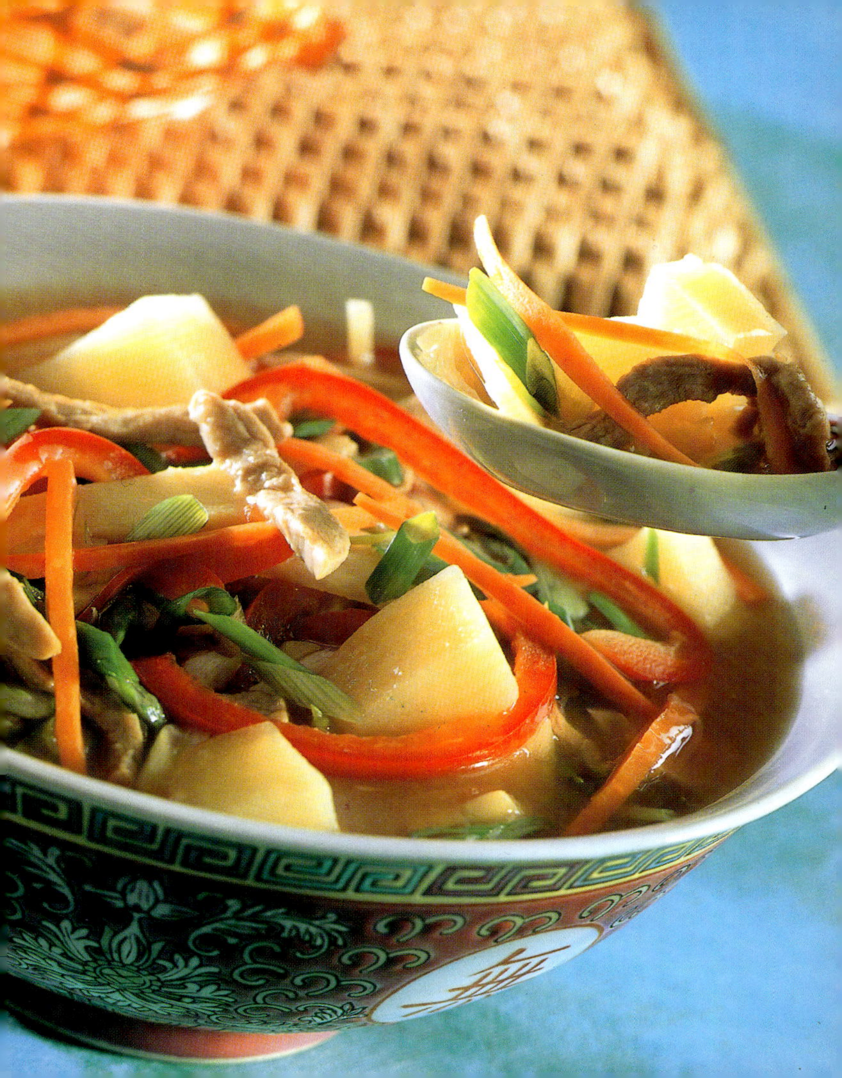

Deftige Kartoffel-Rindfleisch-Suppe

Für 4 Personen

ZUTATEN

2 EL Pflanzenöl
225 g Minutensteak, in Streifen
225 g neue Kartoffeln, halbiert
1 Mohrrübe, gewürfelt
2 Selleriestangen, in Scheiben
2 Porreestangen, in dünnen Scheiben
900 ml Rinderbrühe
8 Babymaiskolben, in Scheiben
1 Bouquet garni
2 EL trockener Sherry
Salz und Pfeffer
frisch gehackte Petersilie, zum Garnieren

1 Das Öl in einem großen Topf erhitzen, das Fleisch zugeben und unter ständigem Rühren 3 Minuten anbraten.

2 Kartoffeln, Mohrrübe, Sellerie und Porree zufügen und unter Rühren weitere 5 Minuten dünsten.

3 Die Rinderbrühe zugießen und aufkochen. Die Hitze reduzieren, bis die Suppe schwach köchelt, dann Mais und Bouquet garni zugeben.

4 20 Minuten köcheln, bis Fleisch und Gemüse gar sind.

5 Das Bouquet garni herausheben und wegwerfen. Den Sherry einrühren und die Suppe mit Salz und Pfeffer abschmecken.

6 In vorgewärmte Suppenteller geben und mit der Petersilie bestreuen, sofort servieren. Frisches, knuspriges Brot dazu reichen.

TIPP

Kochen Sie die doppelte Menge und frieren Sie den Rest ein. Vor dem Aufwärmen im Kühlschrank gründlich auftauen lassen.

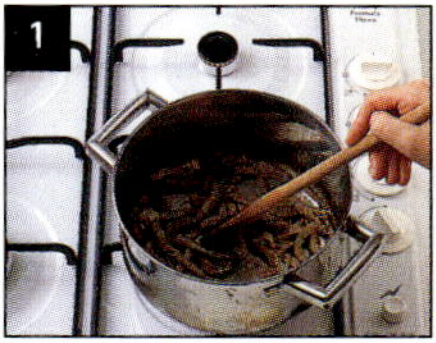

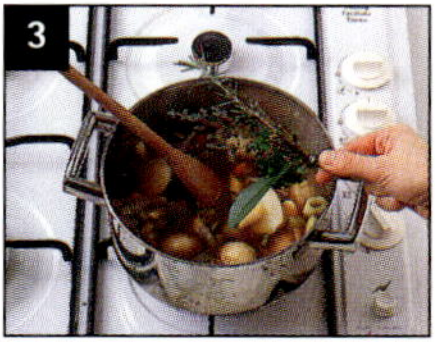

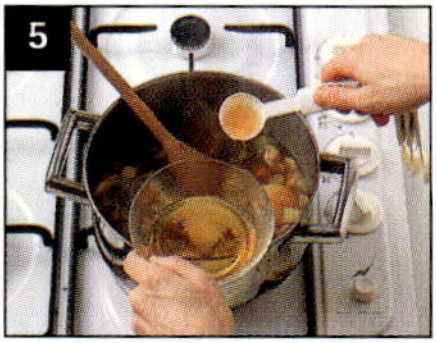

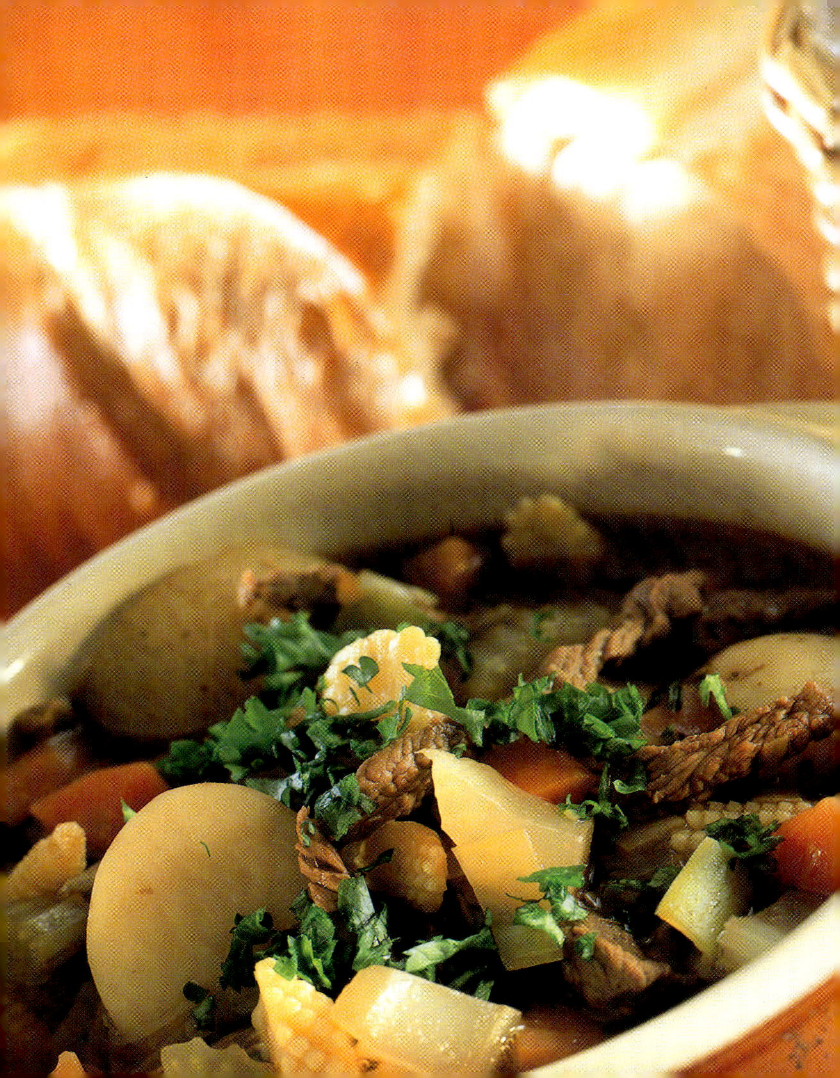

Kartoffel-Fisch-Suppe

Für 4 Personen

ZUTATEN

2 EL Pflanzenöl
450 g kleine neue Kartoffeln, halbiert
1 Bund Frühlingszwiebeln, in Ringen
1 gelbe Paprika, in Streifen
2 Knoblauchzehen, zerdrückt
225 ml trockener Weißwein
600 ml Fischbrühe
225 g weißes Fischfilet, gehäutet und gewürfelt
225 g geräuchertes Kabeljaufilet, gehäutet und gewürfelt
2 Tomaten, gehäutet, entkernt und gehackt
100 g Krabben, gekocht und geschält
150 ml Crème double
2 EL frisch gehacktes Basilikum

1 Das Öl in einem großen Topf erhitzen, Kartoffeln, Frühlingszwiebeln, Paprika und Knoblauch zugeben und unter ständigem Rühren 3 Minuten dünsten.

2 Weißwein und Fischbrühe zugießen und aufkochen. Die Hitze reduzieren und 10–15 Minuten köcheln.

3 Fischfilets und Tomaten zugeben und weitere 10 Minuten leise kochen, bis der Fisch gar ist.

4 Krabben, Crème double und Basilikum zufügen und weitere 2–3 Minuten köcheln. Auf vorgewärmte Suppenteller füllen und servieren.

TIPP

Basilikum erst zum Schluss zugeben, da die Hitze sonst das Aroma zerstört.

VARIATION

Um Kalorien zu sparen, lassen Sie den Weißwein weg und ersetzen die Crème double durch Naturjoghurt.

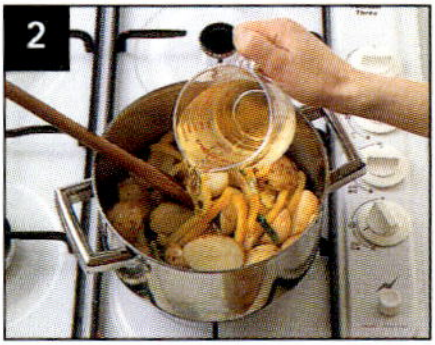

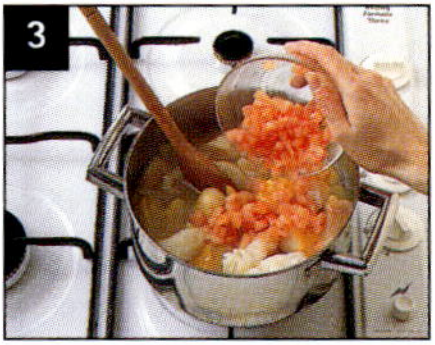

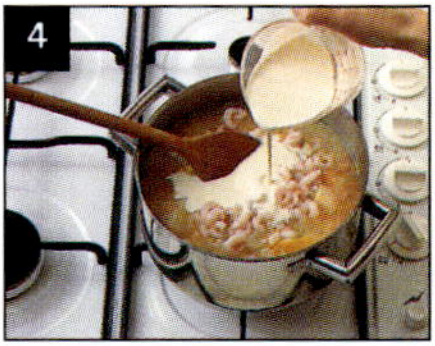

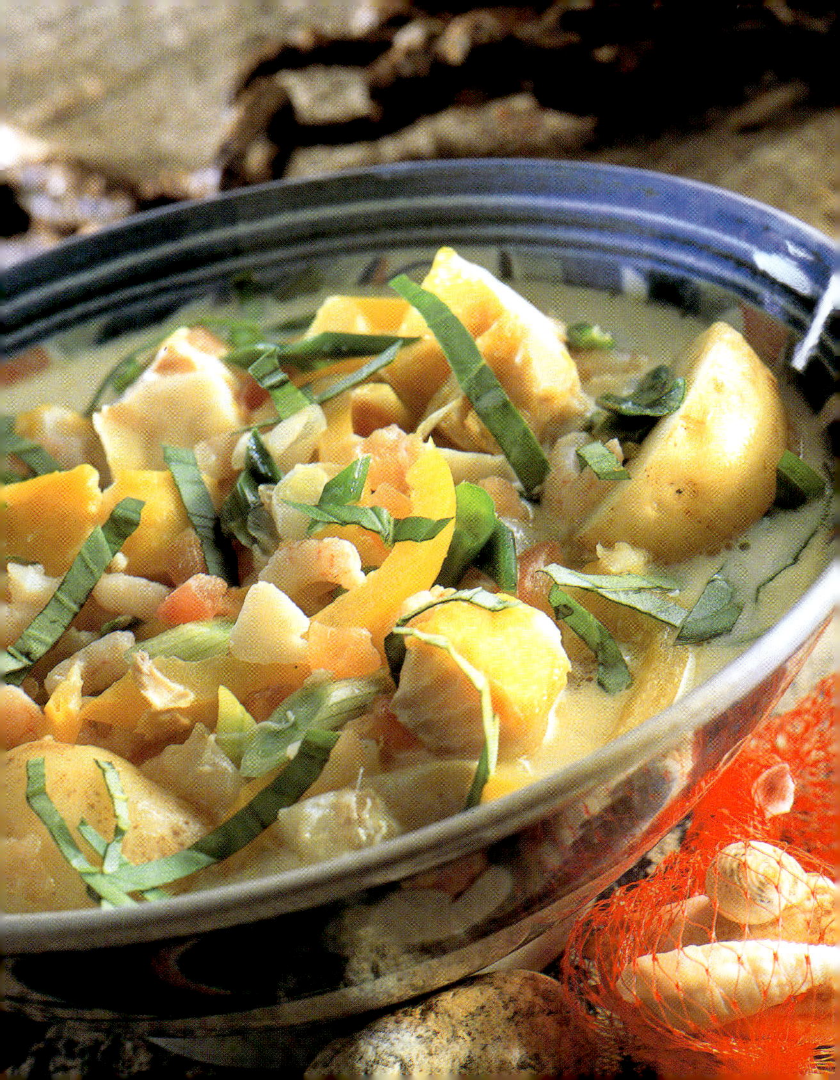

Kartoffelsalat mit Bohnen & Äpfeln

Für 4 Personen

ZUTATEN

225 g neue Kartoffeln, gewaschen und geviertelt
225 g gemischte Bohnen (Dose), z. B. Kidney- oder weiße Bohnen, abgetropft
1 roter Dessertapfel, gewürfelt und in 1 EL Zitronensaft gewendet
1 kleine gelbe Paprika, gewürfelt
1 Schalotte, in Ringen
½ Fenchelknolle, in Scheiben
Salatblätter, zum Servieren

DRESSING:
1 EL Rotweinessig
2 EL Olivenöl
½ EL scharfer Senf
1 Knoblauchzehe, zerdrückt
2 TL frisch gehackter Thymian

1 Die Kartoffeln in einem Topf mit kochendem Wasser 15 Minuten garen. Abtropfen und in eine Schüssel geben.

2 Bohnen, Apfel, Paprika, Schalotte und Fenchel zugeben und vorsichtig mischen, damit die Kartoffeln nicht zerfallen.

3 Die Zutaten für das Dressing in einer Schüssel gut verrühren und über den Salat geben.

4 Die einzelnen Teller mit den Salatblättern auslegen, die Gemüsemischung darauf verteilen und sofort servieren.

VARIATION

Nehmen Sie statt des scharfen Senfs einmal Dijonsenf oder grobkörnigen Senf.

TIPP

Statt Bohnen aus der Dose können Sie auch getrocknete Bohnen nehmen. Diese vorher 8 Stunden wässern, dann abtropfen und in einen Topf geben. Mit Wasser aufgießen und 10 Minuten kochen, die Hitze reduzieren und gar ziehen lassen.

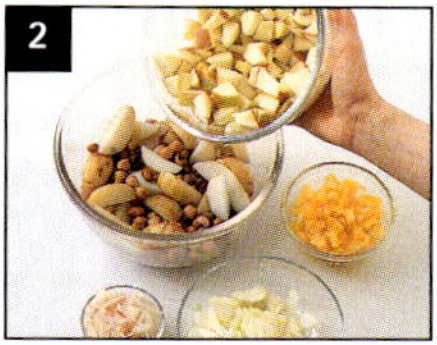

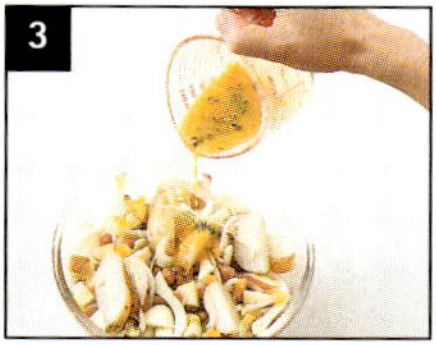

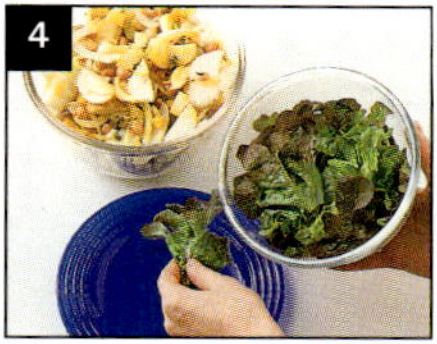

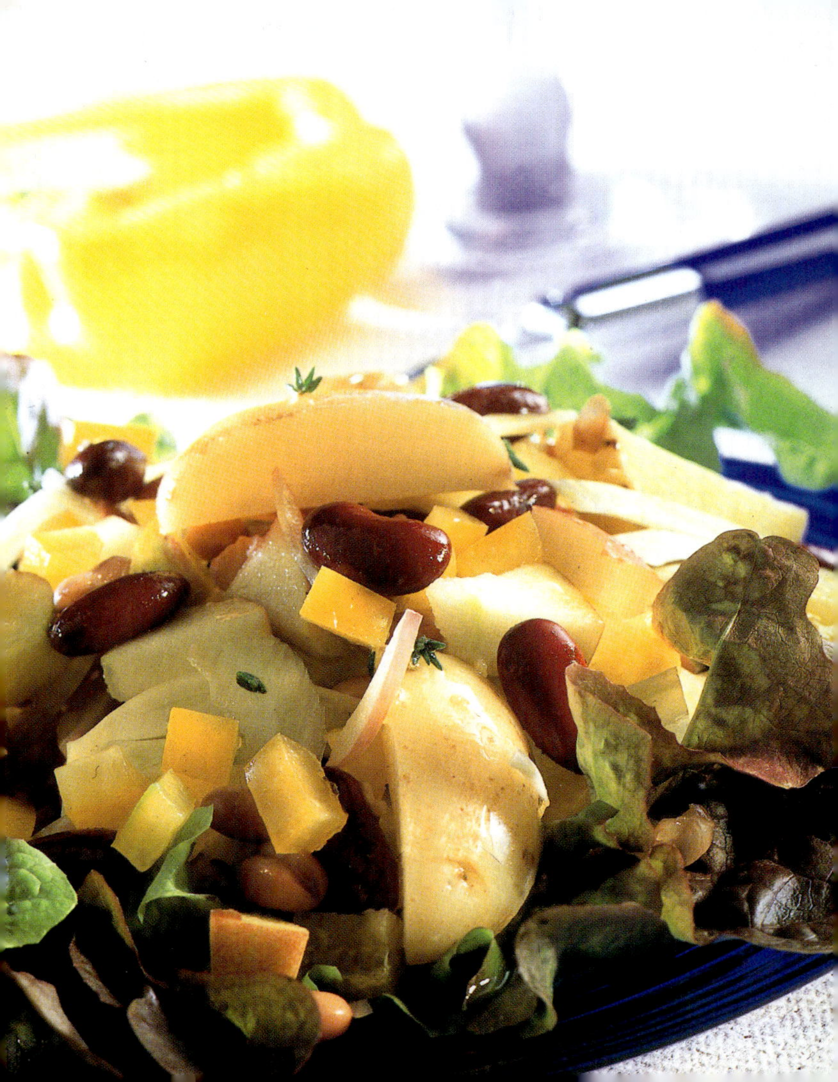

Kartoffel-Gurken-Salat mit Roter Bete & Dilldressing

Für 4 Personen

ZUTATEN

450 g fest kochende Kartoffeln, gewürfelt
4 kleine Rote Bete, gekocht und in Scheiben geschnitten
½ kleine Salatgurke, in dünnen Scheiben
2 große Gewürzgurken, in Scheiben
1 rote Zwiebel, halbiert und in Ringe geschnitten
frische Dillzweige, zum Garnieren

DRESSING:
1 Knoblauchzehe, zerdrückt
2 EL Olivenöl
2 EL Rotweinessig
2 EL frisch gehackter Dill
Salz und Pfeffer

1 Die Kartoffeln in einem Topf mit kochendem Wasser 15 Minuten garen. Abtropfen und zum Abkühlen in eine Schüssel geben.

2 Die abgekühlten Kartoffeln mit der Roten Bete mischen.

3 Eine Salatplatte mit Salat- und Gewürzgurkenscheiben sowie mit Zwiebelringen auslegen und die Kartoffel-Rote-Bete-Mischung darüber geben.

4 Die Zutaten für das Dressing in einer kleinen Schüssel gut verrühren und über den Salat geben.

5 Mit den Dillzweigen garnieren und sofort servieren.

TIPP

Die Kartoffeln erst unmittelbar vor dem Servieren mit der Roten Bete vermischen, da diese sonst abfärbt.

VARIATION

Sie können die Salatplatte auch zuerst mit den Blättern von 2 Chicorées auslegen und die Gurkenscheiben und Zwiebelringe darüber anrichten.

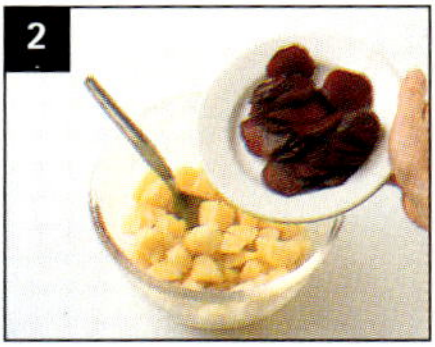

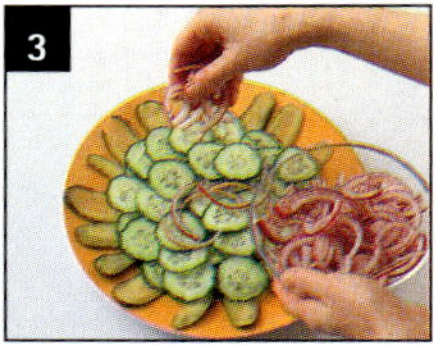

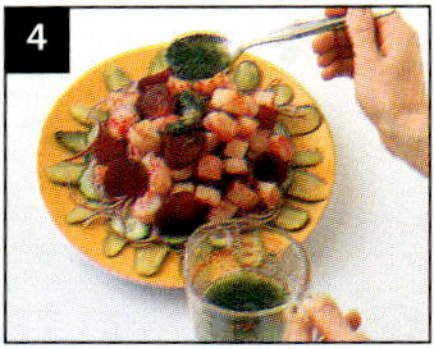

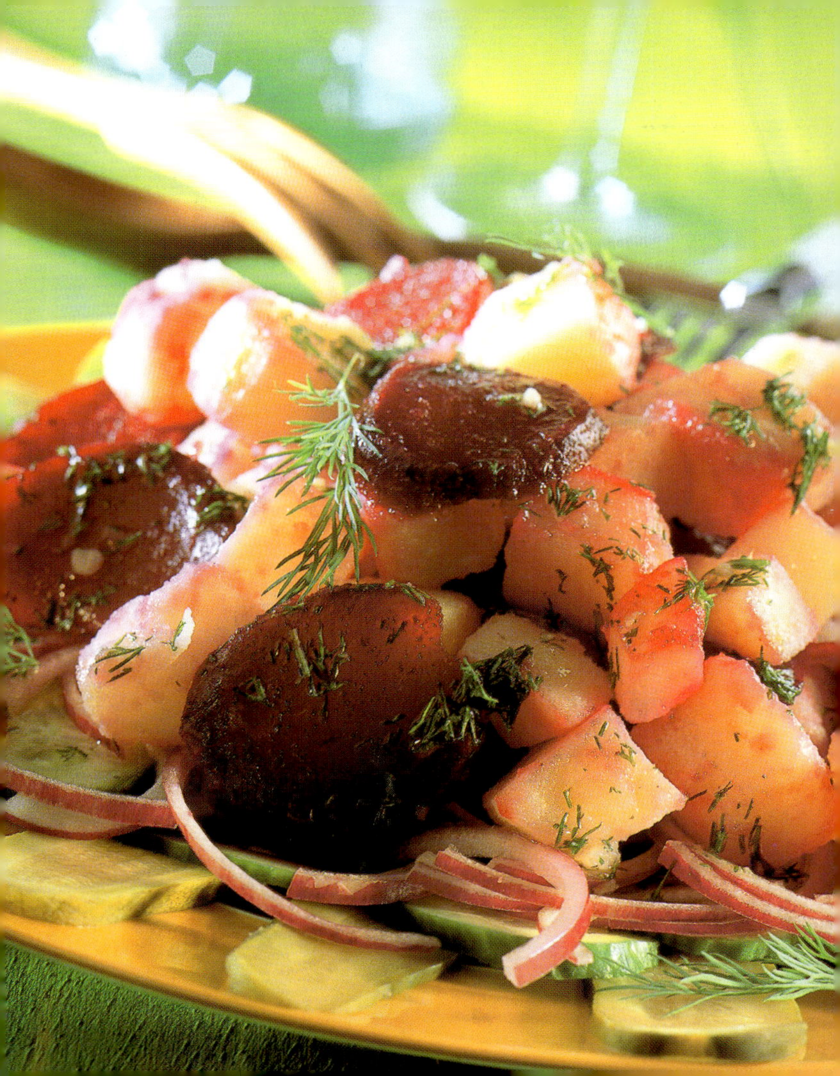

Kartoffelsalat mit Radieschen & Gurken

Für 4 Personen

ZUTATEN

450 g neue Kartoffeln, gewaschen und halbiert
½ kleine Salatgurke, in dünnen Scheiben
2 TL Salz
1 Bund Radieschen, in dünnen Scheiben

DRESSING:
1 EL Dijonsenf
2 EL Olivenöl
1 EL Weißweinessig
2 EL gehackte Salatkräuter

1 Die Kartoffeln in einem Topf mit kochendem Wasser 10–15 Minuten garen. Abtropfen und zum Abkühlen in eine Schüssel geben.

2 Unterdessen einen Teller mit den Salatgurkenscheiben auslegen und das Salz darüber streuen. 30 Minuten stehen lassen, dann unter kaltem Wasser abspülen und mit Küchenpapier trockentupfen.

3 Eine Salatplatte mit den Gurken- und Radieschenscheiben auslegen und die Kartoffeln in der Mitte darüber geben.

4 Die Zutaten für das Dressing in einer kleinen Schüssel gut verrühren und so über den Salat gießen, dass alles gut mit Dressing bedeckt ist. Vor dem Servieren in den Kühlschrank stellen und gut auskühlen lassen.

VARIATION

Der feine Geschmack des Dijonsenfs ist eigentlich ideal für diesen Salat, da er die Zutaten nicht überdeckt. Wenn Sie keinen Dijonsenf haben, verwenden Sie einen anderen Senf, der aber mittelscharf sein muss.

TIPP

Die Salatgurke verleiht dem Salat nicht nur Farbe, sondern auch Frische. Das Salz entzieht der Gurke das überschüssige Wasser, durch das der Salat sonst leicht matschig werden würde. Das Salz jedoch vor dem Anrichten gründlich abspülen.

2
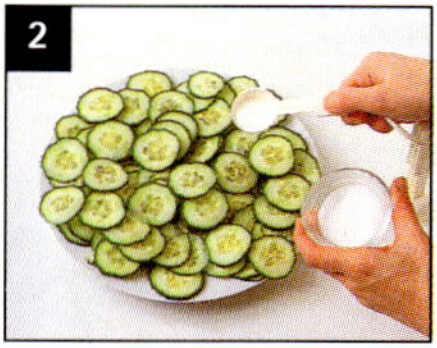

2
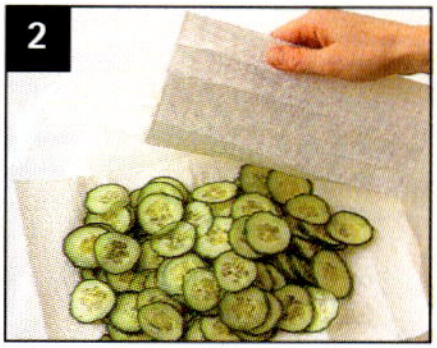

3
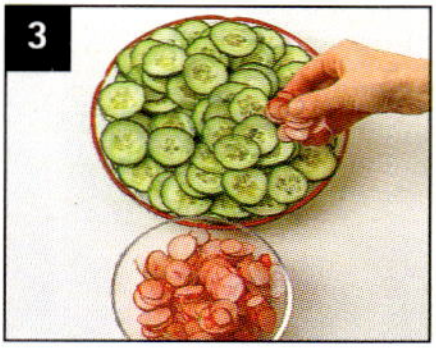

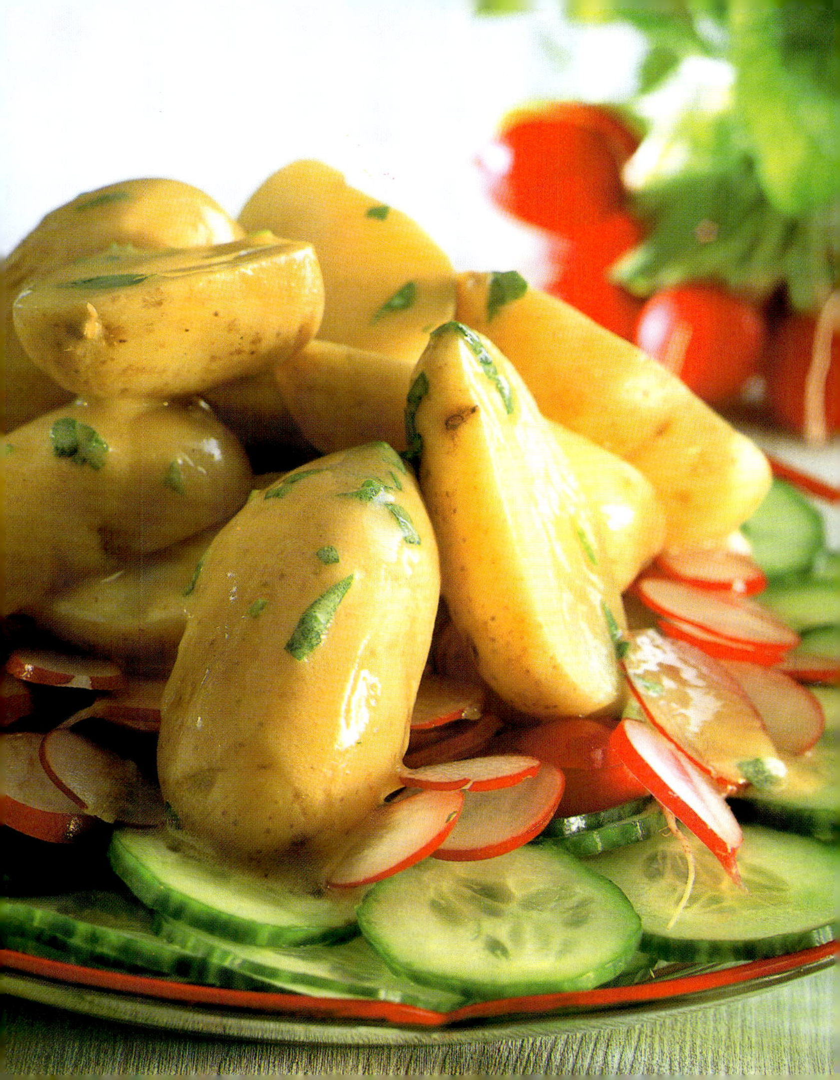

Süßkartoffelsalat mit Banane

Für 4 Personen

ZUTATEN

450 g Süßkartoffeln, gewürfelt
50 g Butter
1 EL Zitronensaft
1 Knoblauchzehe, zerdrückt
1 rote Paprika, gewürfelt
1 grüne Paprika, gewürfelt
2 Bananen, in dicken Scheiben
2 dicke Scheiben Weißbrot ohne Kruste, gewürfelt
Salz und Pfeffer

DRESSING:
2 EL klarer Honig
2 EL Olivenöl
2 EL Zitronensaft
2 EL frisch gehackter Schnittlauch

1 Süßkartoffeln in einem Topf mit kochendem Wasser 10–15 Minuten garen. Gründlich abtropfen lassen und beiseite stellen.

2 Unterdessen die Butter in einer Pfanne zerlassen. Zitronensaft, Knoblauch und Paprika zugeben und unter ständigem Rühren 3 Minuten dünsten.

3 Die Banane zufügen und 1 weitere Minute dünsten, Gemüse und Banane mit einem Schaumlöffel herausheben und unter die Süßkartoffeln mischen.

4 Die Brotwürfel in die Pfanne geben und unter Rühren 2 Minuten goldbraun rösten.

5 Die Zutaten für das Dressing in einem Topf erwärmen, bis der Honig sehr flüssig geworden ist.

6 Die Kartoffelmischung in eine Salatschüssel geben und mit Salz und Pfeffer abschmecken. Das Dressing zugießen, gut verrühren und den Salat mit den Croûtons bestreuen. Sofort servieren.

TIPP

Verwenden Sie feste, noch leicht unreife Bananen, da diese beim Dünsten nicht so schnell zerfallen.

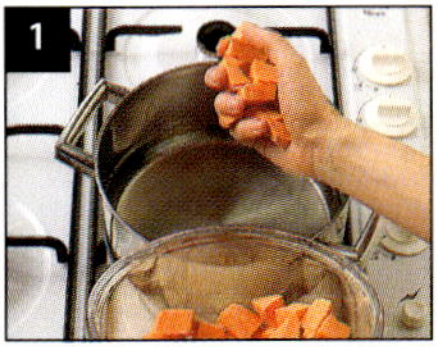

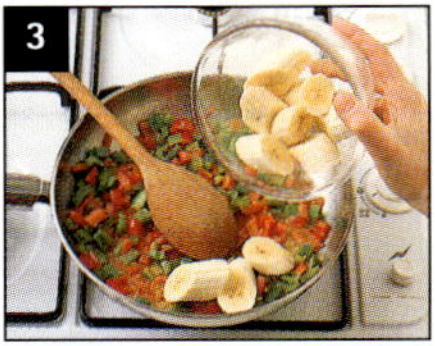

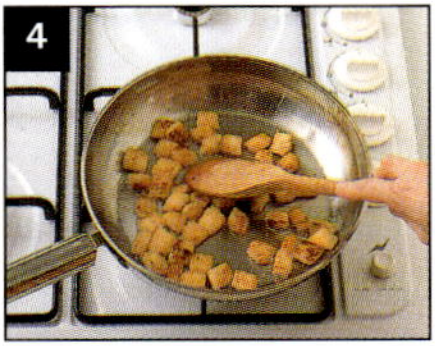

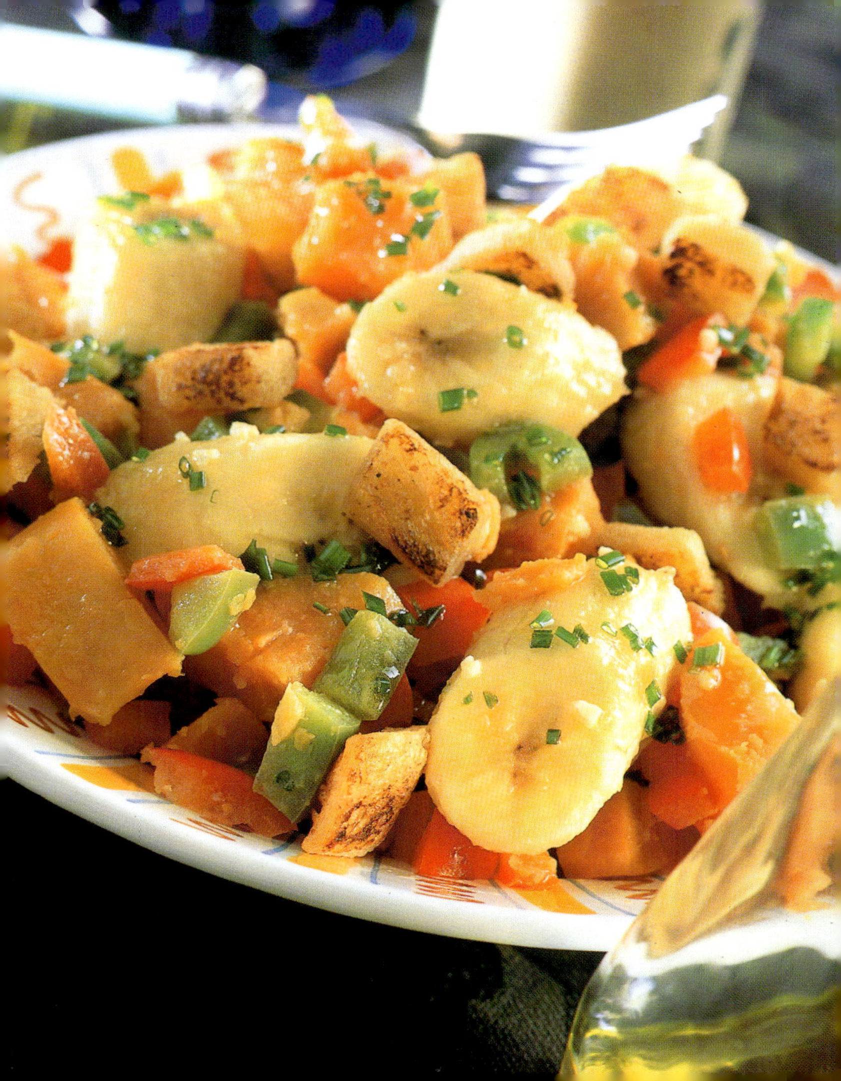

Süßkartoffelsalat mit Nüssen

Für 4 Personen

ZUTATEN

450 g Süßkartoffeln, gewürfelt
2 Selleriestangen, in feinen Scheiben
125 g Knollensellerie, geraspelt
2 Frühlingszwiebeln, in dünnen Ringen
50 g Pecannüsse, gehackt
2 Chicoréeköpfe, in einzelnen Blättern
1 TL Zitronensaft
Thymianstängel, zum Garnieren

DRESSING:
4 EL Pflanzenöl
1 EL Knoblauchessig
1 TL hellbrauner Zucker
2 EL frisch gehackter Thymian

1 Die Süßkartoffeln in einem Topf mit kochendem Wasser 5 Minuten garen, abtropfen und abkühlen lassen.

2 Stangensellerie, Knollensellerie, Frühlingszwiebeln und Nüsse zugeben und vermischen.

3 Eine Salatplatte mit den Chicoréeblättern auslegen und den Zitronensaft darüber träufeln.

4 Den Salat vorsichtig auf den Blättern verteilen.

5 Die Zutaten für das Dressing in einer kleinen Schüssel gut vermischen.

6 Das Dressing über den Salat gießen und mit Thymianzweigen garnieren. Sofort servieren.

VARIATION

Nehmen Sie statt des Knoblauchessigs ein besonderes Salatöl, z. B. Chili- oder Kräuteröl.

TIPP

Süßkartoffeln sind nicht lange haltbar, daher sollte man sie kühl und dunkel lagern (nicht im Kühlschrank) und innerhalb einer Woche verbrauchen.

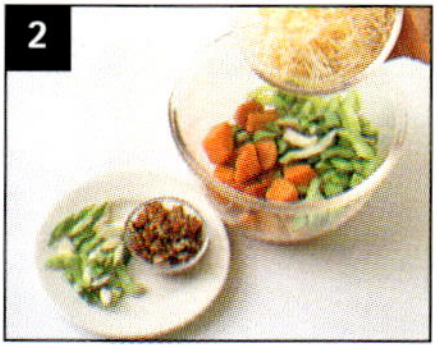

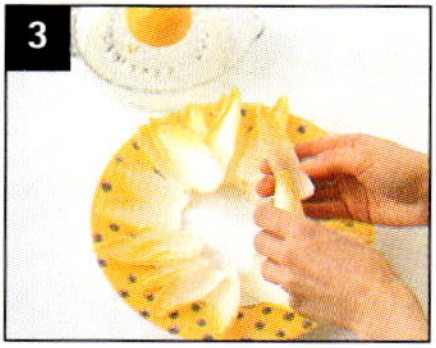

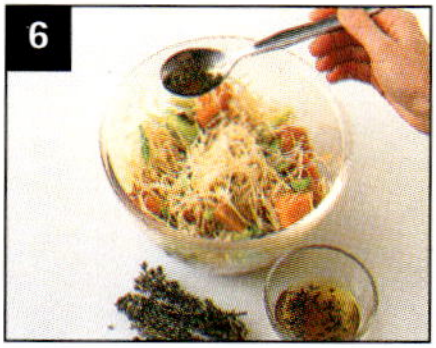

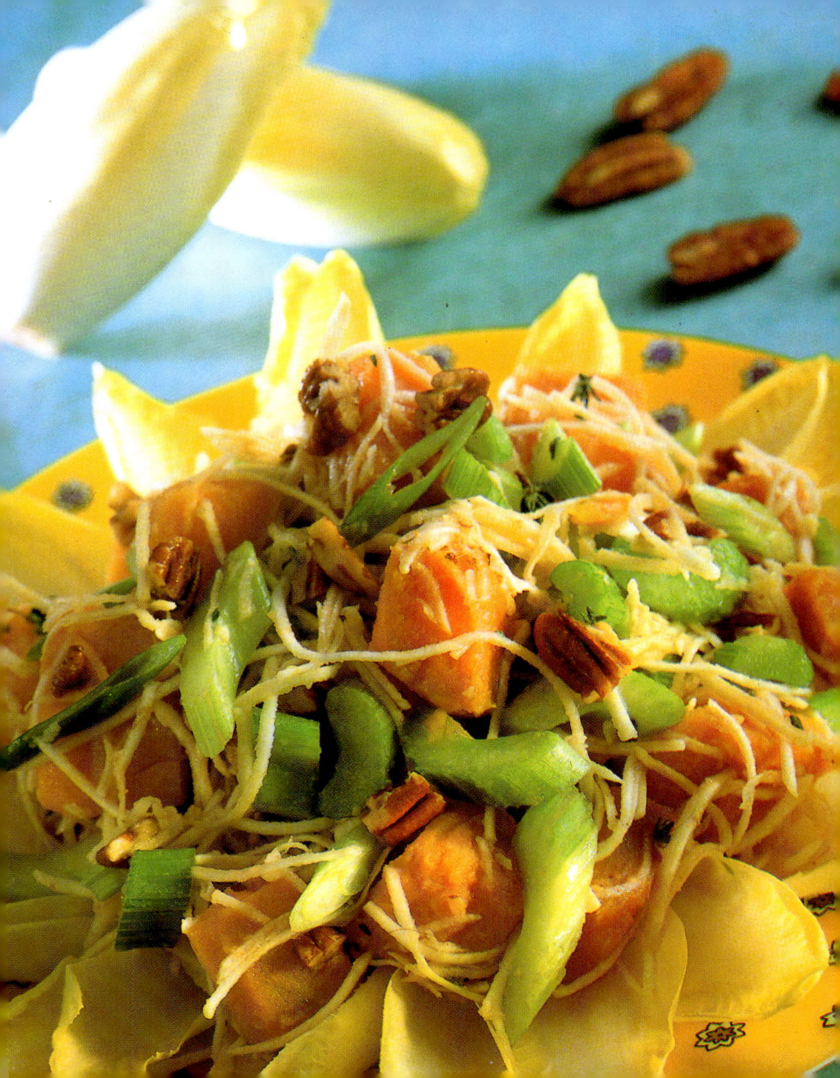

Indischer Kartoffelsalat

Für 4 Personen

ZUTATEN

4 mittelgroße mehlig kochende Kartoffeln, gewürfelt
75 g kleine Brokkoliröschen
1 kleine Mango, gewürfelt
4 Frühlingszwiebeln, in Ringen
Salz und Pfeffer
warmes Poppadom-Brot oder Fladenbrot, zum Servieren

DRESSING:
½ TL gemahlener Kreuzkümmel
½ TL gemahlener Koriander
1 EL Mango-Chutney
150 ml Naturjoghurt
1 TL frisch gehackte Ingwerwurzel
2 EL frisch gehackter Koriander

1 Die Kartoffeln in einem Topf mit kochendem Wasser 10 Minuten garen. Abgießen und in eine Schüssel geben.

2 Unterdessen die Brokkoliröschen in einem Topf mit kochendem Wasser 2 Minuten blanchieren. Mit einem Schaumlöffel herausheben und zu den Kartoffeln geben.

3 Mango und Frühlingszwiebeln in die abgekühlte Kartoffelmischung geben. Mit Salz und Pfeffer abschmecken und gut vermischen.

4 Die Zutaten für das Dressing in einer kleinen Schüssel gut verrühren.

5 Das Dressing über die Salatmischung gießen und vorsichtig unterheben, damit Kartoffeln und Brokkoli nicht zerfallen.

6 Sofort servieren. Warmes indisches Poppadom-Brot oder Fladenbrot dazu reichen.

TIPP

Der Salat schmeckt kräftiger, wenn Sie das Dressing vor dem Servieren ein paar Stunden im Kühlschrank ruhen lassen.

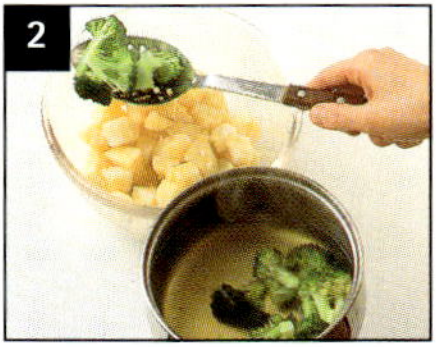
2

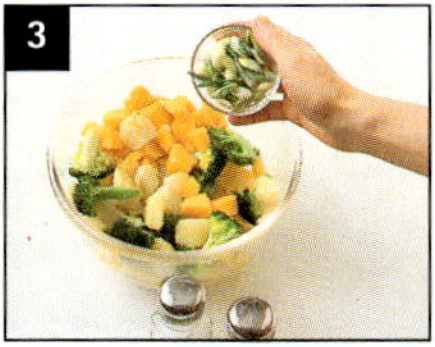
3

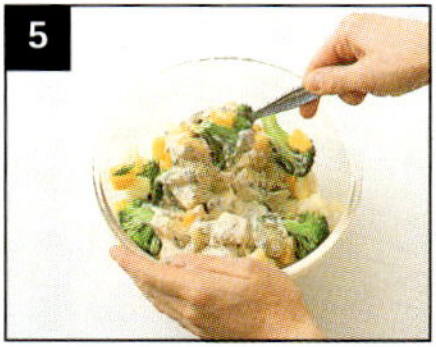
5

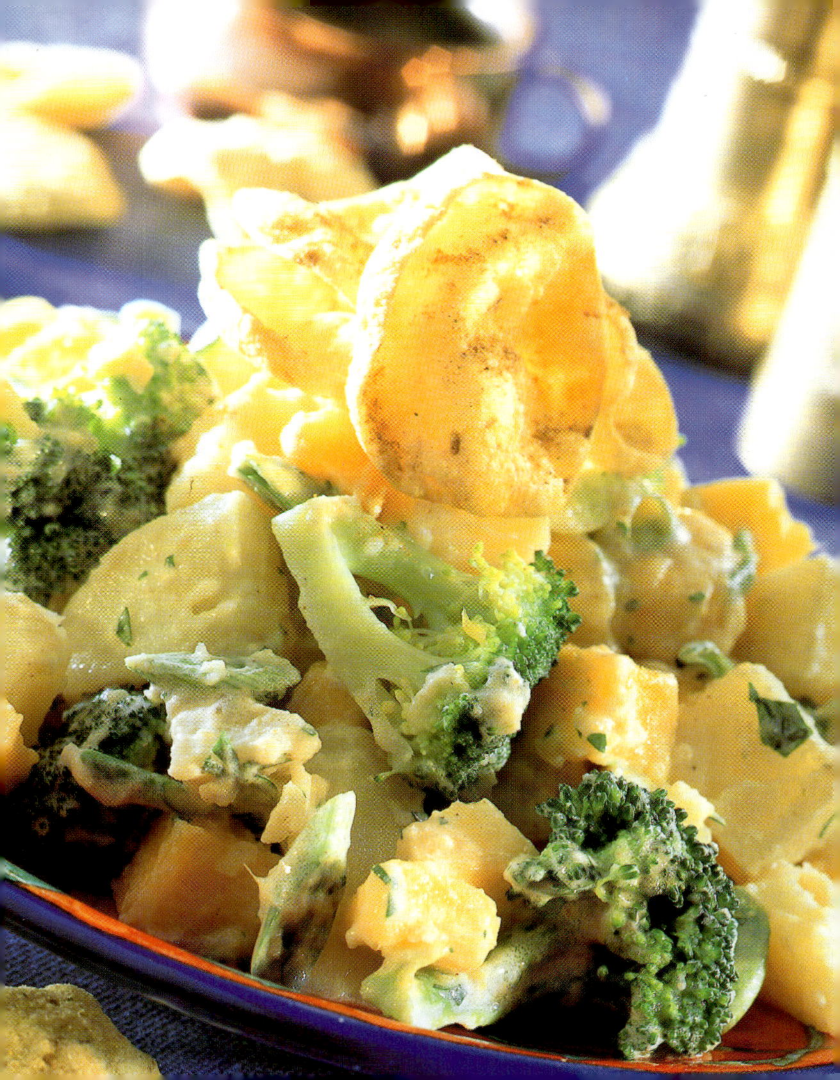

Mexikanischer Kartoffelsalat

Für 4 Personen

ZUTATEN

450 g fest kochende Kartoffeln, in Scheiben
1 reife Avocado
1 TL Olivenöl
1 TL Zitronensaft
1 Knoblauchzehe, zerdrückt
1 Zwiebel, gehackt
2 große Tomaten, in Scheiben
1 grüne Chilischote, gehackt
1 gelbe Paprika, in Streifen
1 EL frisch gehackter Koriander
Salz und Pfeffer
Zitronenschnitze, zum Garnieren

1 Die Kartoffeln in einem Topf mit kochendem Wasser 10–15 Minuten garen. Abgießen und abkühlen lassen.

2 Unterdessen die Avocado halbieren und den Stein entfernen. Das Fruchtfleisch mit einem Löffel herauslösen und in eine Schüssel geben.

3 Die Avocado mit einer Gabel zerdrücken, Olivenöl, Zitronensaft, Knoblauch und Zwiebel einrühren. Die Schüssel mit Frischhaltefolie abdecken und beiseite stellen.

4 Tomaten, Chili und Paprika verrühren und mit den Kartoffeln in eine Salatschüssel geben.

5 Die Avocadomischung darüber geben. Mit Koriander bestreuen. Abschmecken, mit den Zitronenschnitzen garnieren und servieren.

TIPP

Besonders mexikanisch wird der Salat, wenn Sie statt des Zitronensaftes Limettensaft nehmen.

VARIATION

Wenn Ihnen der Salat zu pikant wird, lassen Sie die Chilischote weg.

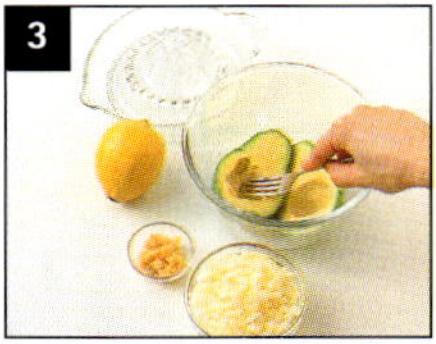

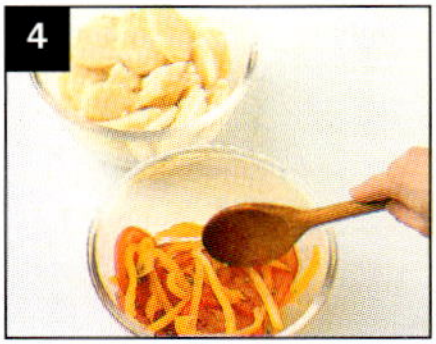

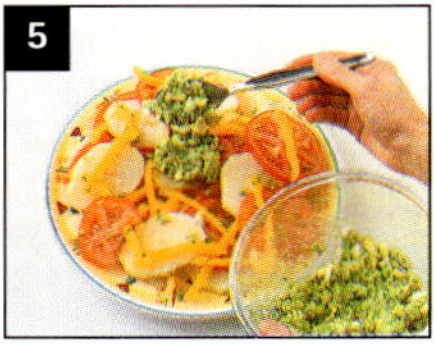

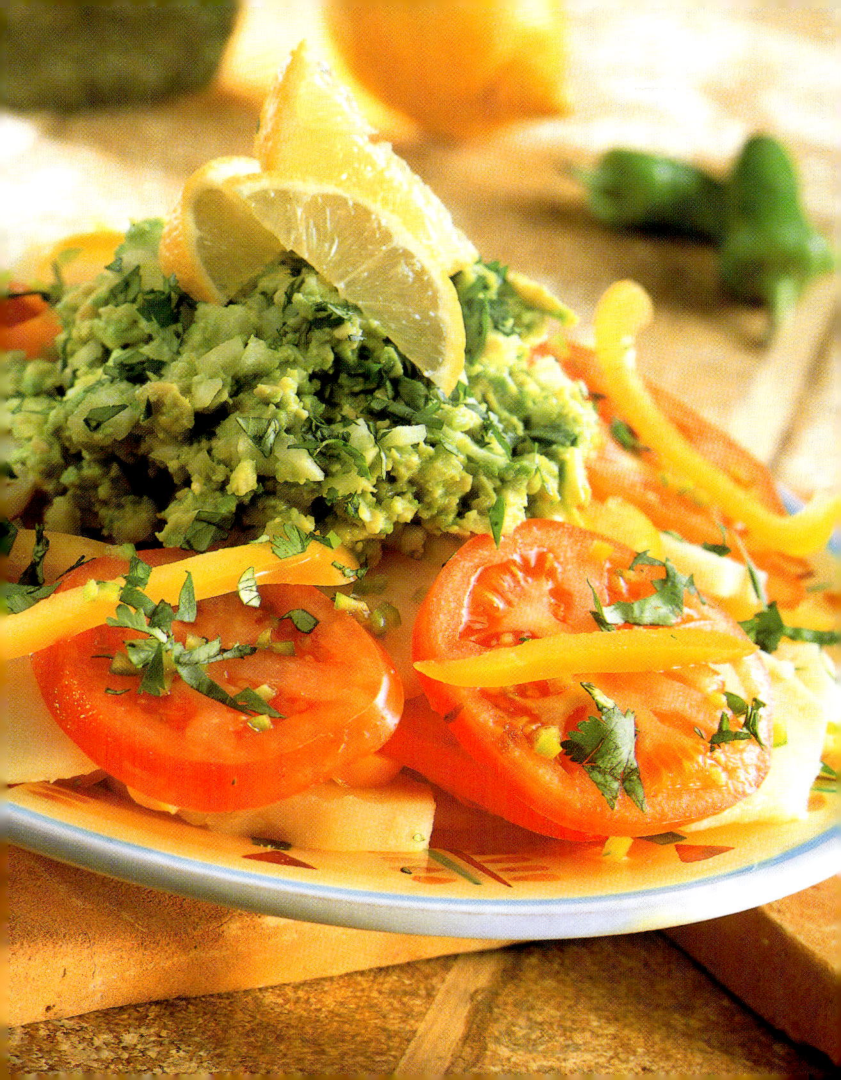

Chinesischer Salat in Kartoffelnestern

Für 4 Personen

ZUTATEN

KARTOFFELNESTER:
450 g mehlig kochende Kartoffeln, gerieben
125 g Speisestärke
Pflanzenöl, zum Frittieren
frischer Schnittlauch, zum Garnieren

SALAT:
125 g Ananas, gewürfelt
1 grüne Paprika, in Streifen
1 Mohrrübe, in dünnen Stiften
50 g Zuckererbsen, in dicken Streifen
4 Babymaiskolben, längs halbiert
25 g Bohnensprossen
2 Frühlingszwiebeln, in Ringen

DRESSING:
1 EL klarer Honig
1 TL helle Sojasauce
1 Knoblauchzehe, zerdrückt
1 TL Zitronensaft

1 Für die Nester die geriebenen Kartoffeln mehrmals in kaltem Wasser ausspülen, gut abtropfen und mit Küchenpapier trockentupfen. In eine Schale geben und mit der Speisestärke gut vermischen.

2 Einen Wok zur Hälfte mit Pflanzenöl füllen und erhitzen, bis sich Rauch entwickelt. Ein Drahtsieb von 15 cm Durchmesser mit einem Viertel der Kartoffelmischung füllen und ein zweites, gleich großes Sieb aufdrücken, damit sich ein Nest formt.

3 Die Siebe in das heiße Öl eintauchen und ca. 2 Minuten lang ausbacken. Herausheben und abtropfen lassen.

4 Für die restlichen 3 Nester ebenso verfahren.

5 Die Zutaten für den Salat in einer Schüssel gut vermischen und in die Nester füllen.

6 Die Zutaten für das Dressing in einer Schüssel verrühren und über den Salat gießen. Mit dem Schnittlauch garnieren und sofort servieren.

TIPP

Die Kartoffeln müssen gründlich gewaschen werden, um die überschüssige Stärke auszuspülen. Sie sollten zum Ausbacken ganz trocken sein, da es sonst leicht spritzt.

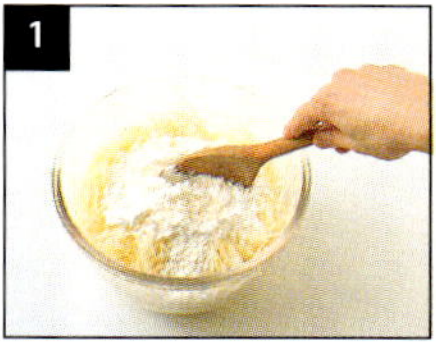

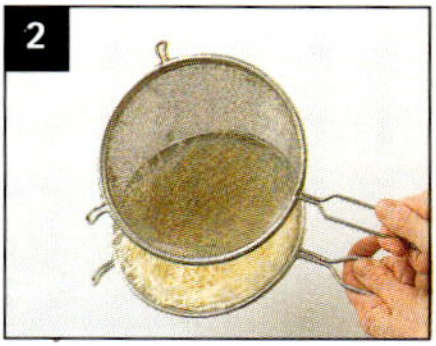

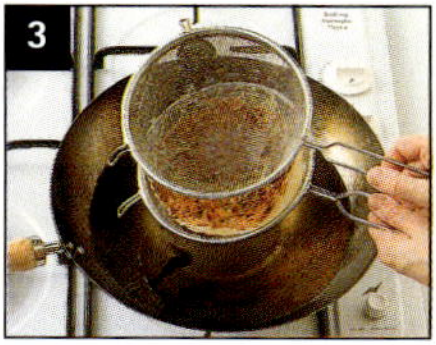

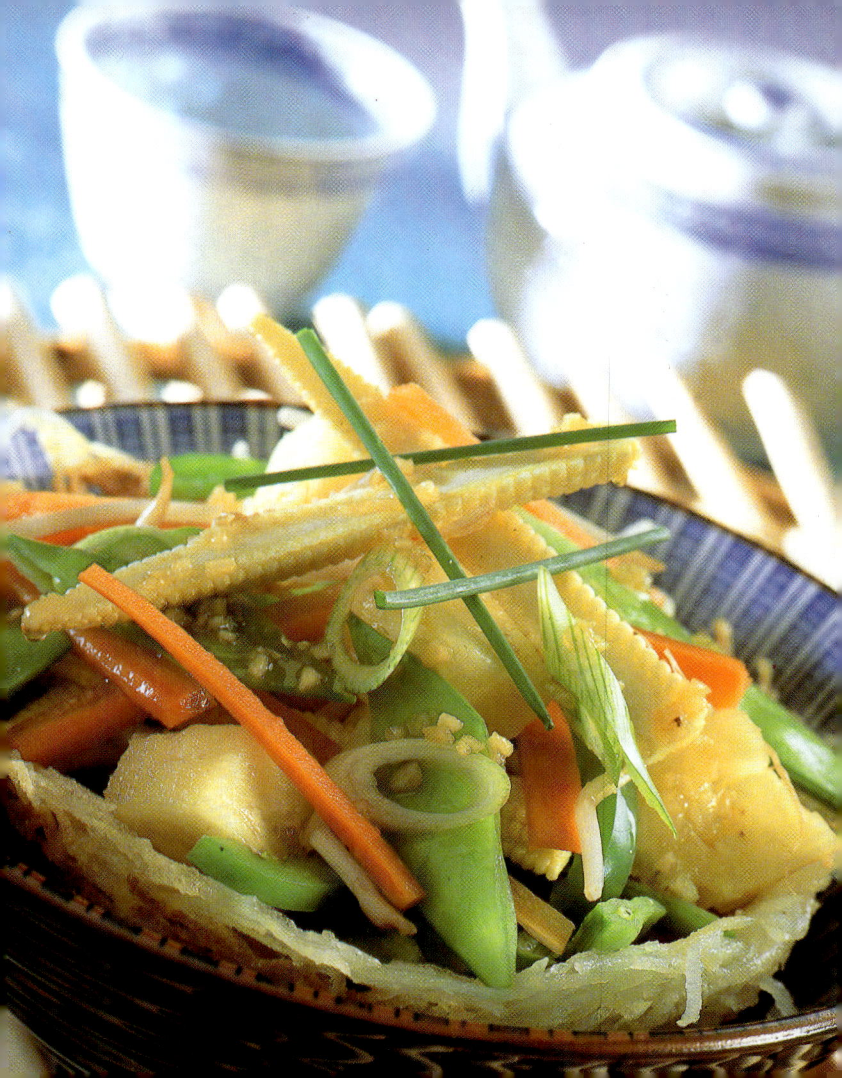

Kartoffelsalat mit Rauke & Äpfeln

Für 4 Personen

ZUTATEN

2 große ungeschälte Kartoffeln, in Scheiben
2 grüne Dessertäpfel, gewürfelt
1 TL Zitronensaft
25 g grob gehackte Walnüsse
125 g Ziegenkäse, gewürfelt
150 g Raukeblätter
Salz und Pfeffer

DRESSING:
2 EL Olivenöl
1 EL Rotweinessig
1 TL klarer Honig
1 TL Fenchelsamen

1 Die Kartoffeln in einem Topf mit kochendem Wasser 15 Minuten garen. Abgießen, abkühlen lassen und in eine Schüssel geben.

2 Die Apfelwürfel in Zitronensaft wenden, abtropfen lassen und zu den Kartoffeln geben.

3 Nüsse, Käse und Rauke zufügen und alles gut vermischen.

4 Die Zutaten für das Dressing in einer kleinen Schüssel verrühren. Über den Salat gießen und sofort servieren.

VARIATION

Sie können den Ziegenkäse auch durch Blauschimmelkäse ersetzen. Wenn Sie keine Rauke finden, können Sie auch jungen Blattspinat verwenden.

TIPP

Der Salat sollte sofort serviert werden, damit sich die Äpfel nicht verfärben. Sie können den Salat auch ohne die Äpfel vorbereiten und diese erst kurz vor dem Servieren zugeben.

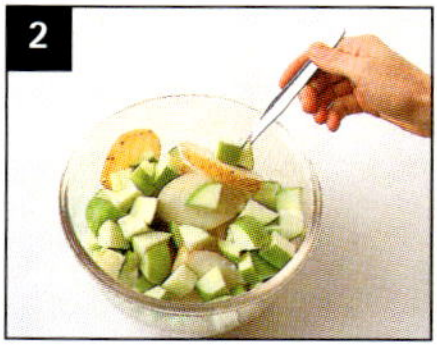

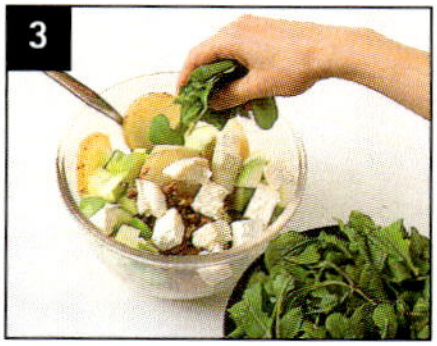

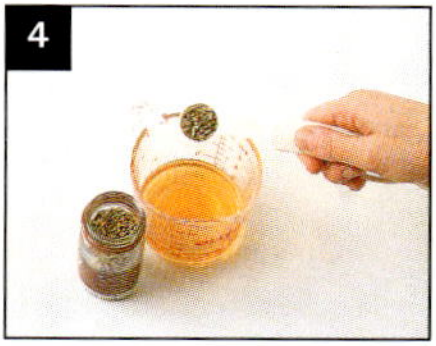

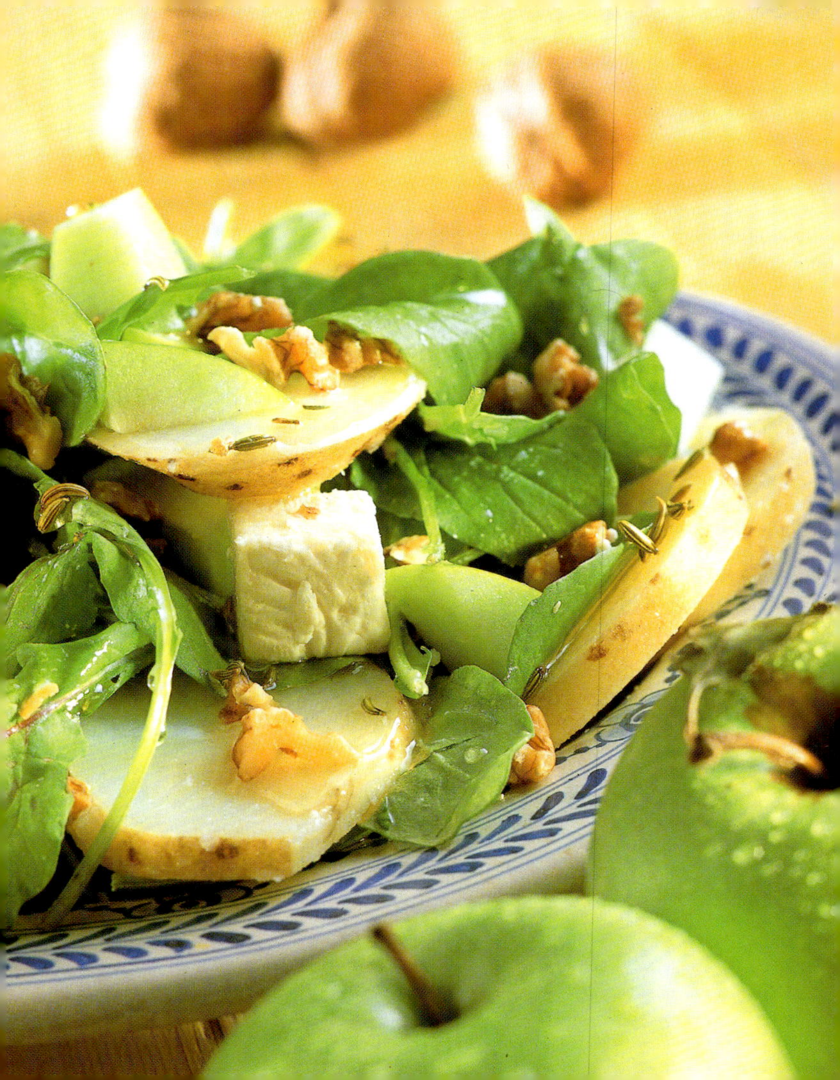

Kartoffel-Gemüse-Salat mit Zitronenmayonnaise

Für 4 Personen

ZUTATEN

450 g fest kochende Kartoffeln, gewaschen
1 Mohrrübe, in feinen Stiften
225 g Blumenkohlröschen
225 g Babymaiskolben, längs halbiert
175 g grüne Bohnen
175 g gekochter Schinken, gewürfelt
50 g Champignons, in Scheiben
Salz und Pfeffer

DRESSING:
2 EL frisch gehackte Petersilie
150 ml Mayonnaise
150 ml Naturjoghurt
4 TL Zitronensaft
abgeriebene Schale von 1 Zitrone
2 TL Fenchelsamen

1 Die Kartoffeln in einem Topf mit kochendem Wasser 15 Minuten garen. Abgießen und abkühlen lassen, dann in dünne Scheiben schneiden.

2 Unterdessen Mohrrübe, Blumenkohl, Mais und Bohnen 5 Minuten in kochendem Wasser blanchieren, abgießen und abkühlen lassen.

3 Die Zutaten für das Dressing in einer kleinen Schüssel gut verrühren. 1 Teelöffel Petersilie zum Garnieren zurückbehalten.

4 Gemüse und Kartoffeln auf einer Salatplatte anrichten, Schinkenwürfel und Pilze zugeben und mit der Petersilie bestreuen. Sofort servieren.

TIPP

Wer es ganz eilig hat, nimmt anstatt des frischen Gemüses ein Paket gemischtes Gemüse aus der Tiefkühltruhe.

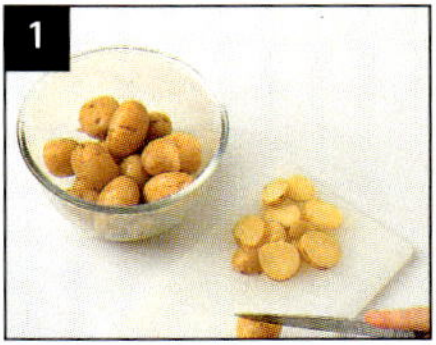

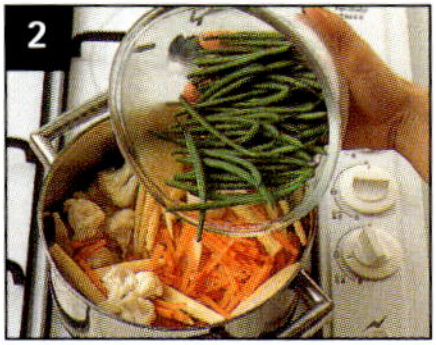

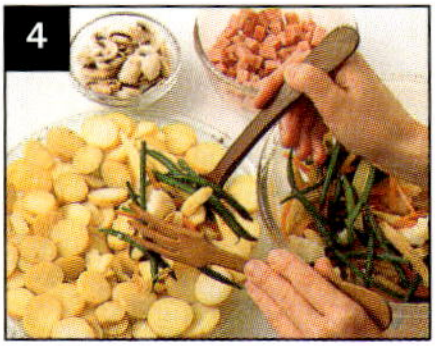

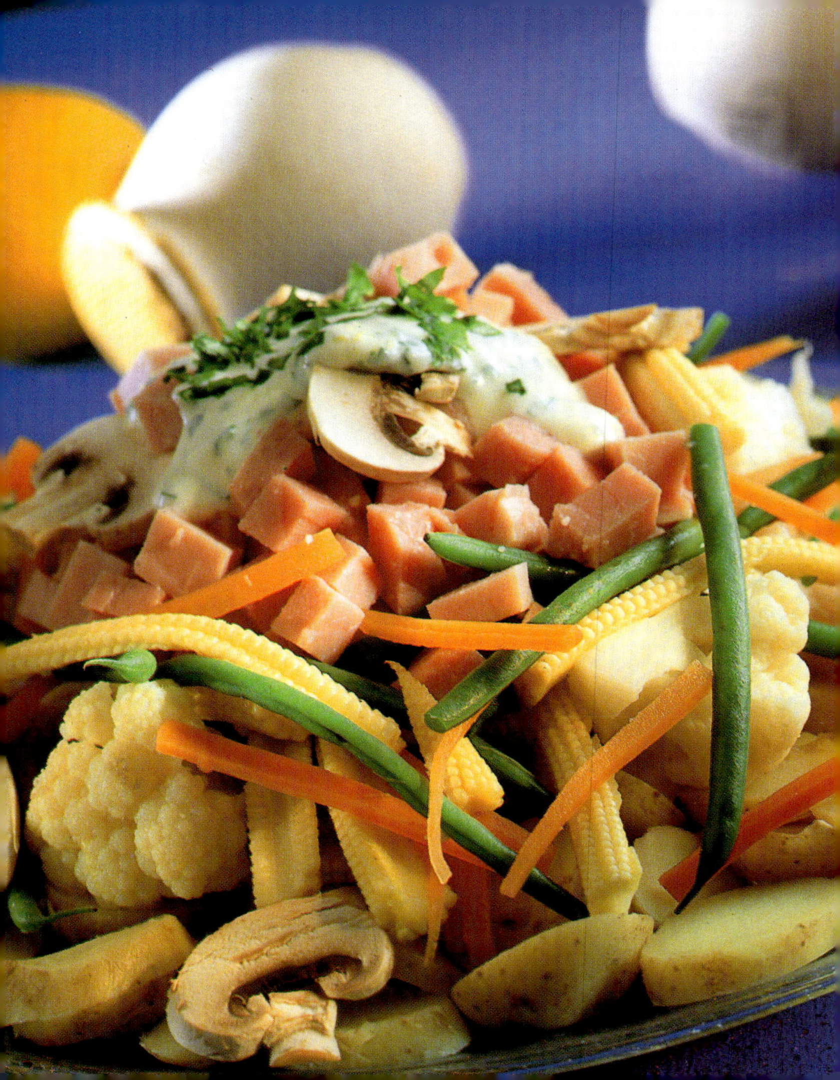

Indonesischer Kartoffel-Hähnchen-Salat

Für 4 Personen

ZUTATEN

4 große fest kochende Kartoffeln, gewürfelt
300 g frische Ananas, gewürfelt
2 Mohrrüben, geraspelt
175 g Bohnensprossen
1 Bund Frühlingszwiebeln, in Ringen
1 große Zucchini, in feinen Stiften
3 Selleriestangen, in feinen Stiften
175 g ungesalzene Erdnüsse
2 Hähnchenbrustfilets à ca. 125 g, gekocht und in Scheiben geschnitten

DRESSING:
6 EL grobe Erdnussbutter
6 EL Olivenöl
2 EL helle Sojasauce
1 rote Chilischote, gehackt
2 TL Sesamöl
4 TL Limettensaft

1 Die Kartoffeln in einem Topf mit kochendem Wasser 10 Minuten garen. Abgießen und abkühlen lassen.

2 Die abgekühlten Kartoffeln in eine Salatschüssel geben.

3 Ananas, Mohrrüben, Bohnensprossen, Frühlingszwiebeln, Zucchini, Sellerie, Erdnüsse und Hähnchenfleisch zufügen und alles gut vermischen.

4 Für das Dressing die Erdnussbutter in eine kleine Schüssel geben und nach und nach Olivenöl und Sojasauce einrühren.

5 Chili, Sesamöl und Limettensaft zufügen und gut vermischen.

6 Das Dressing über den Salat gießen und sorgfältig verrühren. Sofort servieren.

TIPP

Statt der frischen Ananas können Sie auch ungesüßte Ananas aus der Dose verwenden. Ist nur gesüßte Ananas erhältlich, die abgetropften Früchte vor Gebrauch unter fließendem kaltem Wasser abspülen.

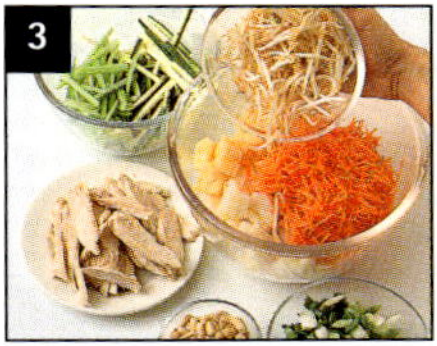
3

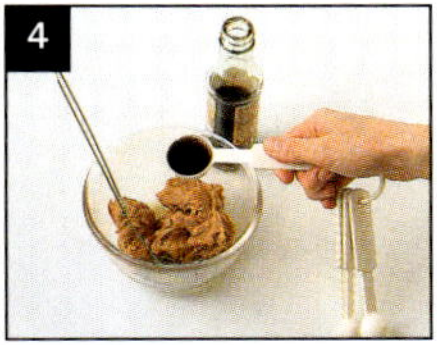
4

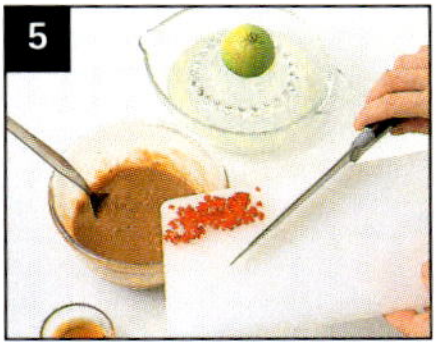
5

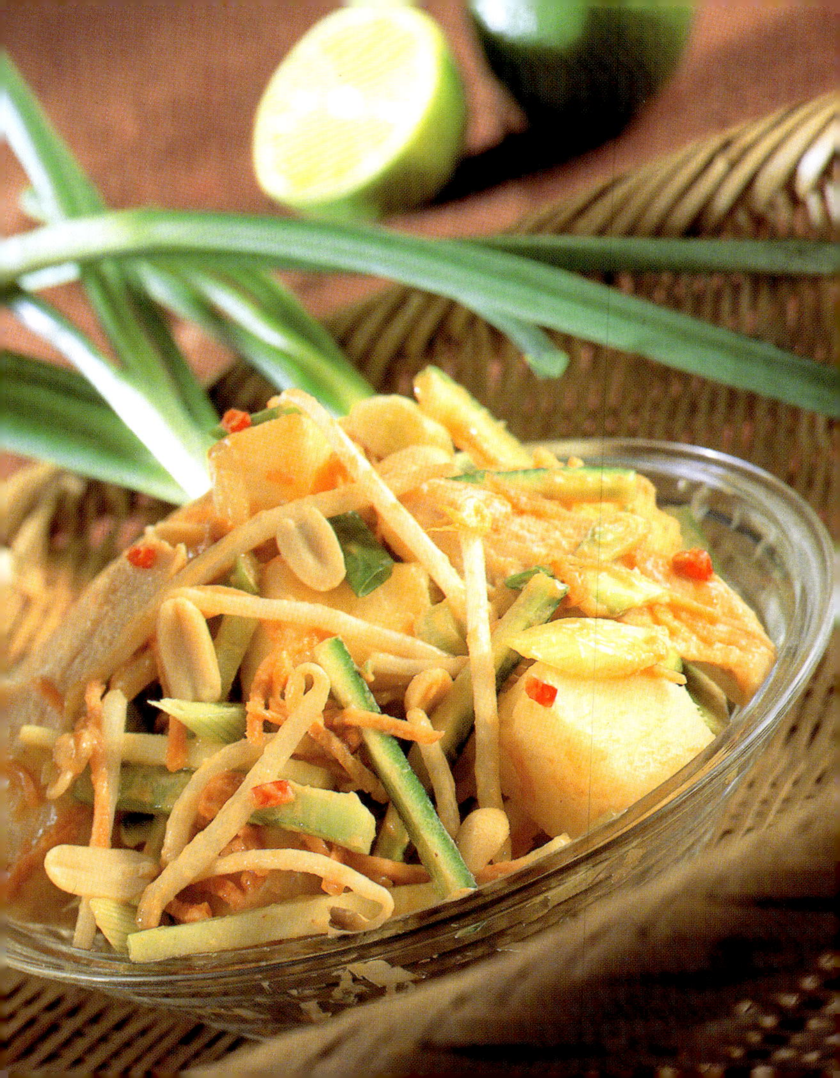

Pikanter Kartoffel-Hähnchen-Salat

Für 4 Personen

ZUTATEN

2 Hähnchenbrustfilets
à ca. 125 g, ohne Haut
25 g Butter
1 rote Chilischote, gehackt
1 EL klarer Honig
½ TL gemahlener Kreuzkümmel
2 EL frisch gehackter Koriander

2 große Kartoffeln, gewürfelt
50 g dünne grüne Bohnen, halbiert
1 rote Paprika, in dünnen Streifen
2 Tomaten, gehäutet, entkernt und gewürfelt

DRESSING:
2 EL Olivenöl
1 Prise Chilipulver
1 EL Knoblauchessig
1 Prise Zucker
1 EL frisch gehackter Koriander

1 Das Hähnchenfleisch in dünne Streifen schneiden. Die Butter bei mittlerer Hitze in einem Topf zerlassen. Hähnchenfleisch, Chili, Honig und Kreuzkümmel zufügen und 10 Minuten bei mittlerer Hitze garen. Dabei häufig wenden.

2 Die Mischung in eine Schüssel geben und auskühlen lassen, dann den Koriander einrühren.

3 Unterdessen die Kartoffeln in einem Topf mit kochendem Wasser 15 Minuten garen. Abgießen und abkühlen lassen.

4 Die Bohnen in kochendem Wasser 3 Minuten blanchieren, abgießen und abkühlen lassen. Mit den Kartoffeln in eine Schüssel geben.

5 Paprika und Tomaten zugeben, dann die pikante Hähnchenfleisch-Mischung unterrühren.

6 Die Zutaten für das Dressing in einer kleinen Schüssel gut verrühren. Über den Salat gießen, gut mischen und sofort servieren.

VARIATION

Mit Putenfleisch anstatt des Hähnchens schmeckt der Salat kräftiger. Nehmen Sie dafür vorzugsweise das weiße Fleisch.

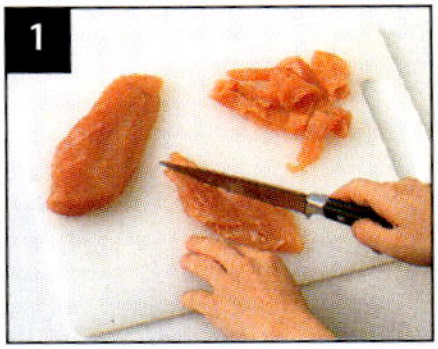

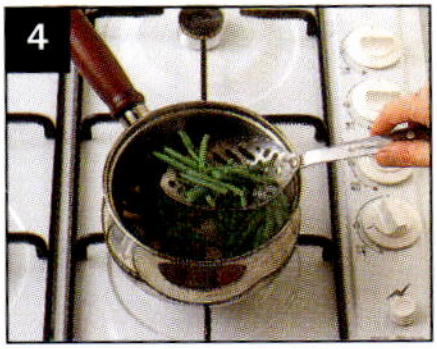

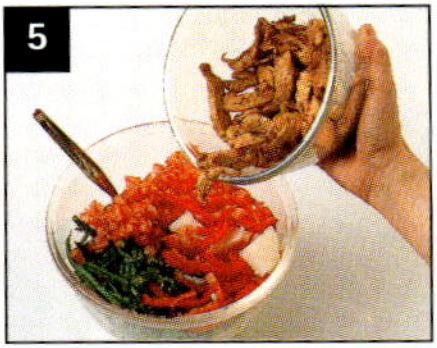

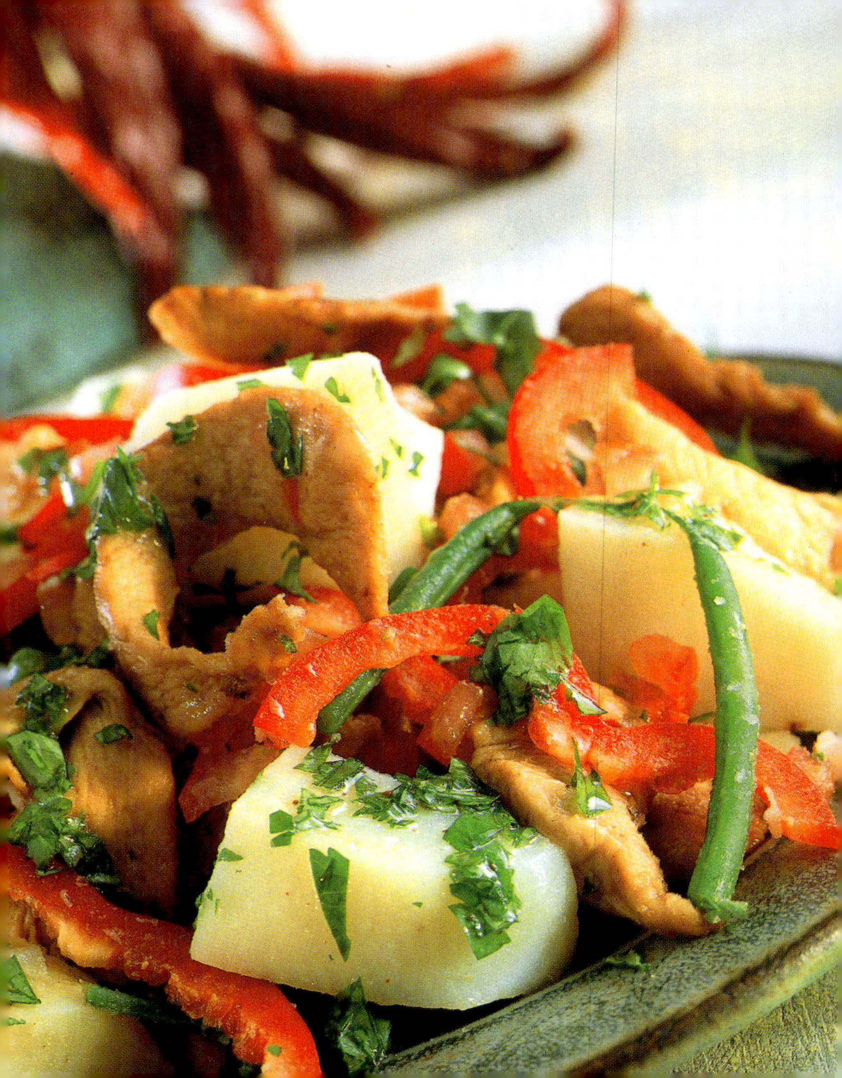

Salat aus Grillkartoffeln

Für 4 Personen

ZUTATEN

650 g neue Kartoffeln, gewaschen
3 EL Olivenöl
2 EL frisch gehackter Thymian
1 TL Paprikapulver

4 Scheiben Frühstücksspeck
Salz und Pfeffer
frische Petersilienstängel, zum Garnieren

DRESSING:
4 EL Mayonnaise
1 EL Knoblauchessig
2 Knoblauchzehen, zerdrückt
1 EL frisch gehackte Petersilie

1 Die Kartoffeln in einem Topf mit kochendem Wasser 10 Minuten garen. Abgießen und gut abtropfen lassen.

2 Olivenöl, Thymian und Paprikapulver mischen und über die warmen Kartoffeln geben.

3 Den Frühstücksspeck unter den vorgeheizten Grill legen und ca. 5 Minuten knusprig rösten. Dabei einmal wenden. Grob hacken und warm stellen.

4 Die Kartoffeln unter den Grill legen und 10 Minuten backen, dabei einmal wenden.

5 Die Zutaten für das Dressing in einer kleinen Schüssel gut vermischen. Kartoffeln und Speck in eine Salatschüssel geben und mit Salz und Pfeffer abschmecken.

6 Das Dressing über die Kartoffelmischung gießen, mit Petersilie garnieren und sofort servieren oder abkühlen lassen und kalt servieren.

VARIATION

Nehmen Sie anstatt des Specks eine pikante Wurst, z. B. Salami. Diese braucht vorher übrigens nicht gegrillt zu werden.

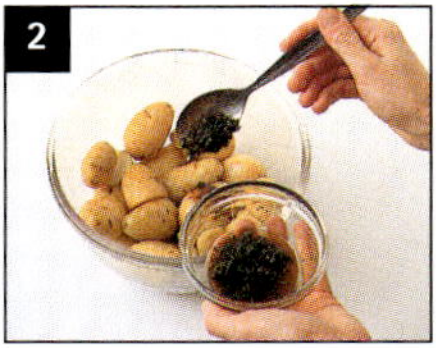

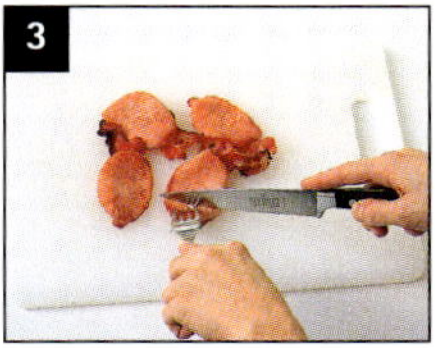

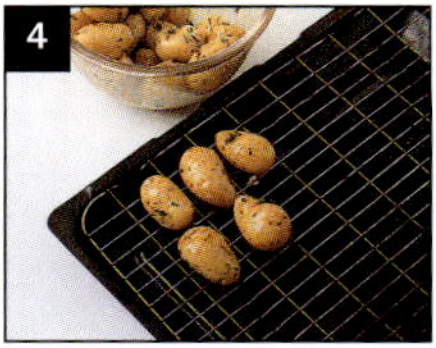

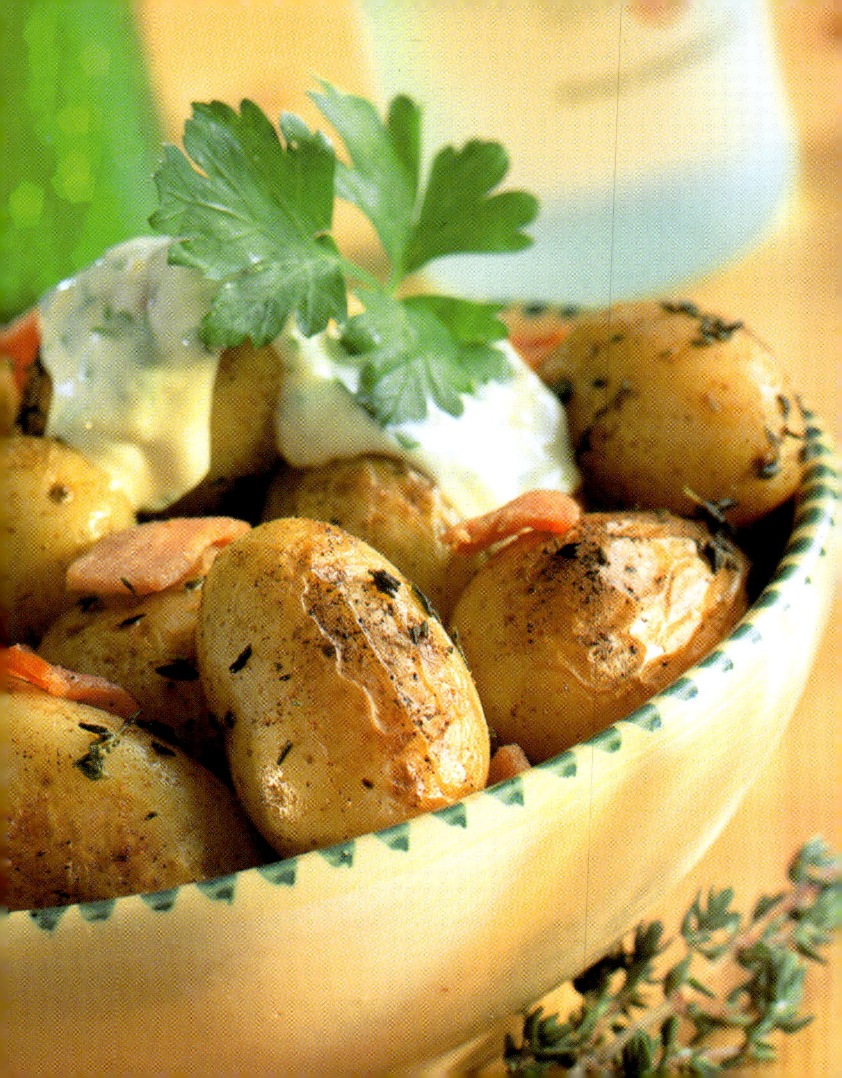

Kartoffelsalat mit italienischer Salami

Für 4 Personen

ZUTATEN

450 g fest kochende Kartoffeln
1 Radicchio- oder Lollo-Rosso-Salat
1 grüne Paprika, in Streifen
175 g Salami, in Scheiben
1 rote Zwiebel, halbiert, in Ringen
125 g getrocknete Tomaten, in Streifen
2 EL frisch gehacktes Basilikum oder frisch gehackter Dill

DRESSING:
2 EL Olivenöl
2 EL Balsamico-Essig
1 TL Tomatenmark
Salz und Pfeffer

1 Die Kartoffeln in einem Topf mit kochendem Wasser 20 Minuten garen. Abgießen und zum Abkühlen in eine Schüssel geben.

2 Eine große Servierplatte mit den Salatblättern auslegen.

3 Die abgekühlten Kartoffeln in Scheiben schneiden und abwechselnd mit Paprika, Salami, Zwiebel, Tomaten und Basilikum auf die Salatblätter schichten.

4 Die Zutaten für das Dressing in einer kleinen Schüssel gut vermischen. Über den Salat gießen und sofort servieren.

TIPP

Sie erhalten die getrockneten Tomaten entweder in der Packung oder in Öl eingelegt. Wenn Sie Tomaten in Öl verwenden, einfach mit Wasser abspülen und mit Küchenpapier trockentupfen.

VARIATION

Jede Art von italienischer Wurst oder Salami kann für diesen Salat verwendet werden, wobei die Sorten aus dem Süden Italiens tendenziell pikanter sind.

3
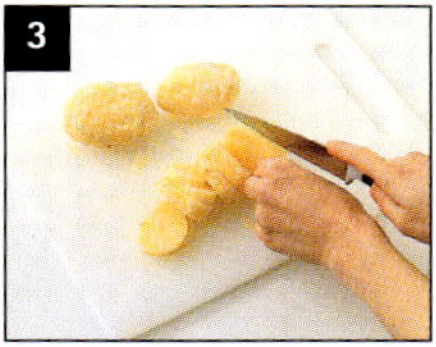

3
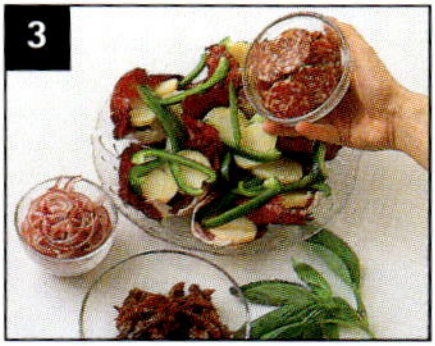

4
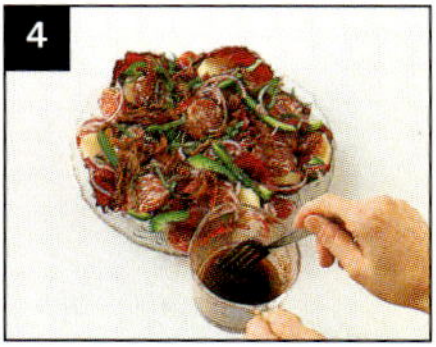

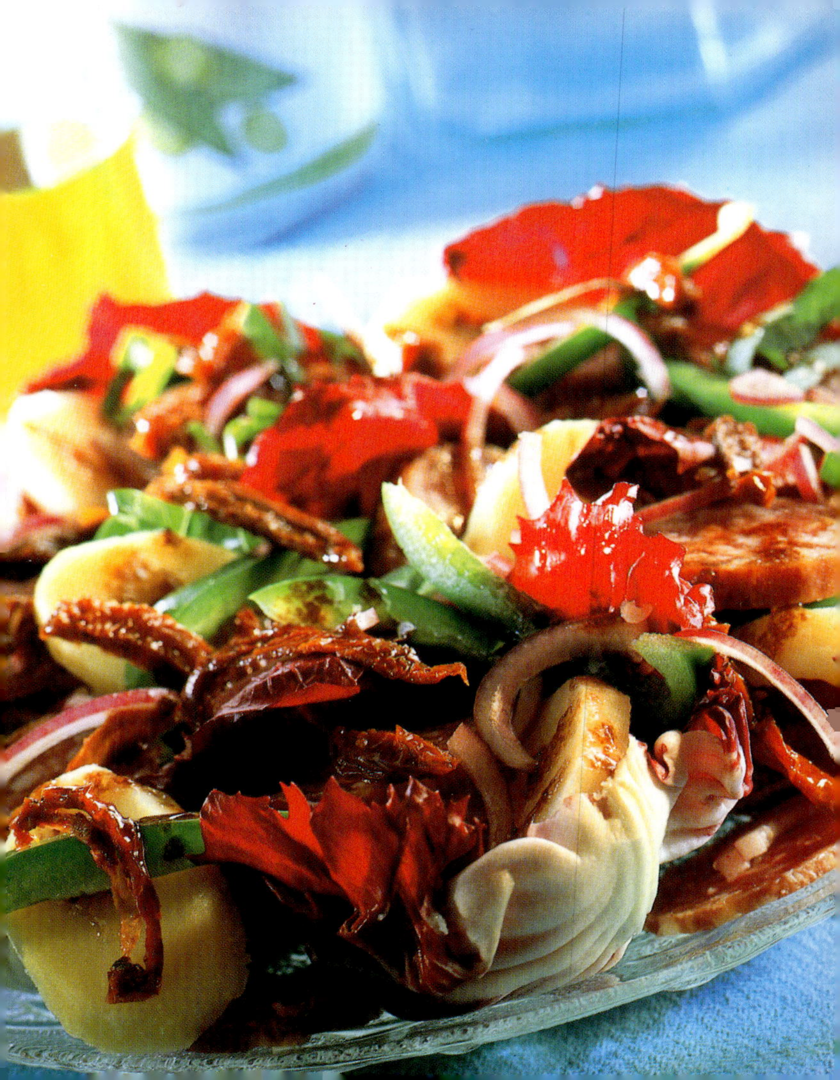

Kartoffel-Hummer-Salat mit Limettendressing

Für 4 Personen

ZUTATEN

450 g fest kochende Kartoffeln, gewaschen und in Scheiben
225 g Hummerfleisch, gekocht
150 ml Mayonnaise
2 EL Limettensaft
abgeriebene Schale von 1 Limette
1 EL frisch gehackte Petersilie
2 EL Olivenöl
2 Tomaten, entkernt und gewürfelt
2 Eier, gekocht und geviertelt
1 EL Oliven, entsteint und geviertelt
Salz und Pfeffer

1 Die Kartoffeln in einem Topf mit kochendem Wasser 15 Minuten garen. Abgießen und beiseite stellen.

2 Das Hummerfleisch aus der Schale lösen und in große Stücke schneiden.

3 Mayonnaise, 1 Esslöffel Limettensaft sowie jeweils die Hälfte der Limettenschale und der Petersilie verrühren und beiseite stellen.

4 Den restlichen Limettensaft mit dem Olivenöl vermischen, über die Kartoffeln geben und alles auf einer Salatplatte anrichten.

5 Hummerfleisch, Tomaten, Eier und Oliven auf den Kartoffeln verteilen, mit Salz und Pfeffer abschmecken und mit der Petersilie bestreuen.

6 Die Mayonnaise zum Salat geben, mit der restlichen Limettenschale bestreuen und servieren.

TIPP

Diesen Salat sofort servieren oder höchstens 1 Stunde stehen lassen, da Krustentiere schnell verderben.

VARIATION

Nehmen Sie statt des Hummers einmal Krabben oder Garnelen.

2
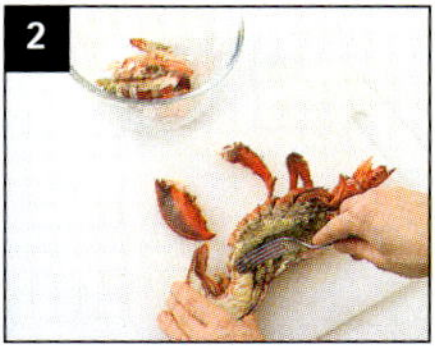

3
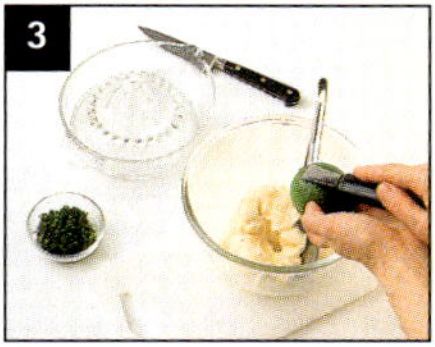

5
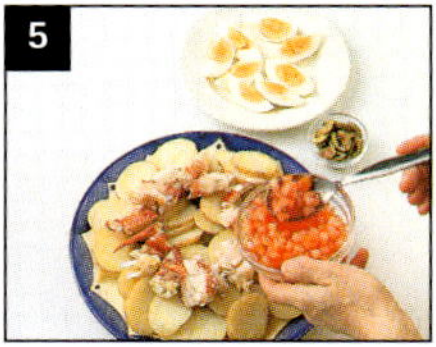

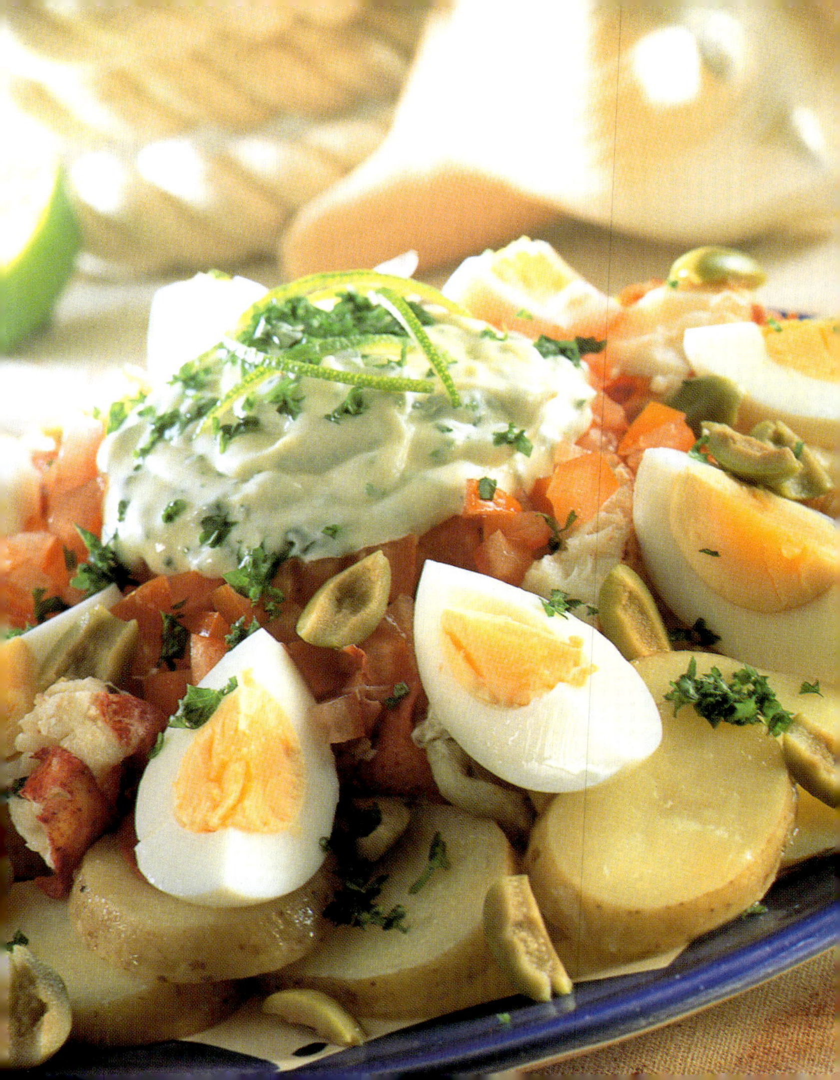

Kartoffel-Thunfisch-Salat

Für 4 Personen

ZUTATEN

450 g neue Kartoffeln, gewaschen und geviertelt
1 grüne Paprika, in Streifen
50 g Mais (Dose), abgetropft
1 rote Zwiebel, in Ringen
300 g eingelegter Thunfisch, abgetropft und zerpflückt
2 EL schwarze Oliven, entsteint und in Stücke geschnitten
Salz und Pfeffer
Limettenschnitze, zum Garnieren

DRESSING:
2 EL Mayonnaise
2 EL Crème fraîche
1 EL Limettensaft
2 Knoblauchzehen, zerdrückt
abgeriebene Schale von 1 Limette

1 Die Kartoffeln in einem Topf mit kochendem Wasser 15 Minuten garen. Abgießen und zum Abkühlen in eine Schüssel geben.

2 Paprika, Mais und Zwiebel vorsichtig unter die Kartoffeln rühren.

3 Die Mischung in eine große Salatschüssel geben, Thunfisch und Oliven darüber anrichten. Gut mit Salz und Pfeffer abschmecken.

4 Die Zutaten für das Dressing in einer kleinen Schüssel gut verrühren.

5 Das Dressing über den Salat gießen, mit den Limettenschnitzen garnieren und servieren.

TIPP

Mit einem trockenen Weißwein serviert, ist dieser Salat ein leichtes Hauptgericht zu jeder Jahreszeit.

VARIATION

Mit grünen Bohnen und hart gekochten Eiern wird daraus der klassische Salade Niçoise.

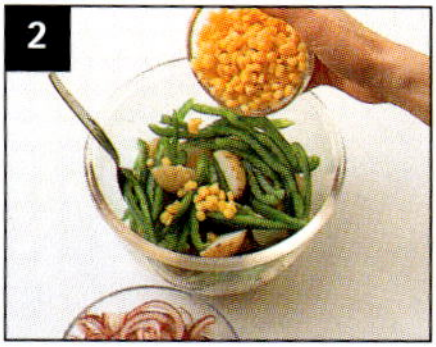

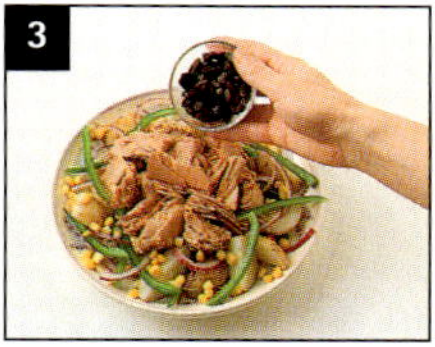

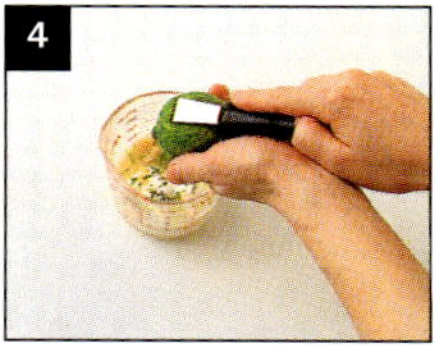

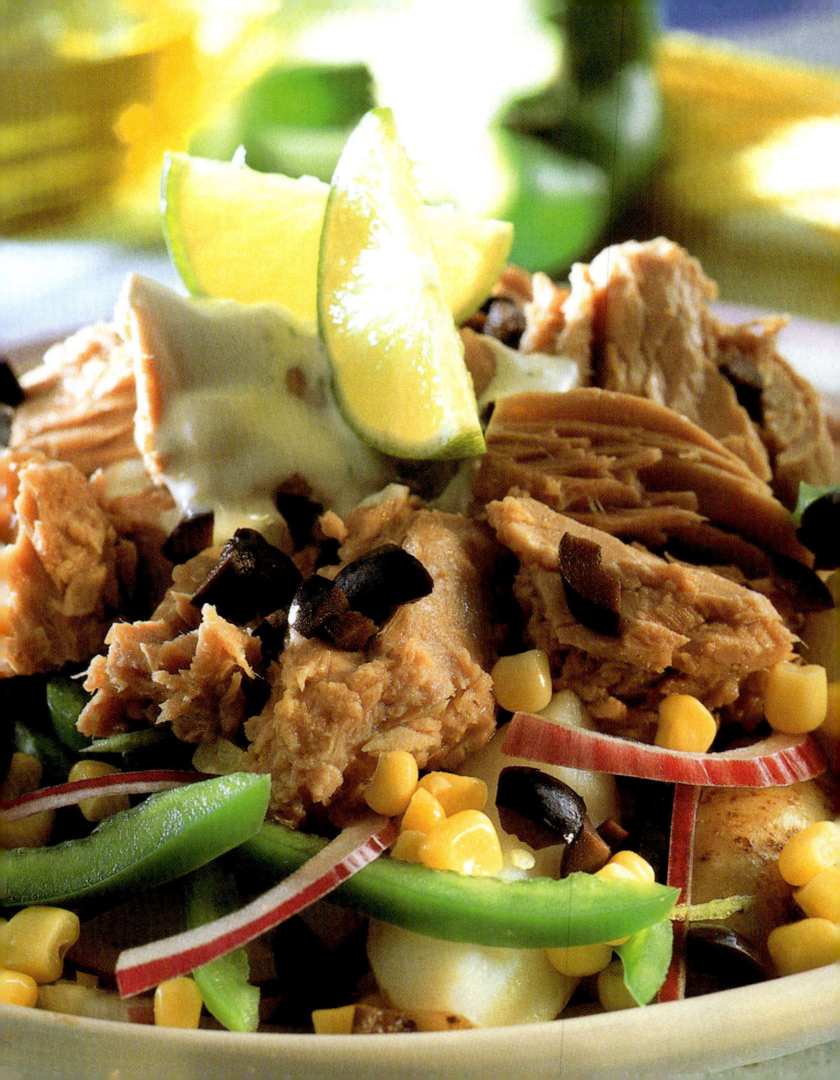

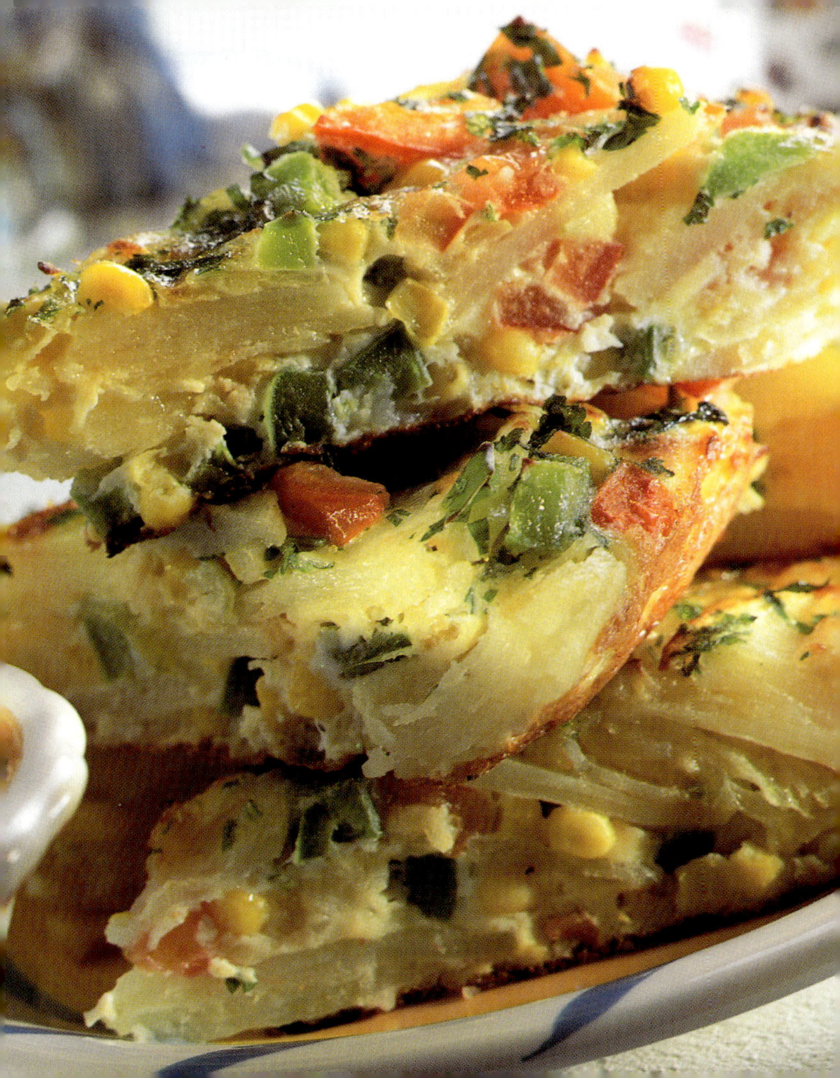

Snacks & Zwischengerichte

Kartoffeln sind so vielseitig, dass man daraus eine ganze Palette von leichten Imbissen und Zwischenmahlzeiten kreieren kann. Sie sind außerdem sehr nahrhaft, denn die in ihnen enthaltenen Kohlehydrate sorgen für einen willkommenen Energieschub. Da die Kartoffel selbst einen relativ neutralen Geschmack hat, lässt sie sich geradezu ideal mit den verschiedensten Zutaten kombinieren, um daraus immer wieder neue, köstliche Gerichte zu zaubern.

In diesem Kapitel stellen wir Ihnen eine Reihe von verlockenden Zwischenmahlzeiten vor, darunter Paprikachips, gefülltes Fladenbrot und spanische Tortillas. Sie sind allesamt einfach und schnell zuzubereiten und genau das Richtige für den kleinen Hunger zwischendurch – oder wenn sich überraschend Besuch anmeldet.

Wenn Sie keinen Appetit auf eine große Mahlzeit haben, finden Sie hier zahlreiche Anregungen für leichte und leckere Gerichte, wie z. B. das Kartoffelomelette mit Feta & Spinat oder die Rösti mit Lachs & Crème fraîche.

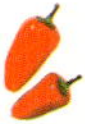 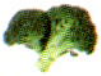 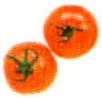 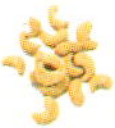

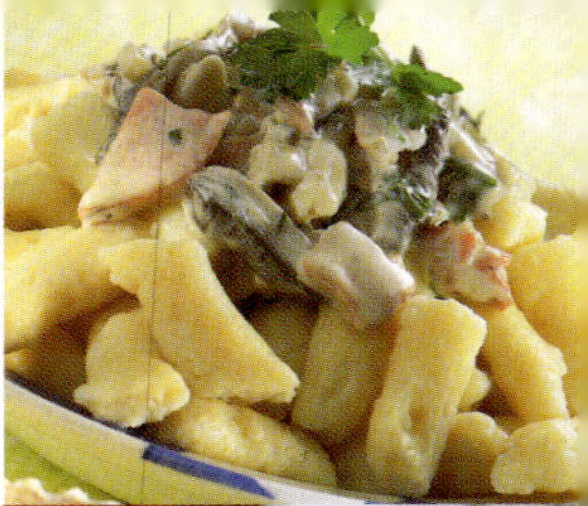

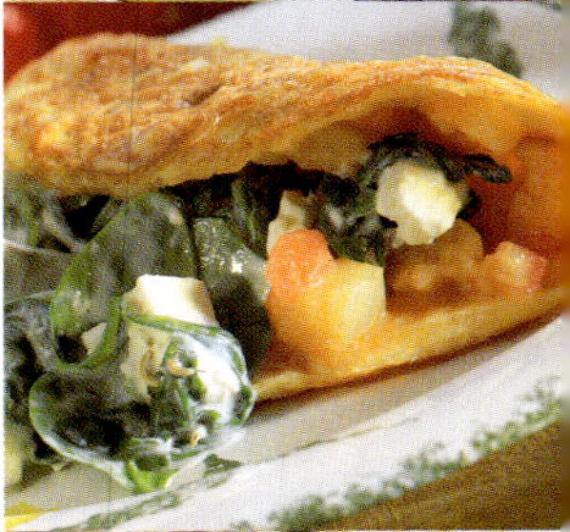

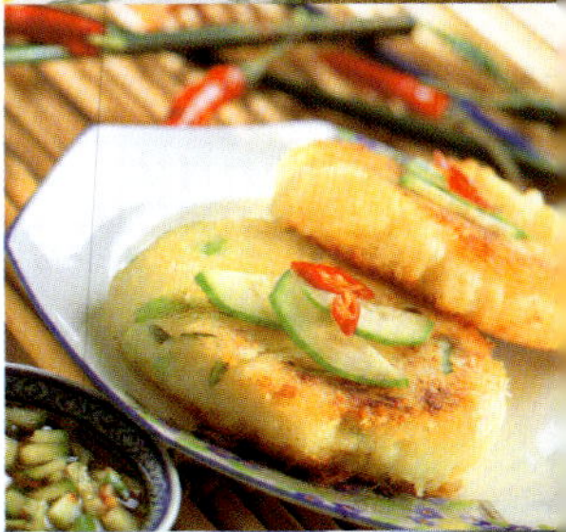

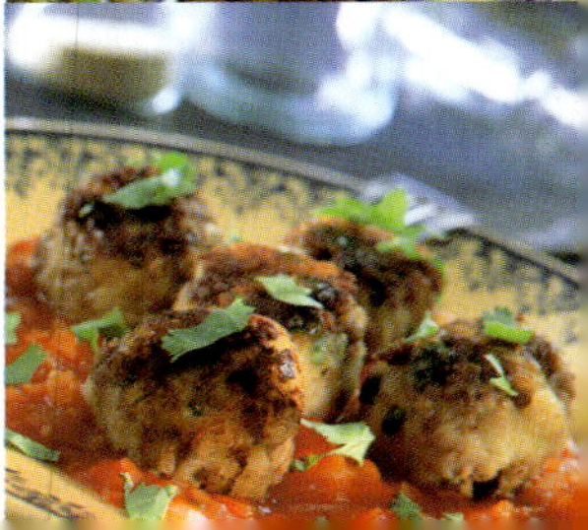

Kartoffel-Bohnen-Pastete

Für 4 Personen

ZUTATEN

100 g mehlig kochende Kartoffeln, gewürfelt
225 g gemischte Bohnen (Dose), z. B. Borlotti-, Kidney- oder weiße Bohnen, abgetropft
1 Knoblauchzehe, zerdrückt
2 TL Limettensaft
1 EL frisch gehackter Koriander
Salz und Pfeffer
2 EL Naturjoghurt
frisch gehackter Koriander, zum Garnieren

1 Die Kartoffeln in einem Topf mit kochendem Wasser 10 Minuten garen. Sorgfältig abgießen und zerstampfen.

2 Die Kartoffelmasse in eine Küchenmaschine oder einen Mixer geben. Bohnen, Knoblauch, Limettensaft und Koriander zufügen, mit Salz und Pfeffer abschmecken und zu einem glatten Püree verarbeiten. Alternativ alle Zutaten vermischen und mit einem Kartoffelstampfer stampfen.

3 Püree in eine Schüssel geben und den Naturjoghurt unterrühren.

4 Die Pastete in eine Servierschüssel füllen und mit Koriander garnieren. Sofort oder auch gekühlt servieren.

VARIATION

Wenn Sie die Pastete etwas stückiger vorziehen, verarbeiten Sie die Mischung einfach mit der Gabel.

TIPP

Für Melba-Toast grillen Sie weißes oder Vollkorn-Toastbrot von beiden Seiten goldbraun, entfernen die Kruste und schneiden die Brotscheiben mit einem sehr scharfen Messer vorsichtig noch einmal längs durch. Dann in Dreiecke schneiden und die ungetoastete Seite noch einmal rösten, bis sich die Ecken hochbiegen.

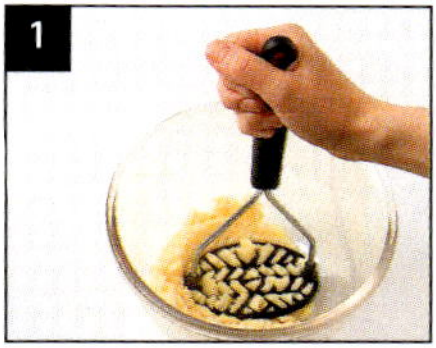
1

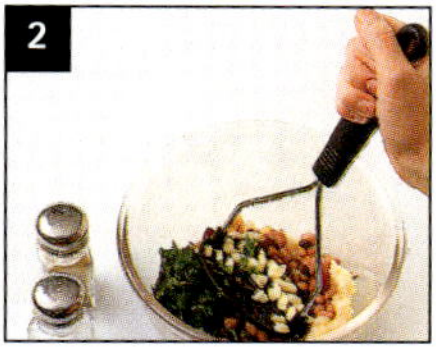
2

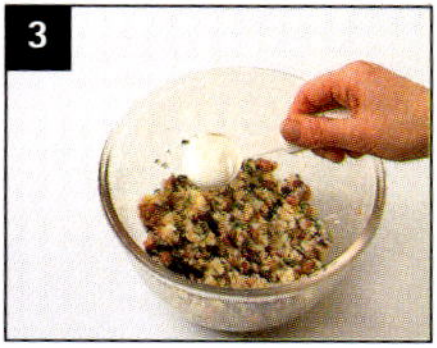
3

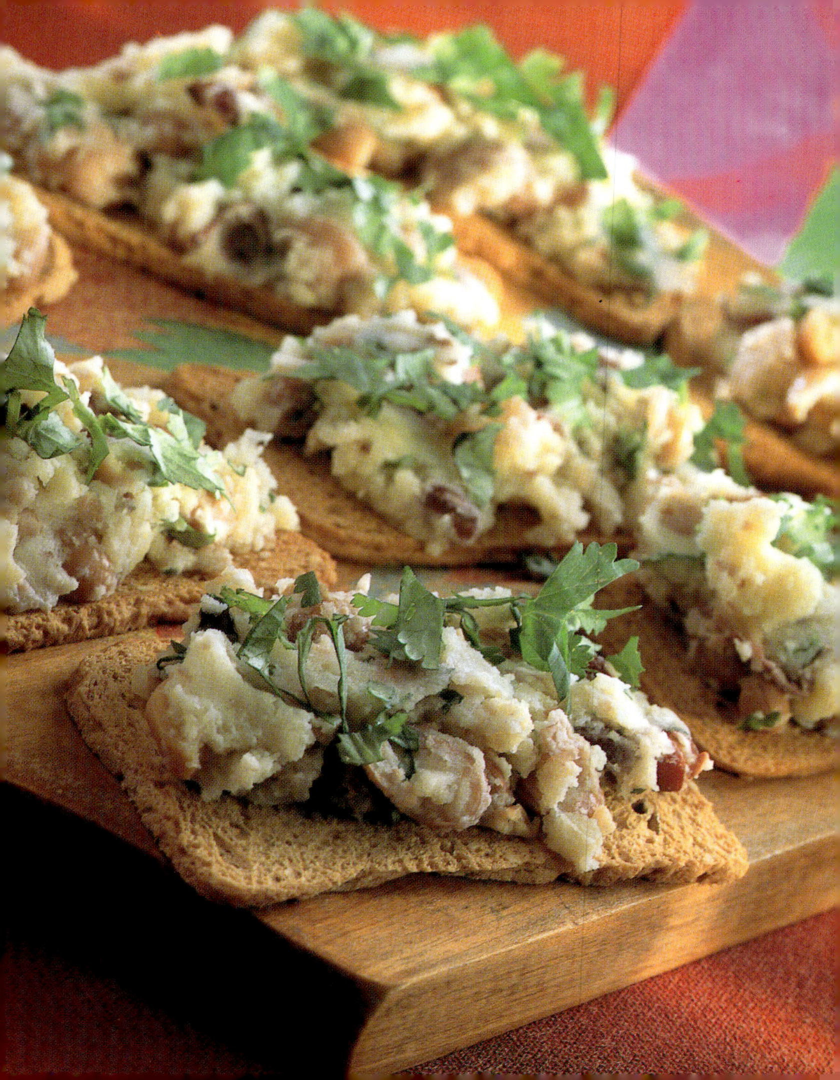

Kartoffel-Räucherfisch-Pastete

Für 4 Personen

ZUTATEN

650 g mehlig kochende Kartoffeln, gewürfelt
300 g geräucherte Makrele, gehäutet und zerpflückt
75 g Stachelbeeren, gekocht
2 TL Zitronensaft
2 EL Crème fraîche
1 EL Kapern
1 Gewürzgurke, gehackt
1 EL gehackte, eingelegte Gurke
1 EL frisch gehackter Dill
Salz und Pfeffer
Zitronenschnitze, zum Garnieren

1 Die Kartoffeln in einem Topf mit kochendem Wasser 10 Minuten garen, bei sie weich sind. Sorgfältig abgießen.

2 Die Kartoffeln in eine Küchenmaschine oder in einen Mixer geben.

3 Die zerpflückte Makrele zufügen und 30 Sekunden zu einer relativ glatten Masse mixen. Alternativ alles mit einer Gabel zerdrücken.

4 Stachelbeeren, Zitronensaft und Crème fraîche zufügen und für weitere 10 Sekunden mixen oder erneut stampfen.

5 Kapern, Gewürz- und Salzgurke sowie Dill einrühren und gut mit Salz und Pfeffer abschmecken.

6 Die Masse in eine Servierschüssel geben, mit den Zitronenschnitzen garnieren und servieren. Dazu Toast oder warmes, knuspriges Weißbrot reichen.

TIPP

Wenn die Stachelbeerzeit vorüber ist, können Sie ebenso gut Stachelbeerkonserven verwenden.

VARIATION

Nehmen Sie statt der Stachelbeeren andere säurehaltige Früchte, z. B. Äpfel.

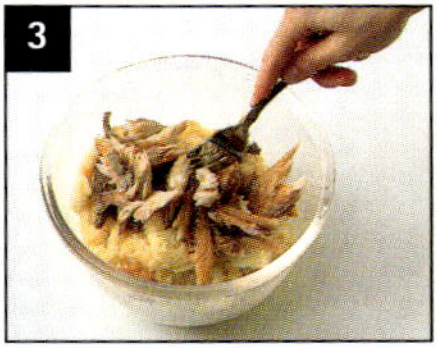

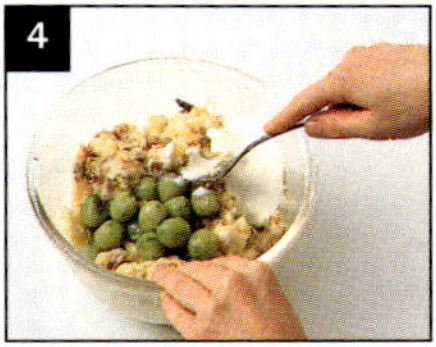

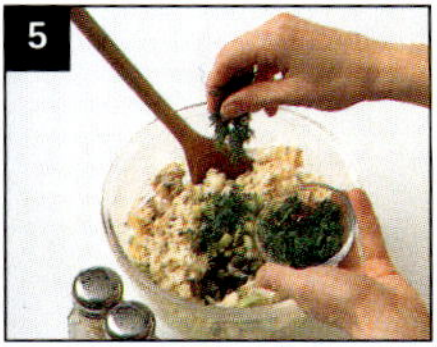

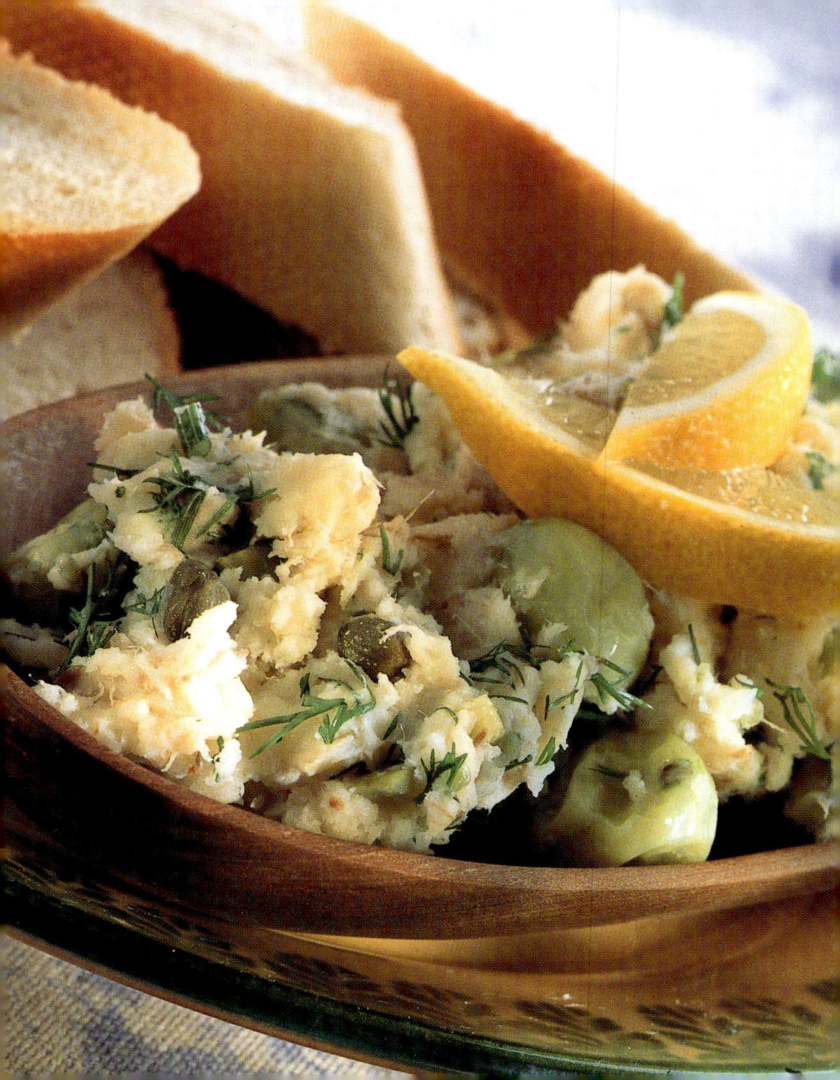

Kartoffel-Kibbeh

Für 4 Personen

ZUTATEN

175 g Bulgur
350 g mehlig kochende Kartoffeln, gewürfelt
2 kleine Eier, verquirlt
25 g Butter, zerlassen
1 Prise gemahlener Kreuzkümmel
1 Prise gemahlener Koriander
1 Prise geriebene Muskatnuss
Salz und Pfeffer
Öl, zum Frittieren

FÜLLUNG:
175 g Lammfleisch, gehackt
1 kleine Zwiebel, gehackt
1 EL Pinienkerne
25 g getrocknete Aprikosen, gehackt
1 Prise geriebene Muskatnuss
1 Prise gemahlener Zimt
1 EL frisch gehackter Koriander
2 EL Lammbrühe

1 Bulgur in eine Schüssel geben und mit kochendem Wasser aufgießen. 30 Minuten quellen lassen, bis das Wasser ganz absorbiert ist.

2 Unterdessen die Kartoffeln in kochendem Wasser 10 Minuten garen, abgießen und zu einem glatten Brei zerstampfen.

3 Bulgur, Eier, Butter, Kreuzkümmel, Koriander und Muskatnuss zu den Kartoffeln geben. Gut mit Salz und Pfeffer abschmecken.

4 Für die Füllung das Lammhack 5 Minuten ohne Fettzugabe in der Pfanne anbraten, dann die Zwiebel zugeben und weitere 2–3 Minuten braten. Die restlichen Zutaten zufügen und 5 Minuten weitergaren, bis die Lammbrühe absorbiert ist. Leicht abkühlen lassen, dann in 8 Portionen aufteilen. Jede Portion zu einem Kloß formen.

5 Die Kartoffel-Bulgur-Mischung ebenfalls in 8 Portionen aufteilen und diese jeweils zu flachen Kreisen formen. Die Lammfüllung hineingeben und mit der Kartoffelmasse umhüllen.

6 Das Öl in einem großen Topf oder einer Fritteuse auf 180–190 °C erhitzen, bis ein Brotwürfel darin in 30 Sekunden goldbraun gebacken ist. Die Kibbeh je 5–7 Minuten goldbraun frittieren, gut abtropfen lassen und sofort servieren.

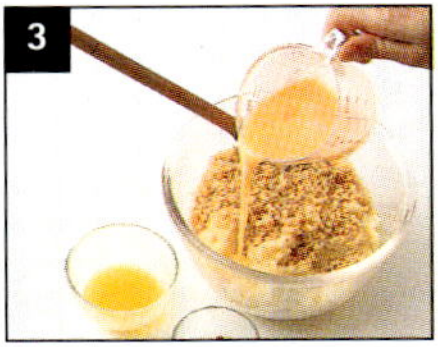

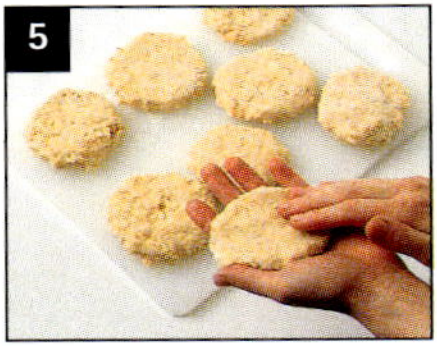

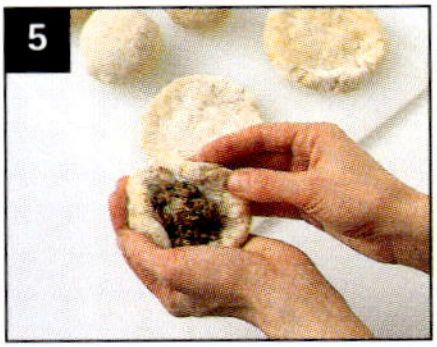

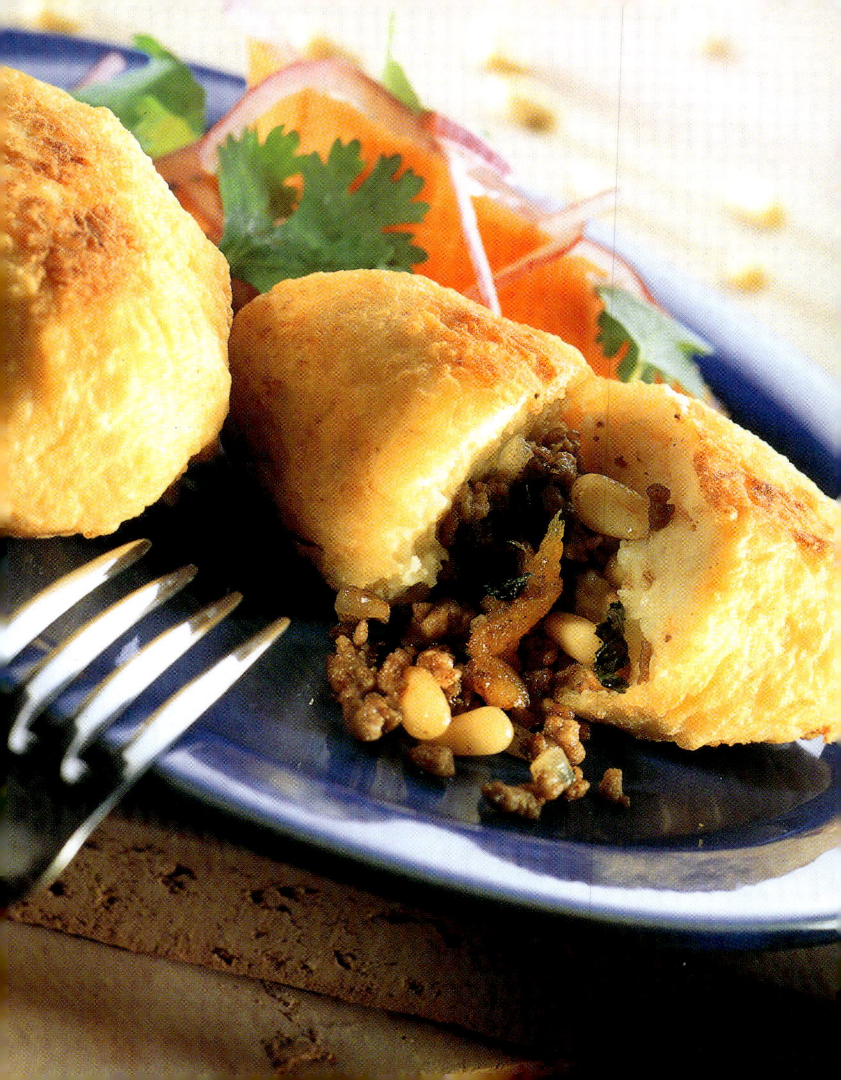

Kartoffel-Fleisch-Klöße in pikanter Sauce

Für 4 Personen

ZUTATEN

225 g mehlig kochende Kartoffeln, gewürfelt
225 g Lammfleisch, durch den Fleischwolf gedreht, oder Rinderhack
1 Zwiebel, fein gehackt
1 EL frisch gehackter Koriander
1 Selleriestange, fein gehackt
2 Knoblauchzehen, zerdrückt
25 g Butter
1 EL Pflanzenöl
Salz und Pfeffer
frisch gehackter Koriander, zum Garnieren

SAUCE:
1 EL Pflanzenöl
1 Zwiebel, fein gehackt
2 TL feiner brauner Zucker
400 g gewürfelte Tomaten (Dose)
1 grüne Chilischote, gehackt
1 TL Paprikapulver
150 ml Gemüsebrühe
2 TL Speisestärke

1 Die Kartoffeln in einem Topf mit kochendem Wasser 25 Minuten garen, abgießen und in eine Schüssel geben. Zu einem glatten Püree zerstampfen.

2 Hackfleisch, Zwiebel, Koriander, Sellerie und Knoblauch zufügen und gut unterrühren.

3 Den Teig mit den Händen verkneten und 20 Klöße formen.

4 Für die Sauce das Öl in einem Topf erhitzen und die Zwiebel darin 5 Minuten dünsten. Die restlichen Zutaten zugeben und unter Rühren aufkochen, dann die Hitze reduzieren und 20 Minuten auf niedriger Stufe kochen.

5 Unterdessen Butter und Öl in einer Pfanne erhitzen. Portionsweise die Fleischklöße darin jeweils 10–15 Minuten braun braten, gelegentlich wenden und würzen. Die bereits fertigen Klöße warm halten und würzen. Auf einer vorgewärmten Platte anrichten, mit der Sauce übergießen und mit Koriander bestreut servieren.

TIPP

Sie können die Klöße auch lange vorher zubereiten und einfrieren. Vor dem Erwärmen gründlich auftauen lassen.

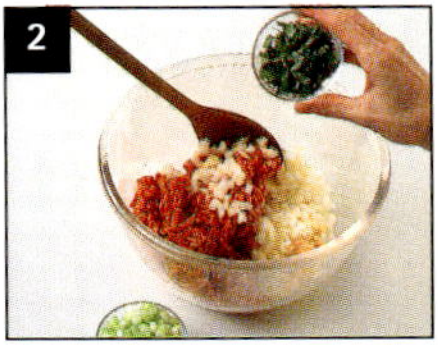
2

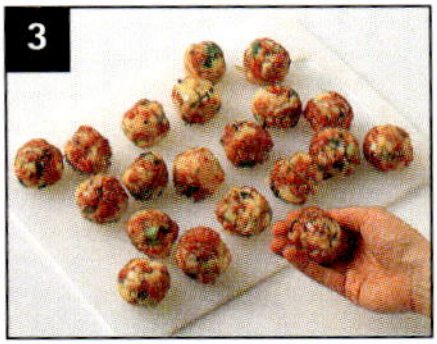
3

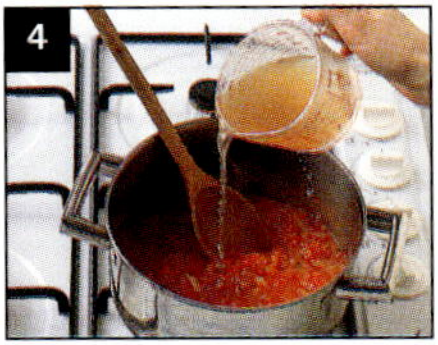
4

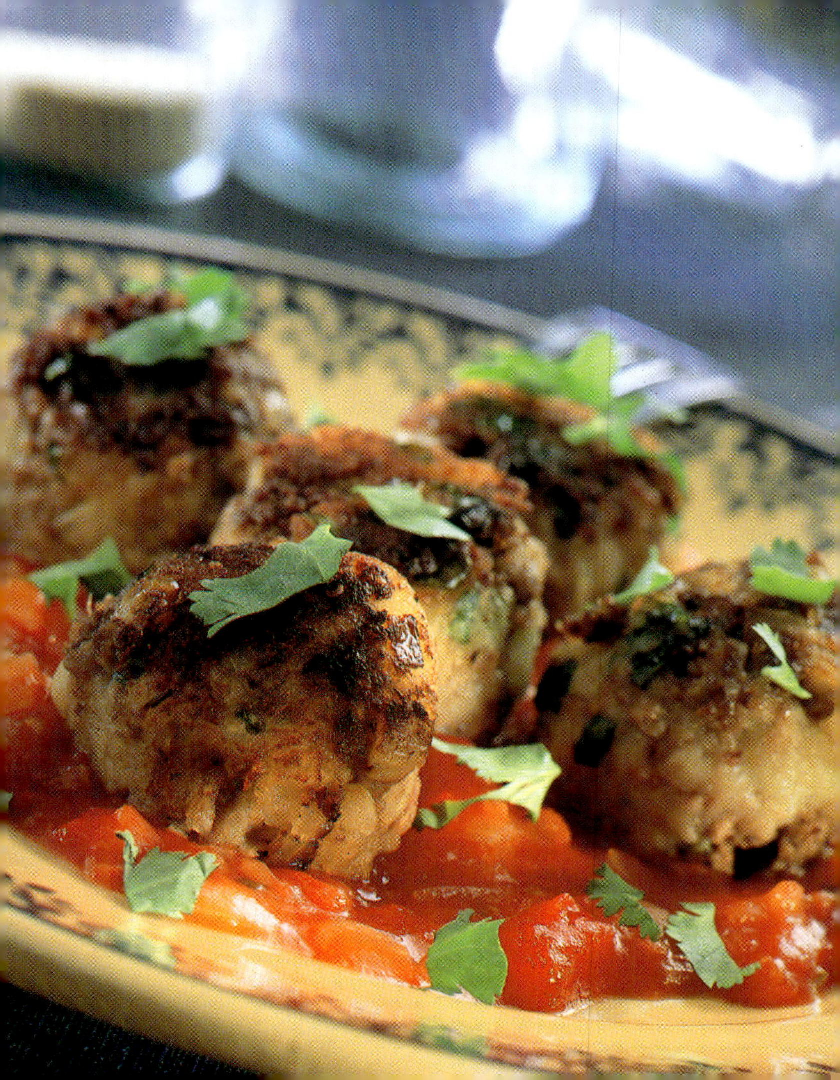

Kartoffel-Fisch-Klöße mit Tomatensauce

Für 4 Personen

ZUTATEN

450 g mehlig kochende Kartoffeln, gewürfelt
40 g Butter
Salz und Pfeffer
2 geräucherte Fischfilets, ca. 225 g, z. B. Kabeljau, gehäutet
2 Eier, leicht verquirlt
1 EL frisch gehackter Dill
½ TL Cayennepfeffer
Öl, zum Frittieren
Dillzweige, zum Garnieren

SAUCE:
300 ml passierte Tomaten
1 EL Tomatenmark
2 EL frisch gehackter Dill
150 ml Fischbrühe

1 Die Kartoffeln in einem Topf mit kochendem Wasser 10 Minuten kochen, bis sie gar sind, und abgießen. Die Butter zufügen und zu einem glatten Püree zerstampfen. Gut mit Salz und Pfeffer abschmecken.

2 Unterdessen den Fisch in kochendem Wasser 10 Minuten pochieren, dabei einmal umdrehen. Herausheben und mit einer Gabel zerpflücken. Unter das Kartoffelpüree mischen und abkühlen lassen.

3 Für die Sauce die passierten Tomaten, Tomatenmark, Dill und Fischbrühe in einem Topf aufkochen. Hitze reduzieren und 20 Minuten köcheln.

4 Die Eier, den Dill und Cayennepfeffer zu der Kartoffel-Fisch-Mischung geben und gut verrühren.

5 Das Öl in einem Topf oder einer Fritteuse auf 180–190 °C erhitzen, bis ein Brotwürfel darin in 30 Sekunden goldbraun gebacken ist. Mit einem Teelöffel aus der Kartoffelmischung Klöße abstechen und portionsweise 3–4 Minuten goldbraun frittieren. Auf Küchenpapier abtropfen lassen.

6 Die Klöße mit dem frischen Dill garnieren und servieren. Die Tomatensauce dazu reichen.

VARIATION

Sie können statt des kräftig schmeckenden Räucherfisches auch frischen weißen Fisch oder Krabben verwenden.

1
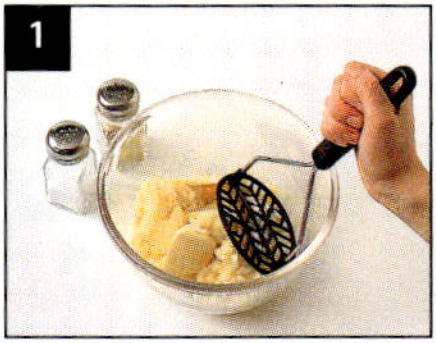

3
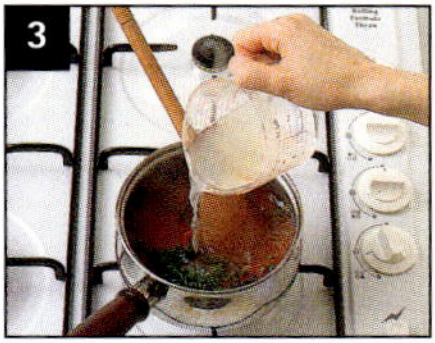

4
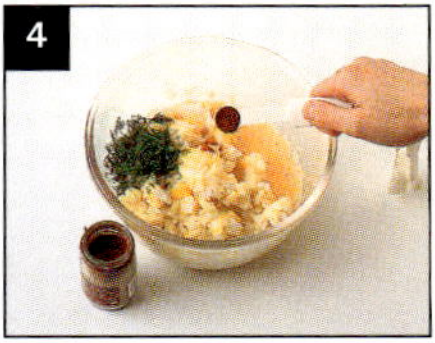

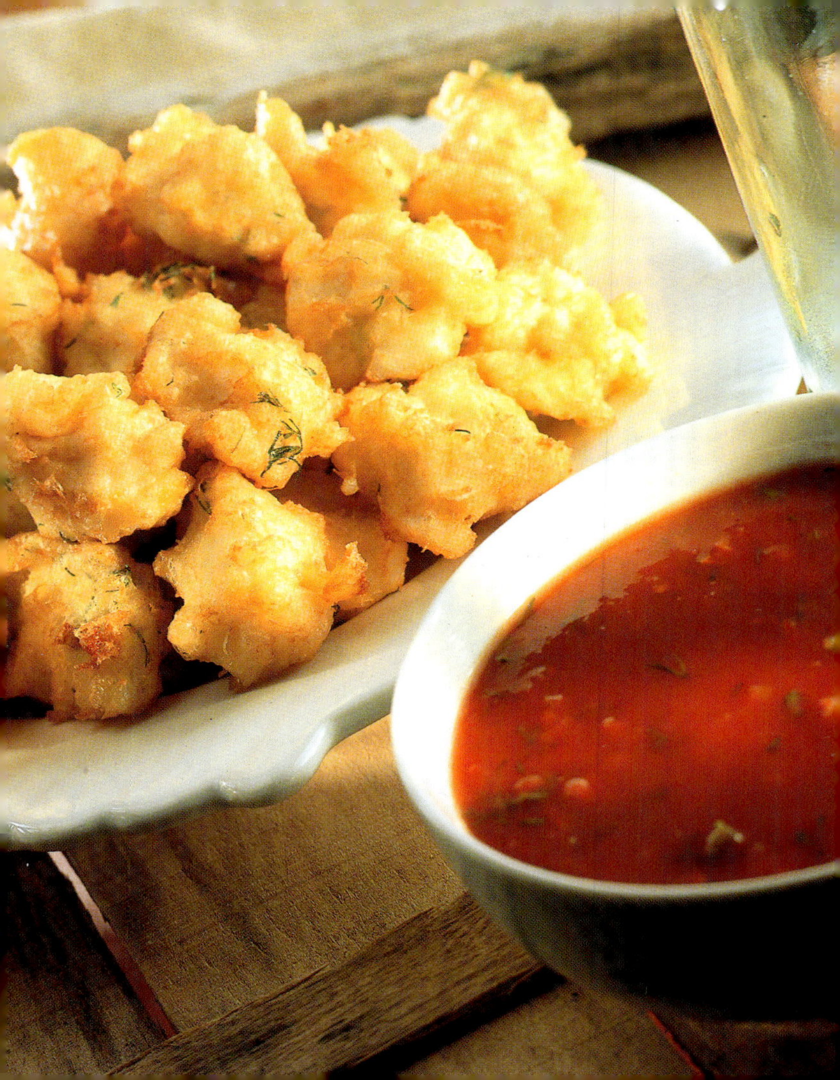

Thailändische Kartoffel-Krebs-Puffer

Für 4 Personen

ZUTATEN

450 g mehlig kochende Kartoffeln, gewürfelt
175 g weißes Krebsfleisch (Dose), abgetropft
4 Frühlingszwiebeln, gehackt
1 TL helle Sojasauce
½ TL Sesamöl
1 TL frisch gehacktes Zitronengras
1 TL Limettensaft
3 EL Mehl
Salz und Pfeffer
2 EL Pflanzenöl

SAUCE:
4 EL fein gehackte Salatgurke
2 EL klarer Honig
1 EL Knoblauchessig
½ TL helle Sojasauce
1 rote Chilischote, gehackt

GARNIERUNG:
1 rote Chilischote, in Ringen
Salatgurke, in Scheiben

1 Die Kartoffeln in einem Topf mit kochendem Wasser 10 Minuten garen, abgießen und zu Püree zerstampfen.

2 Krebsfleisch, Frühlingszwiebeln, Sojasauce, Sesamöl, Zitronengras, Limettensaft und Mehl zufügen, salzen und pfeffern.

3 Die Kartoffelmischung in 8 Portionen aufteilen und mit bemehlten Händen zu Puffern formen.

4 Das Öl in einem großen Topf oder einer Fritteuse auf 180–190 °C erhitzen, bis ein Brotwürfel darin in 30 Sekunden goldbraun gebacken ist. Die Puffer in 2 Portionen je 5–7 Minuten goldbraun frittieren, einmal wenden.

5 Unterdessen die Zutaten für die Sauce in einer Schüssel gut verrühren.

6 Die Puffer mit Chilischoten und Salatgurken garnieren und mit der Sauce servieren.

TIPP

Machen Sie die Sauce erst kurz vor dem Servieren, da sie sonst durch das in den Gurken enthaltene Wasser wässerig werden würde.

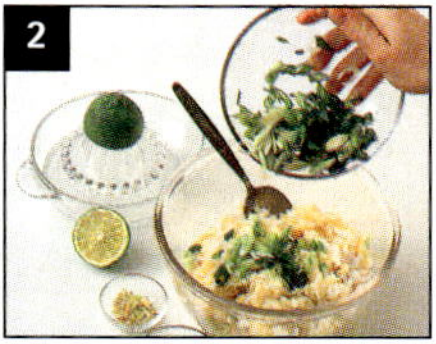

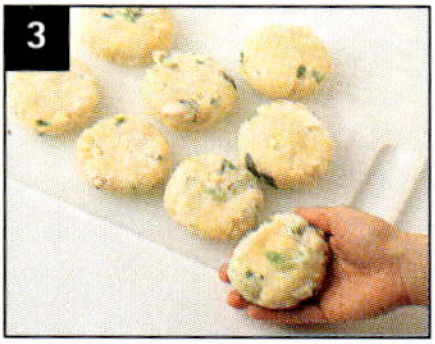

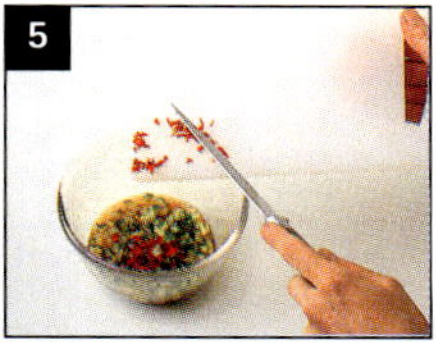

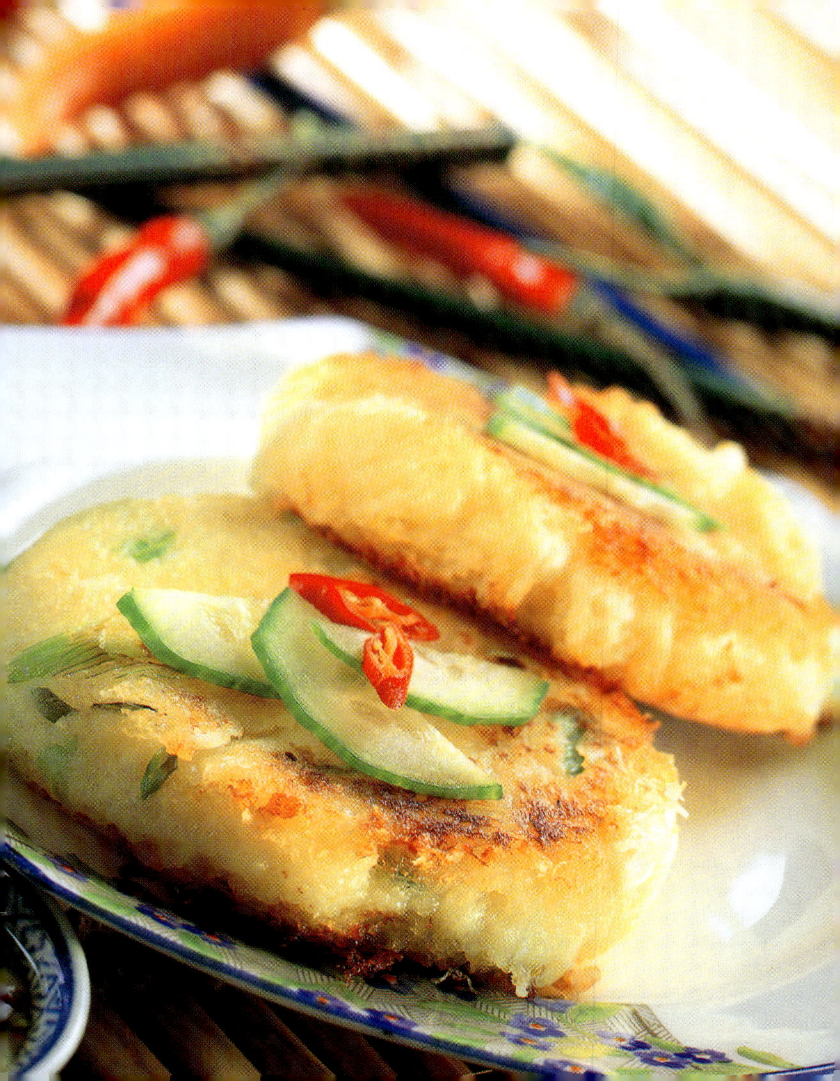

Kartoffel-Pilz-Puffer

Für 4 Personen

ZUTATEN

450 g mehlig kochende Kartoffeln, gewürfelt
25 g Butter
175 g gemischte Pilze, gehackt
2 Knoblauchzehen, zerdrückt
1 kleines Ei, leicht verquirlt
1 EL frisch gehackter Schnittlauch, plus etwas mehr zum Garnieren
Salz und Pfeffer
Mehl, zum Bestäuben
Öl, zum Frittieren

1 Die Kartoffeln in einem Topf mit kochendem Wasser 10 Minuten garen, bis sie weich sind, abgießen und zu einem glatten Brei zerstampfen.

2 Unterdessen die Butter in einer Pfanne zerlassen und die Pilze mit dem Knoblauch darin 5 Minuten dünsten. Gelegentlich umrühren. Herausheben und gut abtropfen lassen.

3 Pilze, Knoblauch, Ei und Schnittlauch sorgfältig unter die Kartoffelmasse mischen, dann mit etwas Salz und Pfeffer abschmecken.

4 Die Masse in 4 gleich große Portionen aufteilen, diese zu Puffern formen und gut in Mehl wenden.

5 Das Öl in einem Topf oder einer Fritteuse auf 180–190 °C erhitzen und die Puffer darin je 10 Minuten bei mittlerer Hitze frittieren. Einmal wenden. Mit Schnittlauch garnieren und sofort servieren. Dazu frischen Blattsalat reichen.

TIPP

Sie können den Pufferteig auch am Vortag zubereiten und bis zu 24 Stunden im Kühlschrank aufbewahren.

VARIATION

Statt des Schnittlauchs können Sie auch andere frische Kräuter verwenden. Salbei und Koriander passen besonders gut zu frischen Pilzen.

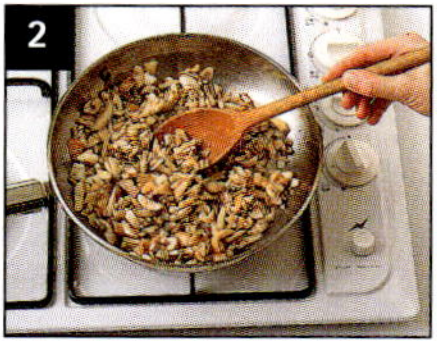

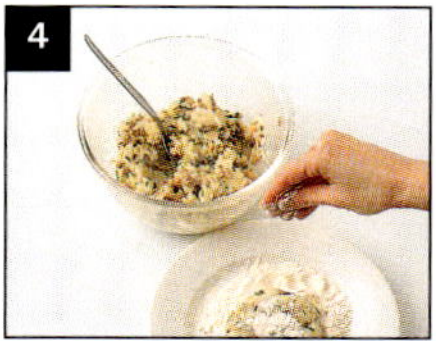

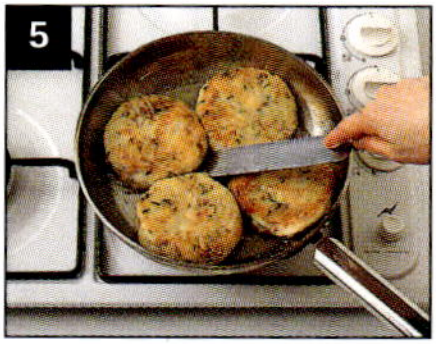

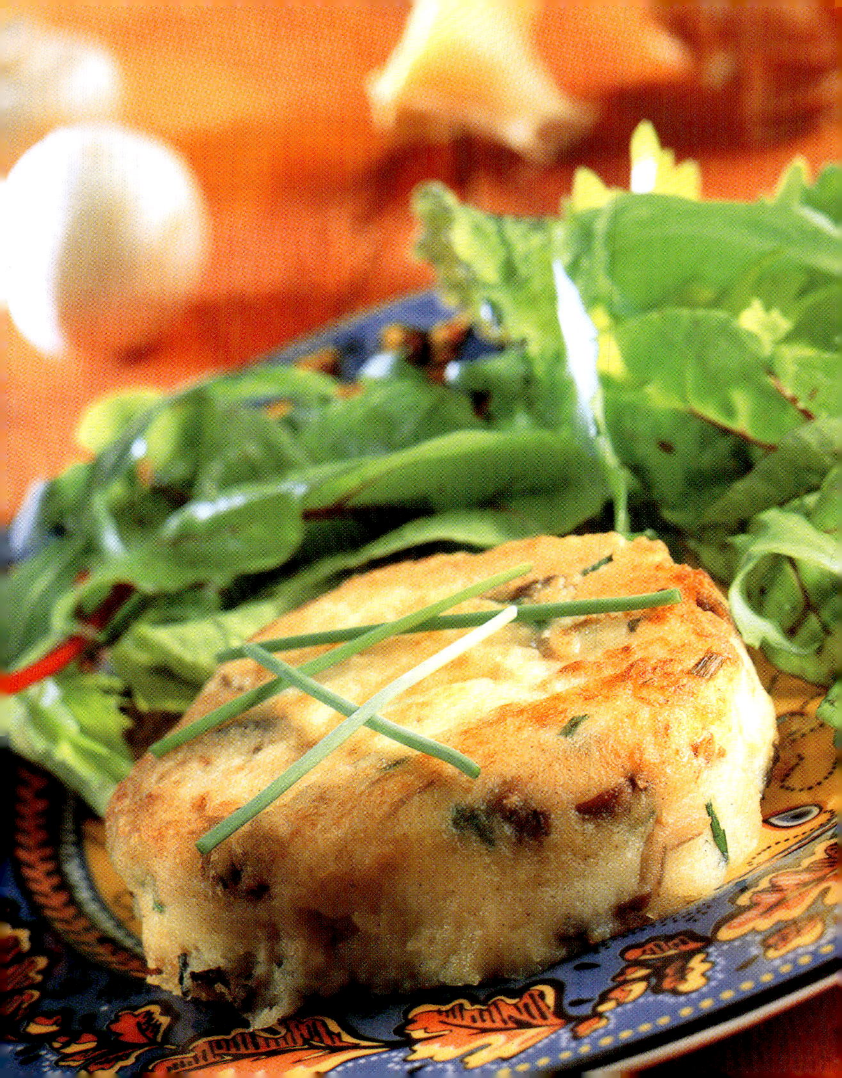

Käse-Zwiebel-Rösti

Für 4 Personen

ZUTATEN

900 g vorwiegend festkochende Kartoffeln
1 Zwiebel, geraspelt
50 g Gruyère, gerieben
2 EL frisch gehackte Petersilie
Salz und Pfeffer
1 EL Olivenöl
25 g Butter

GARNIERUNG:
1 Frühlingszwiebel, gehackt
1 kleine Tomate, geviertelt

1 Die Kartoffeln in einem Topf mit kochendem Wasser 10 Minuten garen, bis sie weich sind, abgießen und abkühlen lassen. Die Kartoffeln pellen, grob raspeln und in eine große Schüssel geben.

2 Zwiebel, Käse und Petersilie unterrühren. Mit Salz und Pfeffer abschmecken. Die Mischung in 4 gleich große Portionen teilen und zu Rösti formen.

3 Die Hälfte des Olivenöls und der Butter in einer Pfanne erhitzen und zwei der Rösti bei starker Hitze 1 Minute anbraten. Die Hitze reduzieren und 5 Minuten braten, bis die Unterseite goldbraun ist, dann wenden und weitere 5 Minuten braten.

4 Die beiden anderen Rösti mit dem restlichen Öl und der restlichen Butter ebenso braten. Auf einzelnen Tellern anrichten, mit Frühlingszwiebel und Tomate garnieren und sofort servieren.

TIPP

Die Rösti sollten so flach wie möglich geformt sein, da sie sonst beim Braten innen roh bleiben würden.

VARIATION

Für einen gehaltvolleren Imbiss fügen Sie gewürfelten geräucherten oder gekochten Schinken oder Speck hinzu.

1
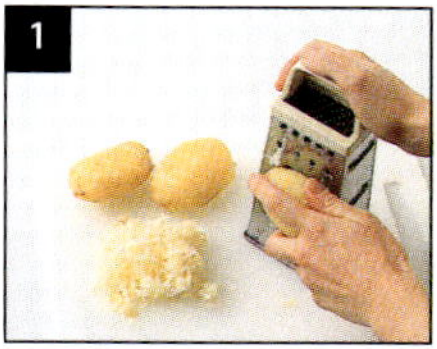

2
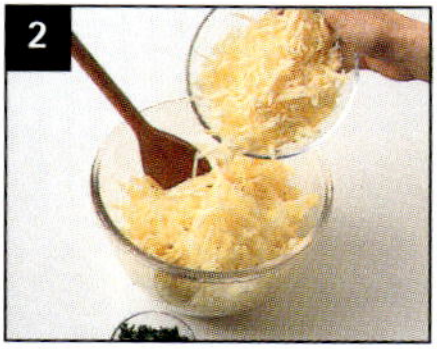

3
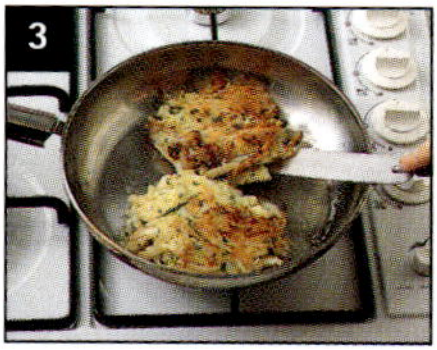

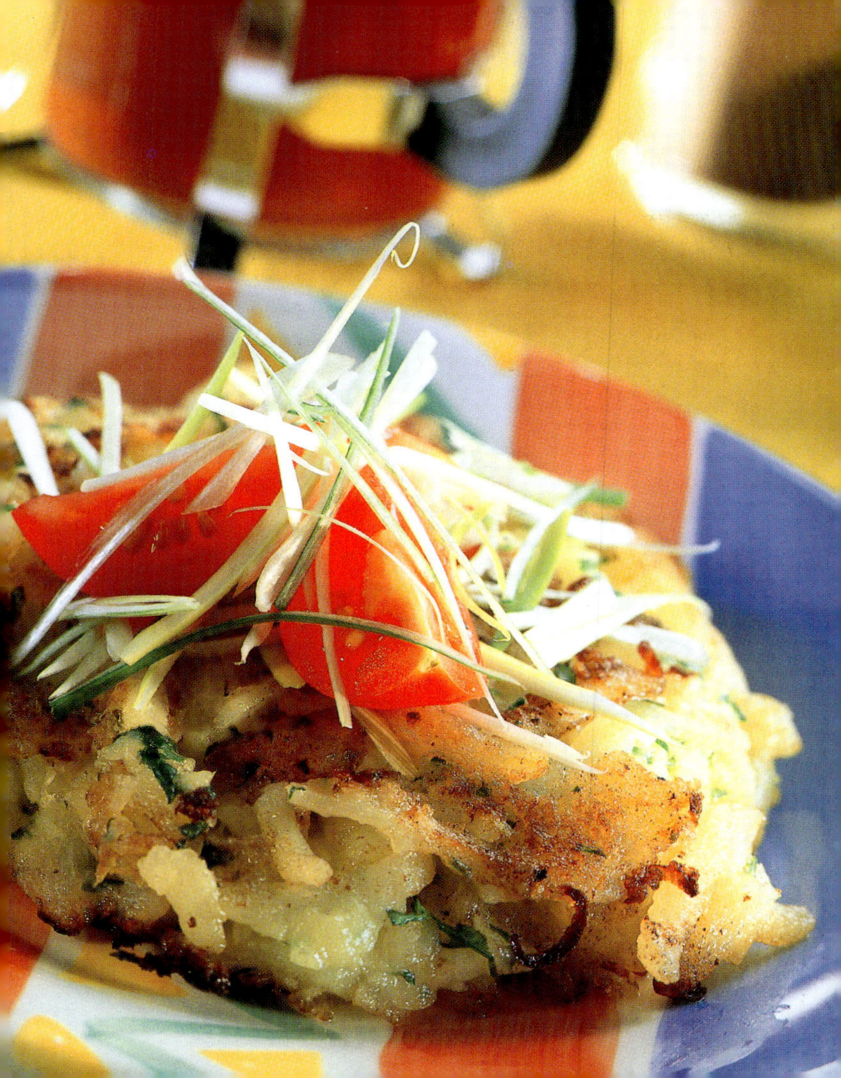

Kartoffel-Blumenkohl-Fritters

Für 4 Personen

ZUTATEN

225 g mehlig kochende Kartoffeln, gewürfelt
225 g Blumenkohlröschen
2 EL frisch geriebener Parmesan
Salz und Pfeffer
1 Ei
1 Eiweiß, zum Einpinseln
Öl, zum Frittieren
Paprikapulver, zum Bestäuben (nach Geschmack)
Frühstücksspeck, knusprig gebraten und in Stücke geschnitten

1 Die Kartoffeln in einem Topf mit kochendem Wasser 10 Minuten garen, bis sie weich sind, abgießen und zerstampfen.

2 Den Blumenkohl in einem separaten Topf ebenfalls 10 Minuten in kochendem Wasser garen.

3 Den Blumenkohl abgießen und unter die Kartoffelmasse rühren. Den Parmesan einrühren und gut mit Salz und Pfeffer abschmecken.

4 Das Ei trennen. Das Eidotter gut mit der Kartoffel-Blumenkohl-Masse verrühren.

5 Die beiden Eiweiß in einer sauberen Schüssel aufschlagen, dann unter die Kartoffelmasse heben.

6 Die Kartoffelmasse in 8 Portionen aufteilen und diese zu Klößen formen.

7 Das Öl in einer Pfanne erhitzen und die Fritters darin 3–5 Minuten goldbraun rösten. Dabei einmal wenden.

8 Die Fritters nach Geschmack mit etwas Paprikapulver bestäuben und mit dem gerösteten Frühstücksspeck servieren.

VARIATION

Sie können statt des Blumenkohls auch jedes andere Gemüse verwenden.

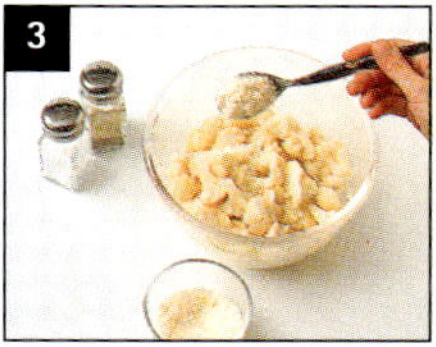

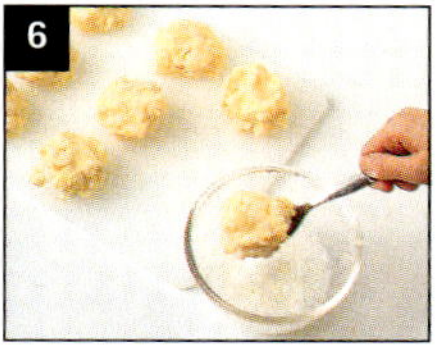

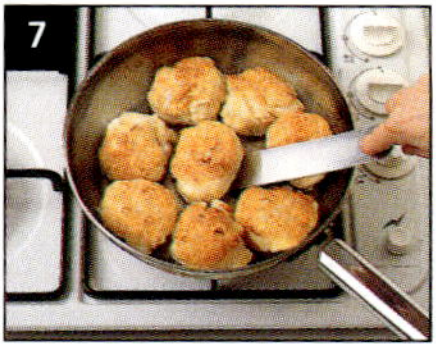

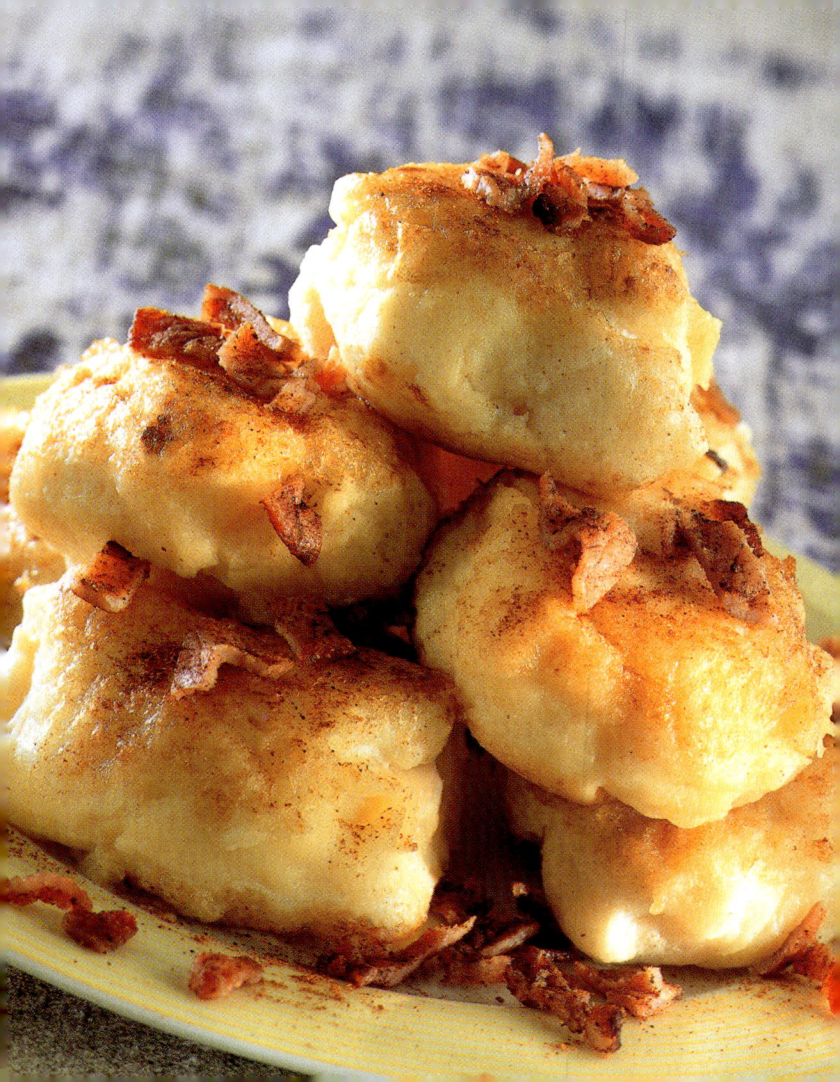

Kartoffelfritters mit Knoblauchsauce

Für 4 Personen

ZUTATEN

450 g fest kochende Kartoffeln, grob gewürfelt
125 g frisch geriebener Parmesan
Öl, zum Frittieren

SAUCE:
25 g Butter
1 Zwiebel, halbiert und in Ringen
2 Knoblauchzehen, zerdrückt
25 g Mehl
300 ml Milch
1 EL frisch gehackte Petersilie

TEIG:
50 g Mehl
1 kleines Ei
150 ml Milch

1 Für die Sauce die Butter in einer Pfanne zerlassen und Zwiebel und Knoblauch darin 2–3 Minuten dünsten. Mehl zufügen und noch 1 weitere Minute dünsten.

2 Vom Herd nehmen und Milch und Petersilie einrühren. Auf die Kochstelle zurückstellen und einmal kurz aufkochen. Warm stellen.

3 Unterdessen die Kartoffeln in einem Topf mit kochendem Wasser nur 5–10 Minuten garen, damit sie noch fest sind.

4 Abgießen und in dem Parmesan wenden.

5 Für den Teig das Mehl in eine Schüssel geben. Nach und nach Ei und Milch einrühren, bis ein glatter Teig entsteht. Die Kartoffelwürfel in dem Teig wenden.

6 Das Öl in einem Topf oder einer Fritteuse auf 180–190 °C erhitzen, bis ein Brotwürfel darin in 30 Sekunden goldbraun gebacken ist. Die Fritters darin 3–4 Minuten goldbraun frittieren, mit einem Schaumlöffel in eine Schüssel heben und servieren. Dazu die Sauce reichen.

TIPP

Die Kartoffeln im Parmesan wenden, wenn sie noch etwas feucht sind, damit der Käse gut an ihnen haftet.

4
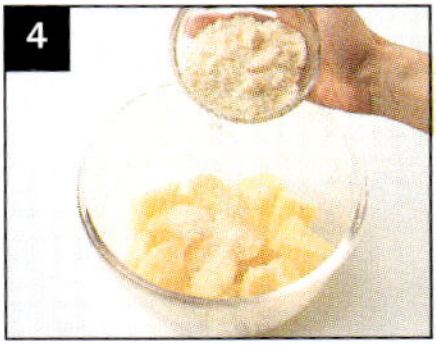

5
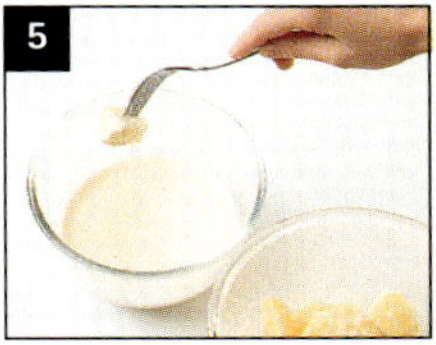

6
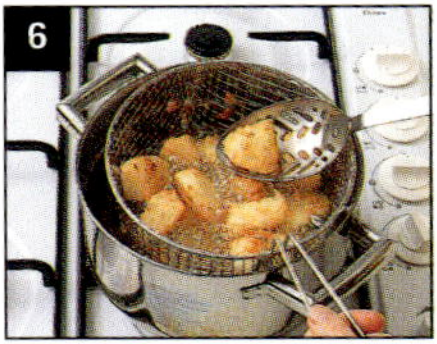

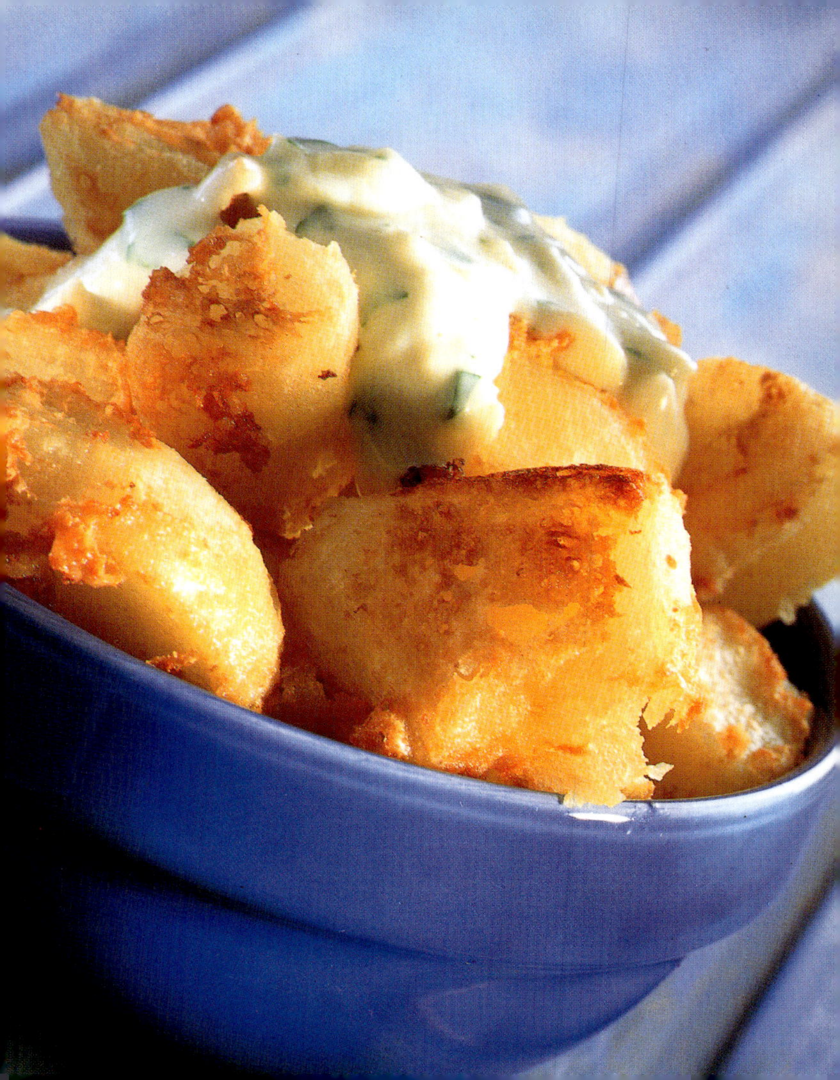

Kartoffelkroketten mit Käse & Schinken

Für 4 Personen

ZUTATEN

450 g mehlig kochende Kartoffeln, gewürfelt
300 ml Milch
25 g Butter
4 Frühlingszwiebeln, gehackt
75 g Cheddar
50 g geräucherter Schinken, gewürfelt
1 Selleriestange, gehackt
1 Ei, verquirlt
50 g Mehl
Salz und Pfeffer
Öl, zum Frittieren

PANADE:
2 Eier, verquirlt
125 g Semmelbrösel

SAUCE:
25 g Butter
25 g Mehl
150 ml Milch
150 ml Gemüsebrühe
75 g Cheddar, gerieben
1 TL Dijonsenf
1 EL frisch gehackter Koriander

1 Die Kartoffeln mit der Milch in einen Topf geben und kurz aufkochen. Die Hitze reduzieren und köcheln, bis die Flüssigkeit absorbiert ist.

2 Butter zufügen und die Kartoffeln zerstampfen. Frühlingszwiebeln, Käse, Schinken, Sellerie, Ei und Mehl zugeben und alles verrühren. Mit Salz und Pfeffer abschmecken und abkühlen lassen.

3 Für die Panade die Eier in einer Schüssel verquirlen. Semmelbrösel in eine separate Schüssel geben.

4 Die Kartoffelmasse zu Klößen formen. Diese zuerst im Ei, dann in den Semmelbröseln wenden.

5 Für die Sauce die Butter in einem Topf zerlassen. Mehl einrühren und eine Minute köcheln. Vom Herd nehmen und Milch, Brühe, Käse, Senf und Koriander zugeben. Unter Rühren aufkochen, bis die Sauce eingedickt ist. Die Hitze reduzieren und warm stellen.

6 Das Öl in einem Topf oder einer Fritteuse auf 180–190 °C erhitzen und die Kroketten darin 5 Minuten goldbraun frittieren. Gut abtropfen lassen und mit der Sauce servieren.

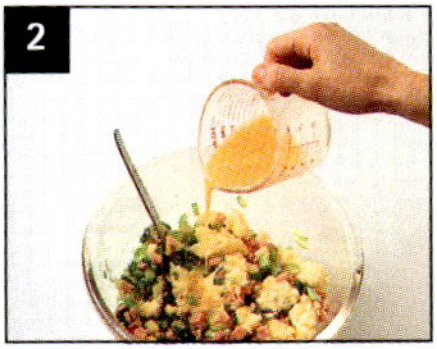

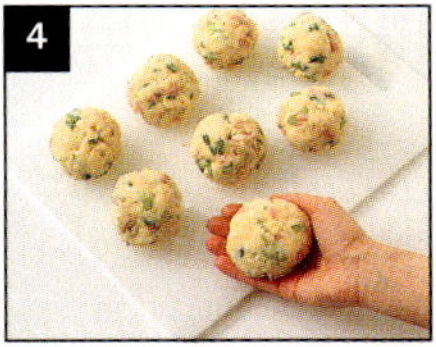

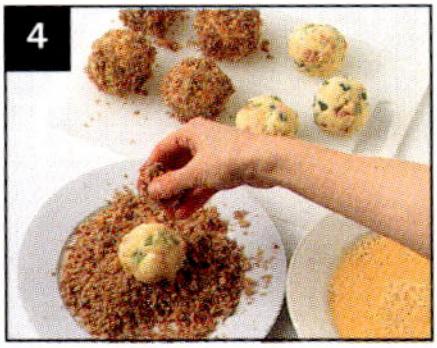

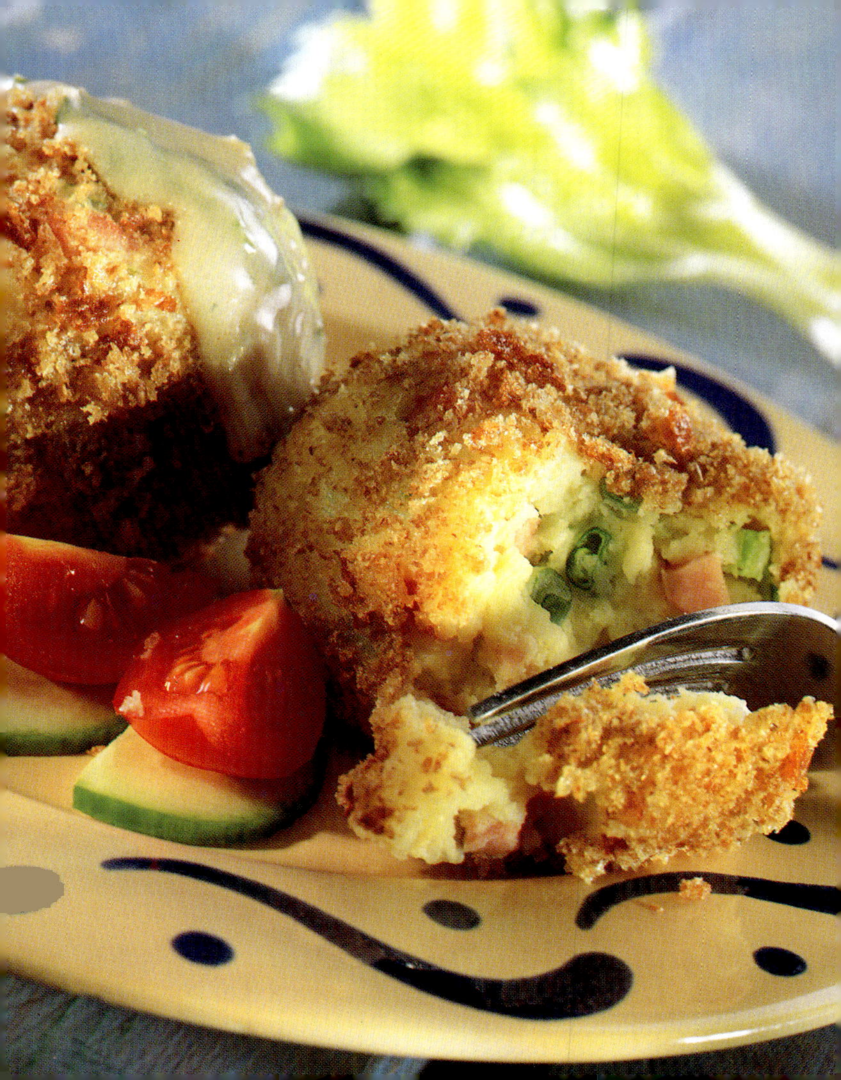

Gemüserösti mit Tomatensauce

Für 4 Personen

ZUTATEN

450 g fest kochende Kartoffeln
1 Mohrrübe, gewürfelt
1 Selleriestange, gewürfelt
50 g Champignons, in Scheiben
1 Zwiebel, gewürfelt
2 Knoblauchzehen, zerdrückt
25 g tiefgefrorene Erbsen, aufgetaut
50 g frisch geriebener Parmesan
Salz und Pfeffer
4 EL Pflanzenöl
25 g Butter

SAUCE:
300 ml passierte Tomaten
2 EL frisch gehackter Koriander
1 EL Worcestersauce
½ TL Chilipulver
2 TL brauner Zucker
2 TL mittelscharfer Senf
85 ml Gemüsebrühe

1 Die Kartoffeln in einem Topf mit kochendem Wasser 10 Minuten garen, abgießen und abkühlen lassen. Unterdessen die Mohrrübe in kochendem Wasser 5 Minuten blanchieren.

2 Die abgekühlten Kartoffeln grob raspeln.

3 Die Mohrrübe abgießen und mit Sellerie, Pilzen, Zwiebel, Erbsen und Käse zu den geraspelten Kartoffeln geben, abschmecken und mischen.

4 Alle Zutaten für die Sauce in einen Topf geben und kurz aufkochen. Die Hitze reduzieren und 15 Minuten leise kochen.

5 Die Kartoffelmasse in 8 Portionen teilen und mit den Händen zu flachen Rösti formen.

6 Öl und Butter in einer Pfanne erhitzen und die Rösti bei schwacher Hitze von beiden Seiten 4–5 Minuten knusprig und goldbraun rösten.

7 Die Rösti mit der Tomatensauce servieren.

TIPP

Sie können auch andere Gemüsemischungen verwenden; auch geräucherte oder gekochte Schinkenwürfel schmecken gut dazu.

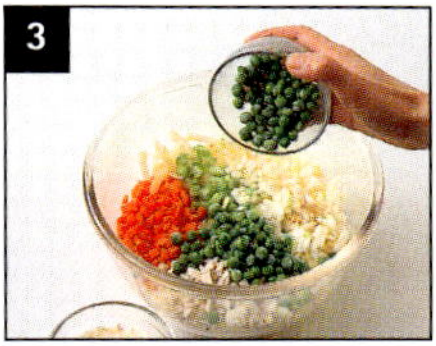

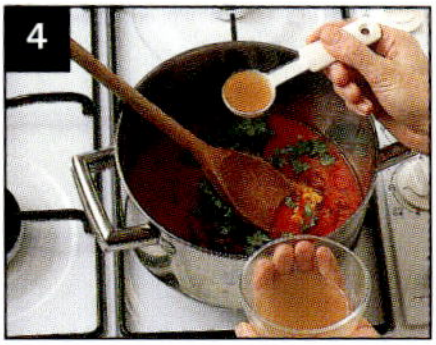

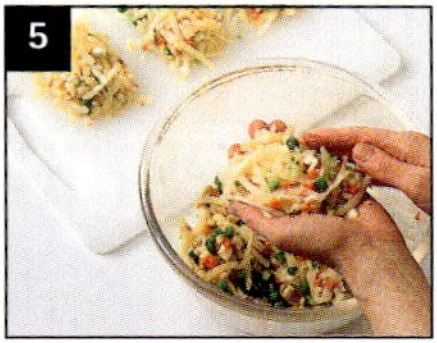

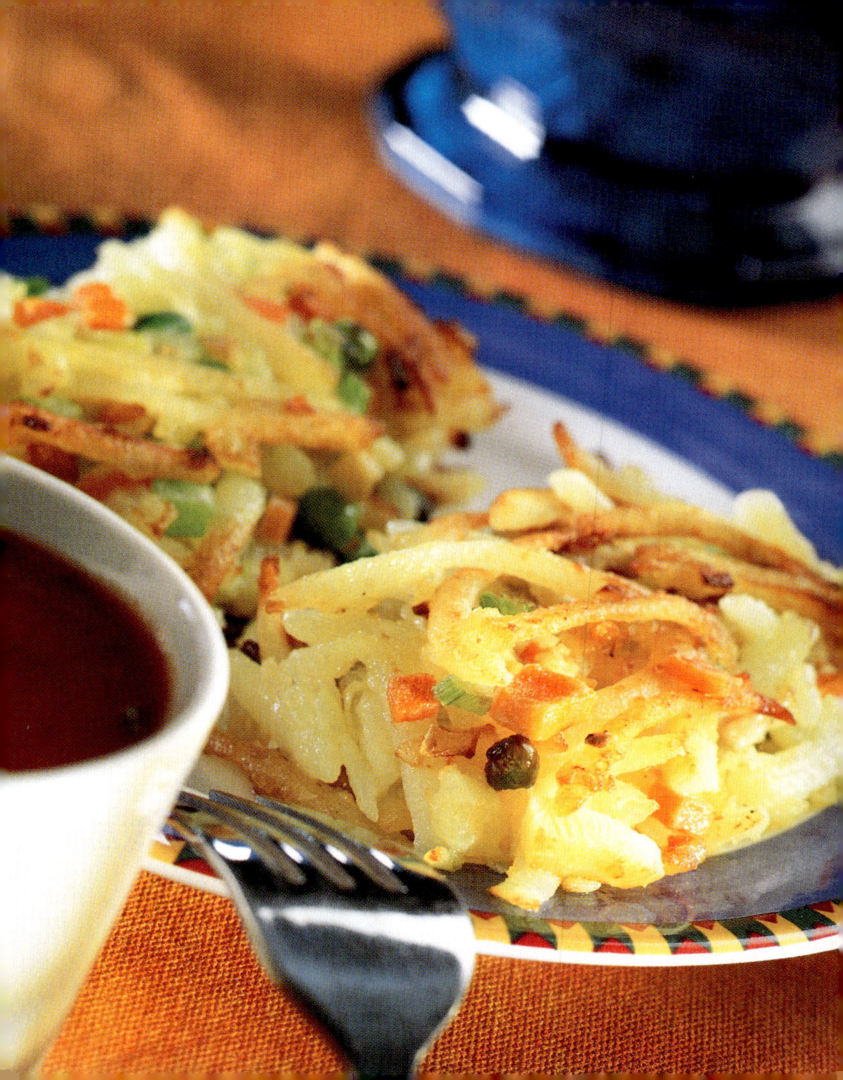

Rösti mit Lachs & Crème fraîche

Für 4 Personen

ZUTATEN

450 g mehlig kochende Kartoffeln, geraspelt
2 Frühlingszwiebeln, gehackt
2 EL Mehl
¼ TL Backpulver
2 Eier, verquirlt
Salz und Pfeffer
2 EL Pflanzenöl
frischer Schnittlauch, zum Garnieren

BELAG:
150 ml Crème fraîche
125 g Räucherlachs

1 Die geraspelten Kartoffeln unter kaltem Wasser abspülen, abtropfen lassen und trockentupfen. In eine Schüssel geben.

2 Frühlingszwiebeln, Mehl, Backpulver und Eier zu den Kartoffeln geben und gut verrühren. Mit Salz und Pfeffer abschmecken.

3 Nun 1 Esslöffel Öl erhitzen, ca. 4 Esslöffel der Kartoffelmischung in die Pfanne geben und mit dem Löffelrücken glatt streichen. Die Mischung sollte etwa 16 Rösti ergeben. 5–7 Minuten goldbraun backen, einmal wenden. Abtropfen lassen.

4 Restliches Öl erhitzen und nach und nach den restlichen Teig ausbacken.

5 Räucherlachs und Crème fraîche auf die Rösti geben, mit frisch gehacktem Schnittlauch garnieren und heiß servieren.

TIPP

Machen Sie kleinere Rösti und servieren Sie diese als Vorspeise.

VARIATION

Diese Rösti schmecken auch mit luftgetrocknetem Schinken statt des Räucherlachses.

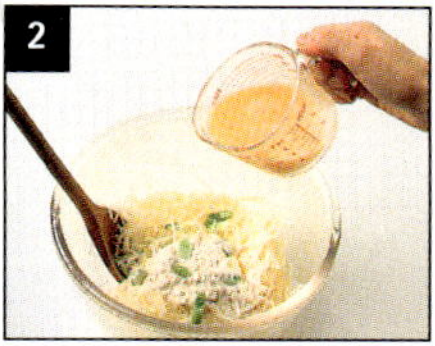

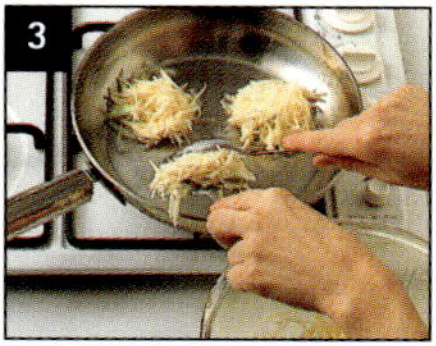

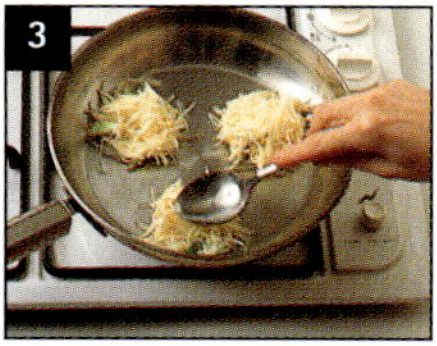

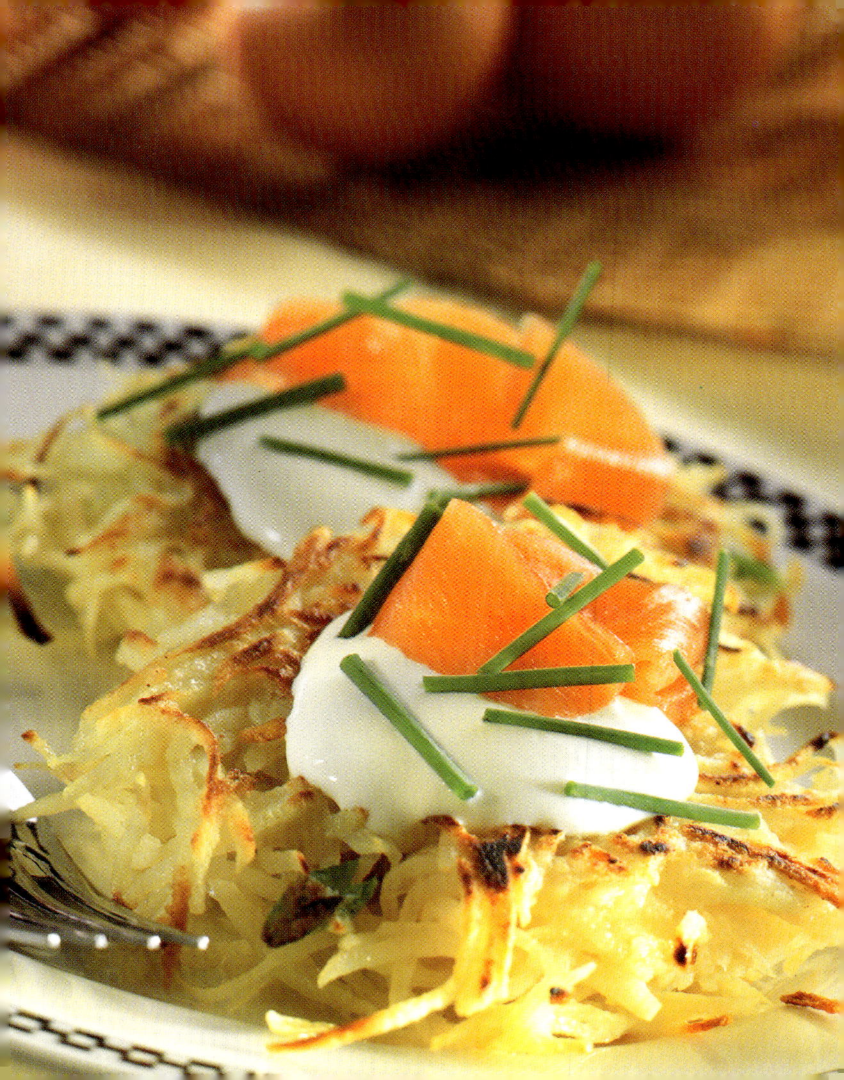

Kartoffelomelette mit Feta & Spinat

Für 4 Personen

ZUTATEN

75 g Butter
6 fest kochende Kartoffeln, gewürfelt
3 Knoblauchzehen, zerdrückt
1 TL Paprikapulver
2 Tomaten, gehäutet, entkernt und gewürfelt
12 Eier
Pfeffer

FÜLLUNG:
225 g junger Blattspinat
1 TL Fenchelsamen
125 g Feta, gewürfelt
4 EL Naturjoghurt

1 1 EL Butter zerlassen und die Kartoffeln darin bei niedriger Hitze 7–10 Minuten goldbraun rösten.

2 Knoblauch, Paprikapulver und Tomaten zufügen und weitere 2 Minuten braten. In eine Schüssel geben.

3 Die Eier verquirlen und mit Pfeffer abschmecken. Über die Kartoffelmischung geben und gut verrühren.

4 Für die Füllung den Spinat in kochendem Wasser 1 Minute blanchieren. Mit einem Schaumlöffel herausheben und unter kaltem Wasser abschrecken. Fenchelsamen, Käse und Joghurt zugeben und mischen.

5 Nun 1 Esslöffel Butter in einer Pfanne (15 cm Durchmesser) zerlassen. Ein Viertel der Ei-Kartoffel-Mischung zufügen und 2 Minuten braten, dabei einmal wenden.

6 Das Omelette auf einen Teller geben, ein Viertel der Spinatfüllung darauf verstreichen und das Omelette darüber zusammenklappen. Insgesamt 4 Omelettes zubereiten.

VARIATION

Nehmen Sie statt des Fetas einen anderen Käse Ihrer Wahl und ersetzen Sie den Spinat durch blanchierten Brokkoli.

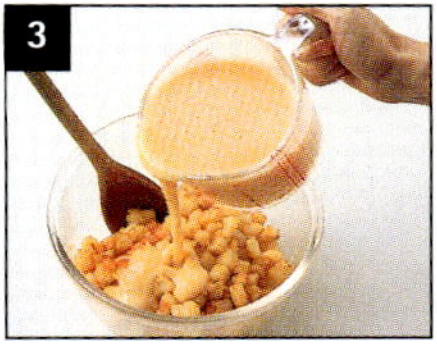

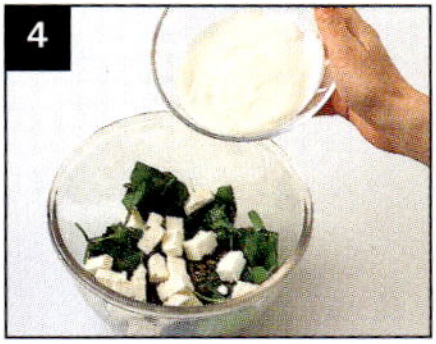

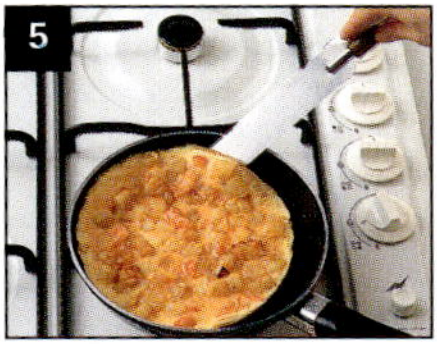

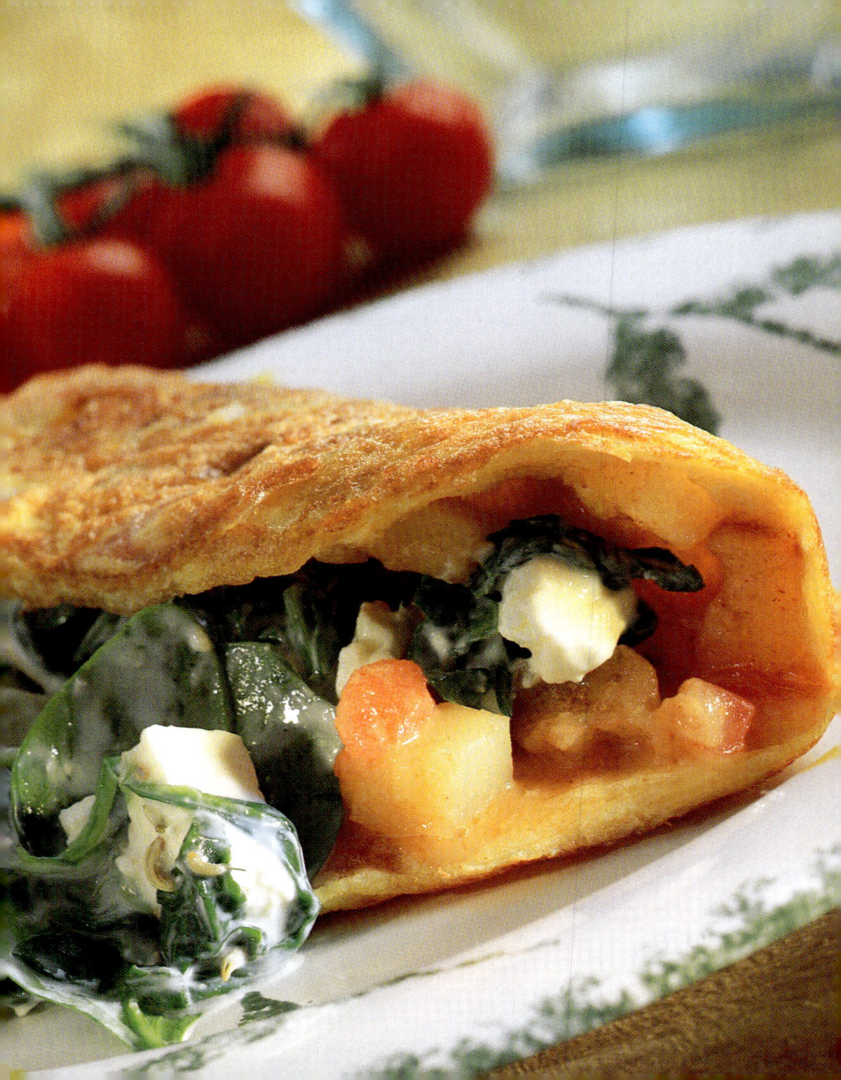

Spanische Tortillas

Für 4 Personen

ZUTATEN

1 kg fest kochende Kartoffeln, in dünnen Scheiben
4 EL Pflanzenöl
1 Zwiebel, in Ringen
2 Knoblauchzehen, zerdrückt
1 grüne Paprika, gewürfelt
2 Tomaten, entkernt und gehackt
25 g Mais (Dose), abgetropft
6 große Eier, verquirlt
2 EL frisch gehackte Petersilie
Salz und Pfeffer

1 Die Kartoffeln in einem Topf mit kochendem Wasser 5 Minuten garen und abgießen.

2 Das Öl in einer großen Pfanne mit feuerfestem Griff erhitzen, Kartoffeln und Zwiebel zufügen und bei schwacher Hitze unter ständigem Rühren 5 Minuten goldbraun braten.

3 Knoblauch, Paprika, Tomaten und Mais zugeben und gut verrühren.

4 Die Eier mit der Petersilie zugießen und mit Salz und Pfeffer abschmecken. 10–12 Minuten braten, bis die Unterseite der Tortilla gar ist.

5 Die Pfanne vom Herd nehmen, unter einen vorgeheizten Grill schieben und 5–7 Minuten weiter backen, bis die Tortilla fest und die Oberfläche goldbraun geworden ist.

6 Die Tortilla in Tortenstücke schneiden und mit Salat servieren. In Spanien werden Tortillas je nach Geschmack heiß, warm oder auch kalt serviert.

TIPP

Achten Sie darauf, dass Ihre Bratpfanne einen feuerfesten Griff hat und verwenden Sie einen Küchenhandschuh, wenn Sie sie aus dem Grill heben, da der Stiel sehr heiß wird!

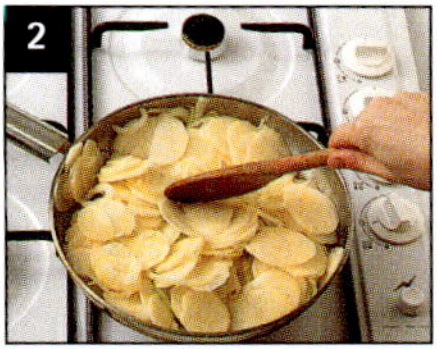

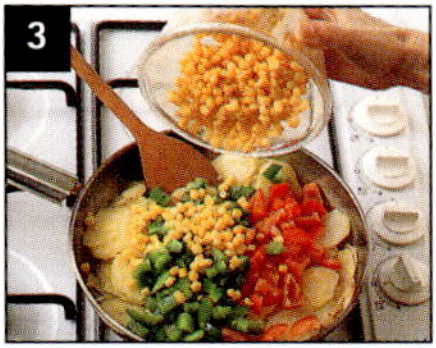

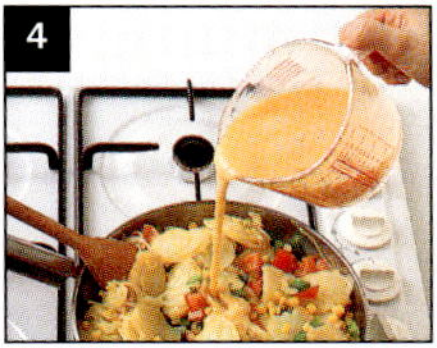

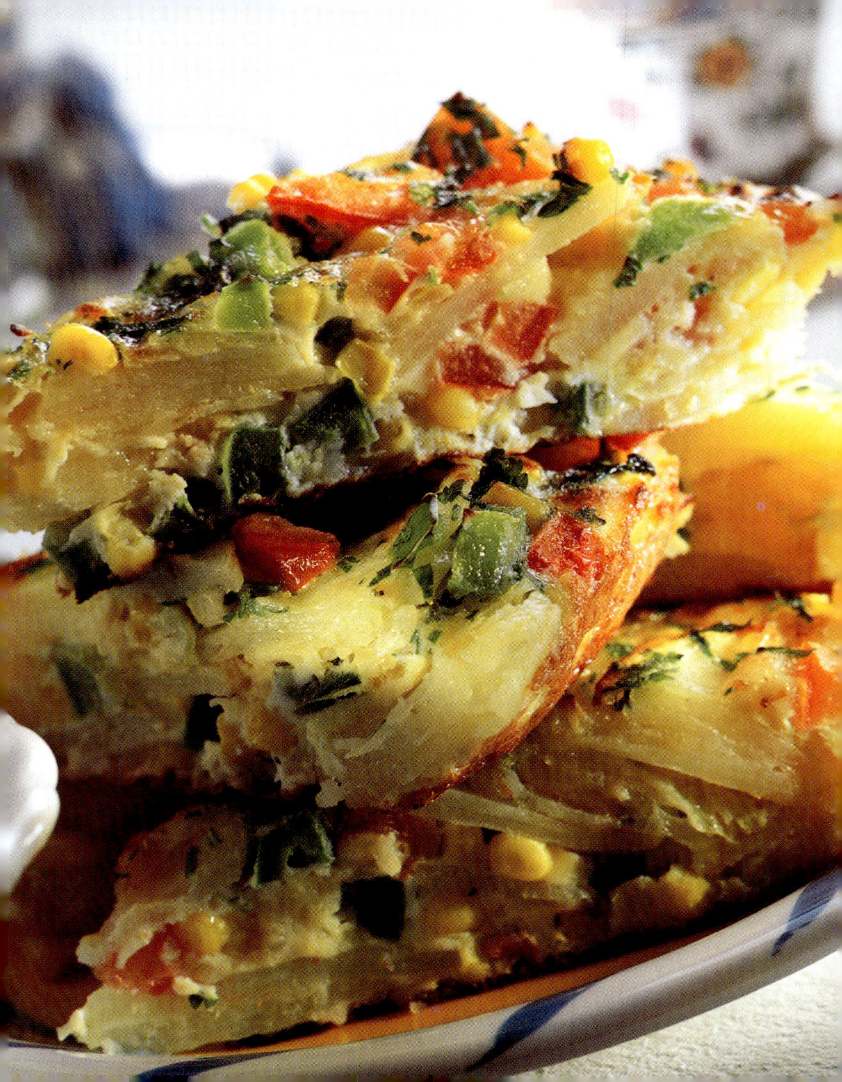

Paprikachips

Für 4 Personen

ZUTATEN

2 große Kartoffeln
3 EL Olivenöl
½ TL Paprikapulver
Salz

1 Die Kartoffeln mit einem scharfen Messer in sehr dünne Scheiben schneiden. Sie sollten fast transparent sein. Unter fließendem Wasser gründlich abspülen und mit Küchenpapier trockentupfen.

2 Das Öl in einer großen Pfanne erhitzen, das Paprikapulver zufügen und dabei ständig rühren, damit es nicht anbrennt.

3 Eine Schicht Kartoffelscheiben zugeben und 5 Minuten rösten, bis die Scheiben sich an den Rändern leicht hochzubiegen beginnen.

4 Die Chips mit einem Schaumlöffel herausheben und zum Abtropfen auf Küchenpapier legen.

5 Die gebratenen Chips auf Kebabspießchen aus Holz oder Bambus aufspießen.

6 Die Spieße mit Salz bestreuen, unter den vorgeheizten Grill legen und 10 Minuten auf mittlerer Stufe knusprig rösten, dabei häufig wenden. Nach Geschmack mit etwas mehr Salz bestreut servieren.

VARIATION

Nehmen Sie statt des Paprikapulvers z. B. Currypulver oder ein anderes Gewürz Ihrer Wahl.

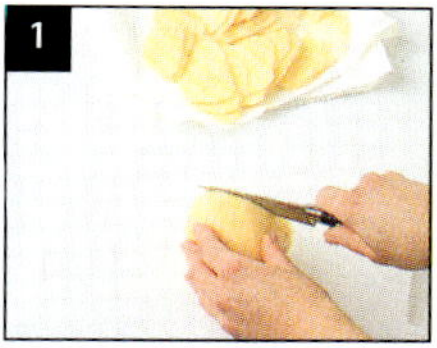

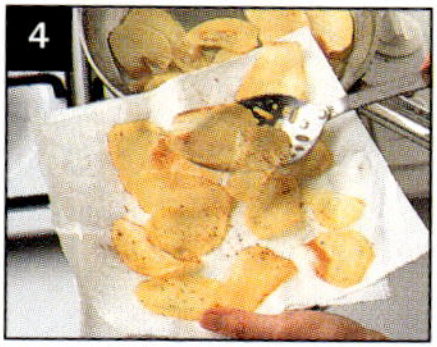

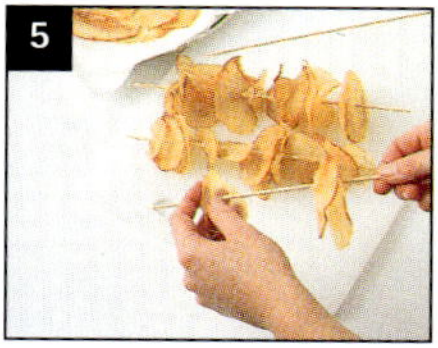

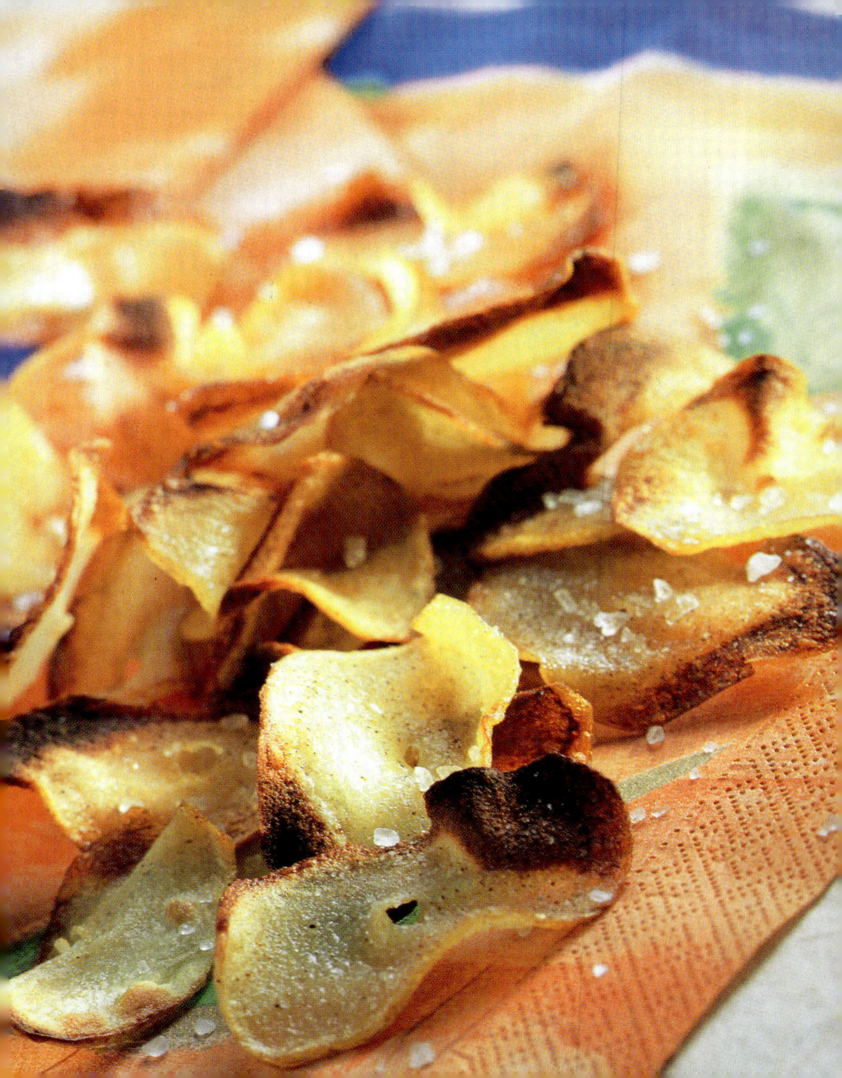

Pilze mit cremiger Kartoffelfüllung

Für 4 Personen

ZUTATEN

25 g getrocknete Steinpilze
225 g mehlig kochende Kartoffeln, gewürfelt
25 g Butter, zerlassen
4 EL Crème double
2 EL frisch gehackter Schnittlauch
Salz und Pfeffer
8 Riesenchampignons
25 g Emmentaler, gerieben
150 ml Gemüsebrühe
frischer Schnittlauch, zum Garnieren

1 Die getrockneten Pilze in eine Schüssel geben, mit kochendem Wasser übergießen und 20 Minuten quellen lassen.

2 Unterdessen die Kartoffeln in einem Topf mit kochendem Wasser 10 Minuten garen. Abgießen und zu Püree zerstampfen.

3 Die gewässerten Pilze abgießen und fein hacken. In das Kartoffelpüree geben.

4 Butter, Crème double und Schnittlauch verrühren und in die Kartoffelmischung geben. Mit Salz und Pfeffer abschmecken.

5 Die Stiele der Champignons entfernen, hacken und unter die Kartoffelmischung rühren. Die Champignonhüte mit der Masse füllen und mit dem Käse bestreuen.

6 Die gefüllten Pilze in eine feuerfeste Form geben und die Gemüsebrühe zugießen.

7 Im vorgeheizten Backofen bei 220 °C zugedeckt 20 Minuten garen, dann den Deckel entfernen und weitere 5 Minuten garen, bis die Füllung oben goldgelb ist.

8 Mit frisch gehacktem Schnittlauch garnieren und sofort servieren.

VARIATION

Anstatt der Trockenpilze können Sie auch frische Pilze verwenden. Für besonderen Biss sorgt eine Handvoll gehackter Walnüsse in der Füllung.

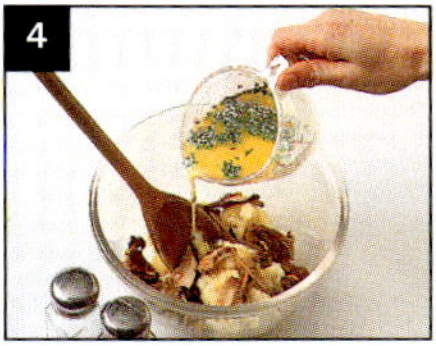

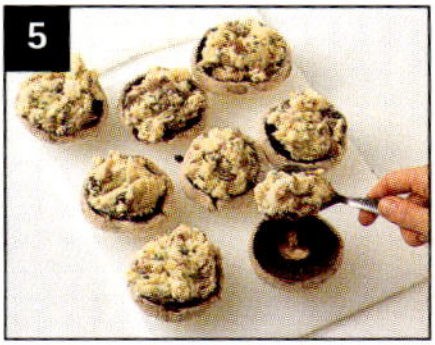

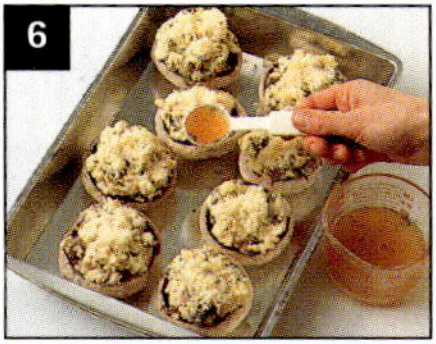

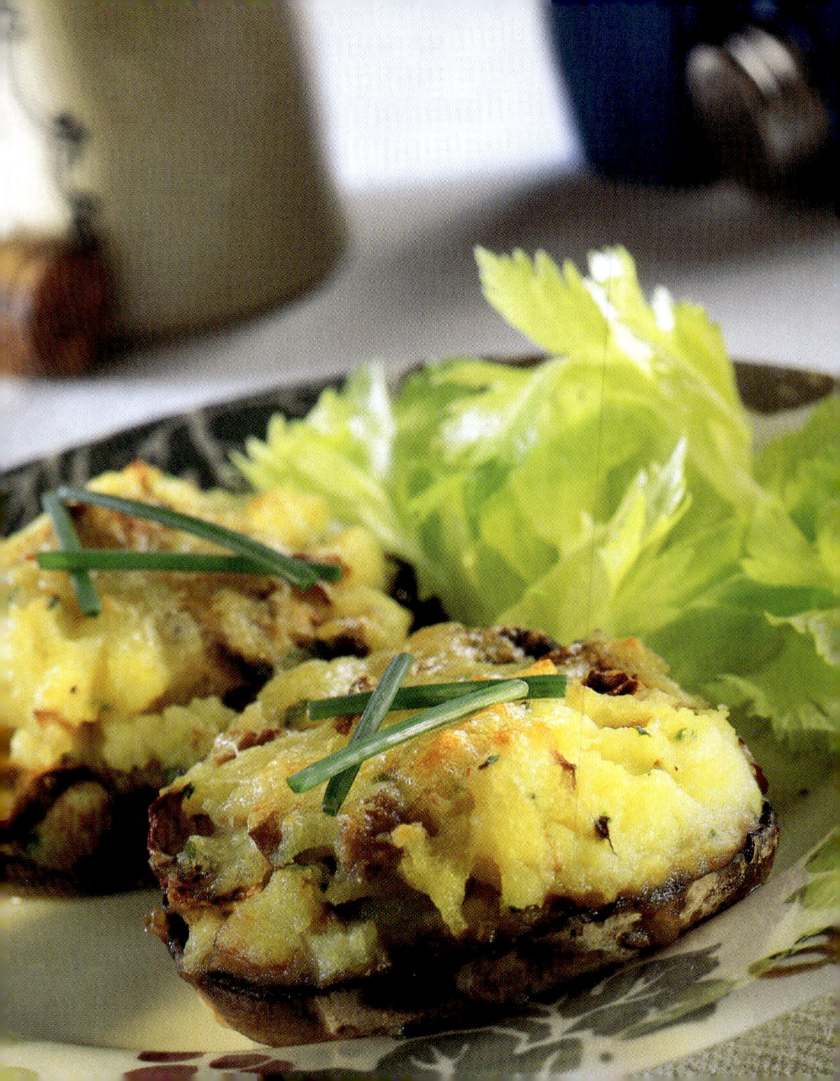

Gnocchi mit Käse, Pilzen & Speck

Für 4 Personen

ZUTATEN

450 g mehlig kochende Kartoffeln, gewürfelt
225 g Mehl
1 Ei, verquirlt
1 EL Milch
Salz und Pfeffer
Petersilienstängel, zum Garnieren

SAUCE:
1 EL Pflanzenöl
1 Zwiebel, gehackt
1 Knoblauchzehe, zerdrückt
125 g braune Champignons, in Scheiben
3 Scheiben geräucherter Speck, gewürfelt
50 g frisch geriebener Parmesan
300 ml Crème double
2 EL frisch gehackte Petersilie

1 Die Kartoffeln in einem Topf mit kochendem Wasser 10 Minuten garen. Abgießen und zu einem glatten Püree verarbeiten. Mehl, Ei und Milch zufügen und gut verrühren, mit Salz und Pfeffer abschmecken und zu einem festen Teig verarbeiten.

2 Den Teig auf einer mit Mehl bestäubten Arbeitsfläche zu einer Wurst rollen und diese in ca. 2,5 cm lange Stücke schneiden. Salzwasser in einem Topf zum Garen bringen und die Teigstücke zugeben.

3 Für die Sauce das Öl in einer Pfanne erhitzen und Zwiebel und Knoblauch 2 Minuten darin dünsten. Pilze und Schinken zugeben und 5 Minuten weiter dünsten, dann Käse, Crème double und Petersilie einrühren und abschmecken.

4 Gnocchi herausheben, abtropfen lassen und in eine Schüssel geben. Die Sauce zugießen und gut mischen. Mit einem Stängel frischer Petersilie garnieren und sofort servieren.

TIPP

Sie können den Teig schon am Vortag zubereiten und bis zu 24 Stunden im Kühlschrank lagern.

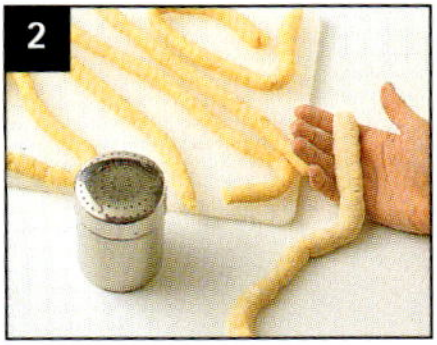

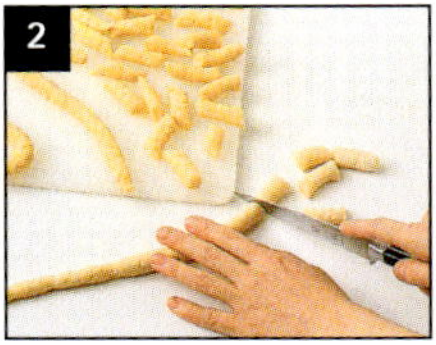

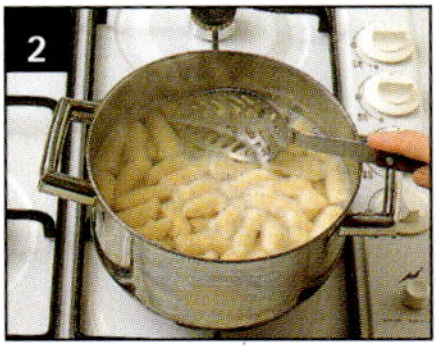

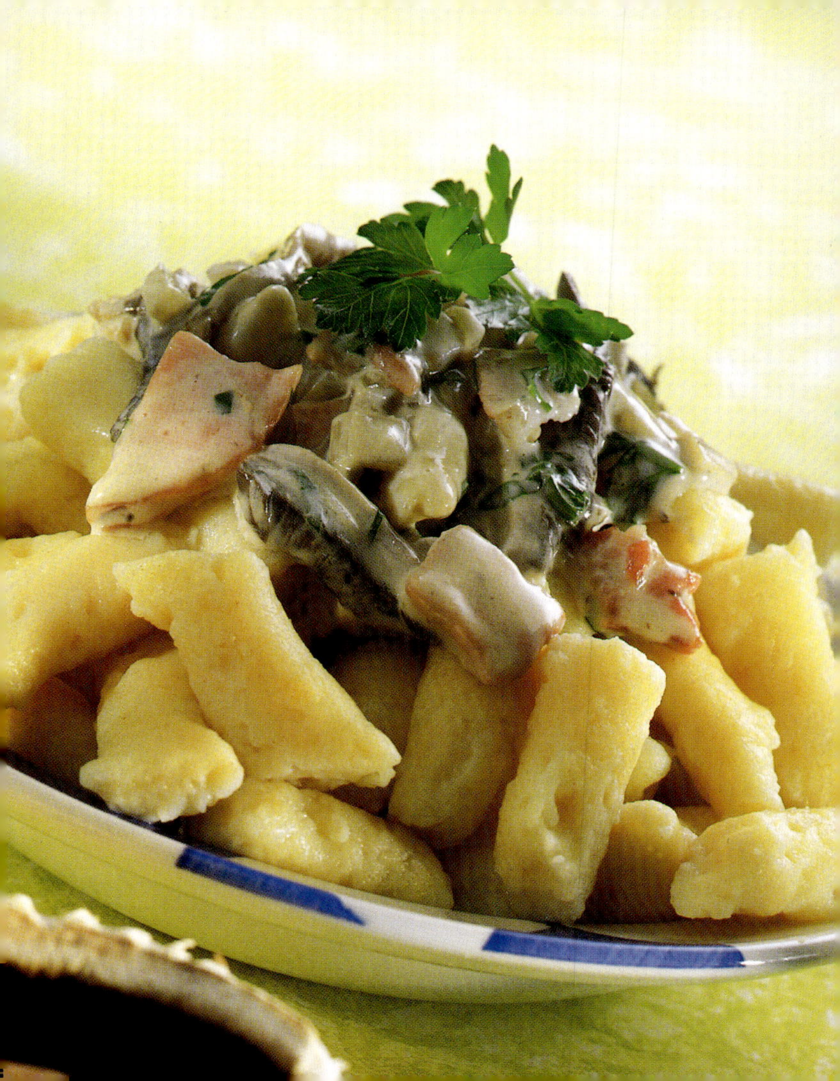

Kartoffelauflauf mit Pilzen

Für 4 Personen

ZUTATEN

25 g Butter
450 g fest kochende Kartoffeln, in dünnen Scheiben
150 g gemischte Pilze, in Scheiben
1 EL frisch gehackter Rosmarin
4 EL frisch gehackter Schnittlauch
2 Knoblauchzehen, zerdrückt
150 ml Crème double
Salz und Pfeffer
frische Schnittlauchröllchen, zum Garnieren

1 Eine flache ofenfeste Form mit Butter einfetten.

2 Die Kartoffeln in einem Topf mit kochendem Wasser 10 Minuten garen, abgießen und gut abtropfen lassen. Den Boden der Form mit einem Viertel der Kartoffelscheiben auslegen.

3 Ein Viertel der Pilze darüber geben und mit etwas Rosmarin, Schnittlauch und Knoblauch bestreuen.

4 In derselben Reihenfolge weiter schichten und mit einer Schicht Kartoffeln abschließen.

5 Die Crème double über die Kartoffeln geben und mit Salz und Pfeffer abschmecken.

6 Im vorgeheizten Backofen bei 190 °C 45 Minuten goldbraun backen.

7 Mit frischem Schnittlauch garnieren und sofort servieren.

TIPP

Wenn Sie die Backform zuvor mit Alufolie auslegen, können Sie den Auflauf besser herausheben.

VARIATION

Für einen intensiveren Geschmack nehmen Sie statt der frischen Pilze 50 g Trockenpilze.

2

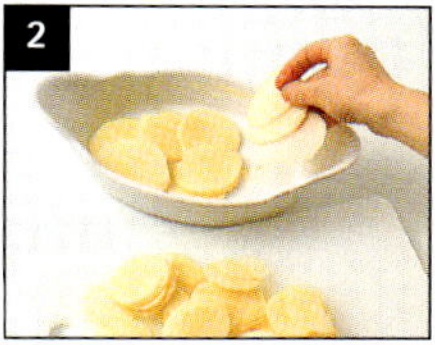

3

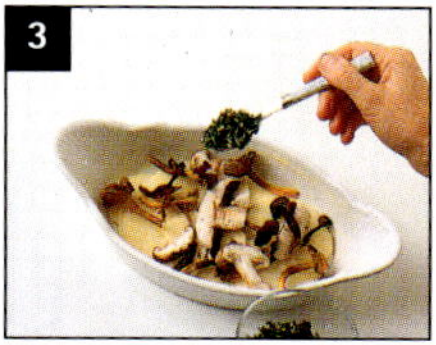

5

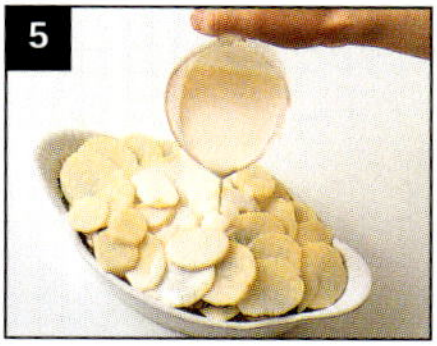

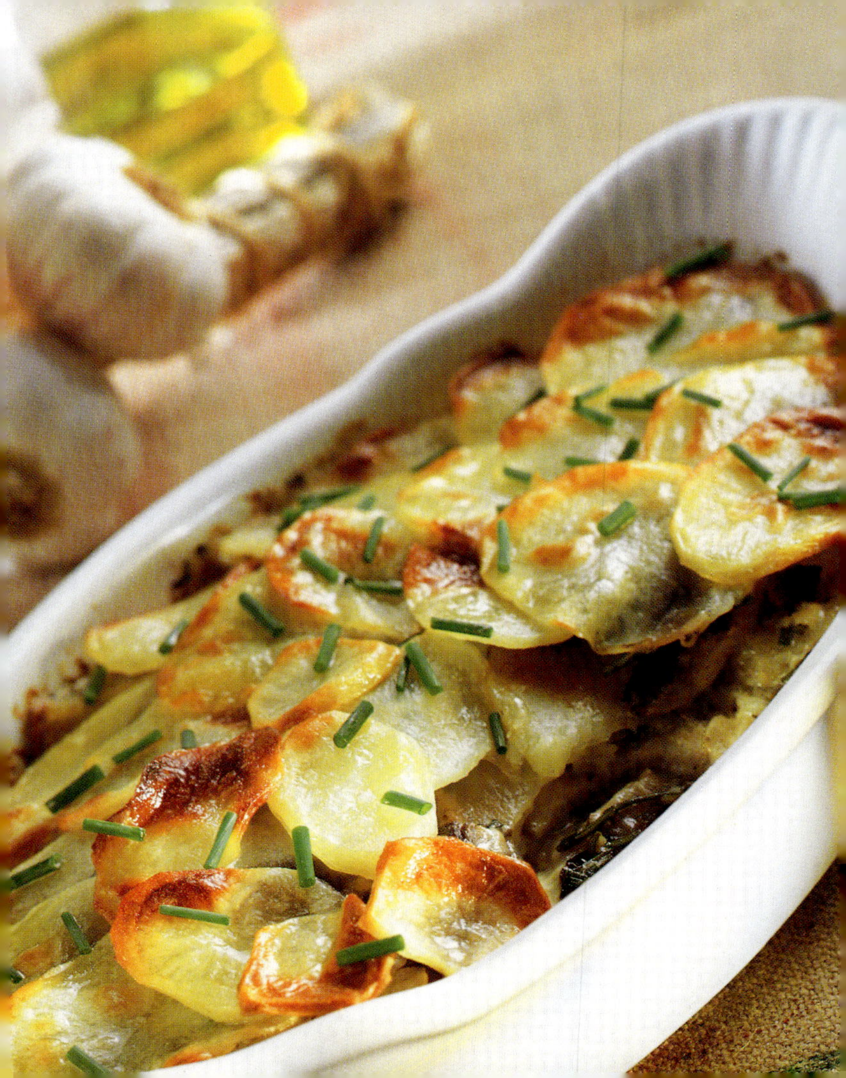

Gefülltes Fladenbrot

Für 4 Personen

ZUTATEN

225 g fest kochende Kartoffeln, gewaschen und gewürfelt
1 EL Pflanzenöl
1 Zwiebel, gehackt
2 Knoblauchzehen, zerdrückt
1 TL gemahlener Kreuzkümmel
1 TL gemahlener Koriander
½ TL Chilipulver
1 EL Tomatenmark
3 EL Gemüsebrühe
75 g junger Blattspinat, gehackt
4 kleine oder 2 große Naan-Brotfladen (ersatzweise türkisches Fladenbrot)

RAITA:
150 ml Naturjoghurt
4 EL fein gewürfelte Gurke
1 EL frisch gehackte Minze

1 Die Kartoffeln in einem Topf mit kochendem Wasser 10 Minuten garen und gut abgießen.

2 Das Öl in einer Pfanne erhitzen, Zwiebel und Knoblauch zufügen und unter Rühren 3 Minuten dünsten. Gewürze zugeben und weitere 2 Minuten dünsten.

3 Kartoffeln, Tomatenmark, Gemüsebrühe und Spinat zugeben und weitere 5 Minuten dünsten, bis die Kartoffeln gar sind.

4 Das Fladenbrot im vorgeheizten Backofen bei 150 °C ca. 2 Minuten aufbacken.

5 Für das Raita Joghurt, Gurken und Minze in einer kleinen Schüssel verrühren.

6 Die Fladenbrote aus dem Backofen nehmen und mit einem scharfen Messer seitlich zu einer Tasche aufschlitzen. Mit der Kartoffelmischung füllen.

7 Sofort servieren, Raita dazu reichen.

TIPP

Raita wird noch intensiver im Geschmack, wenn Sie es schon im Voraus zubereiten und einige Stunden kühl aufbewahren.

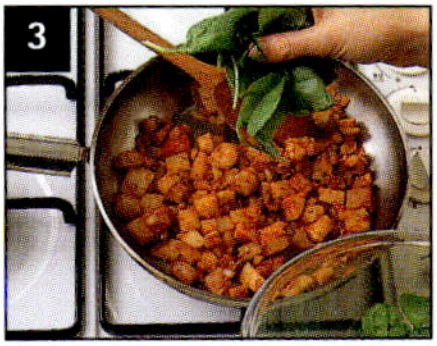

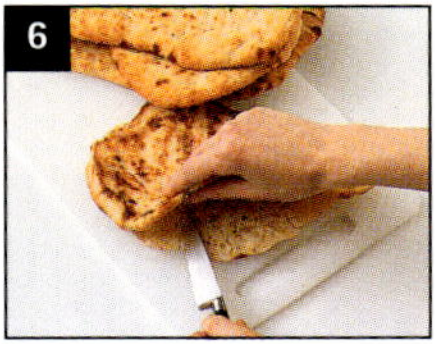

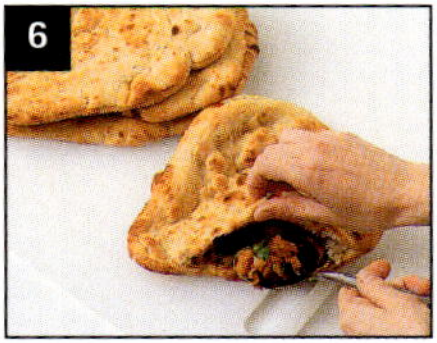

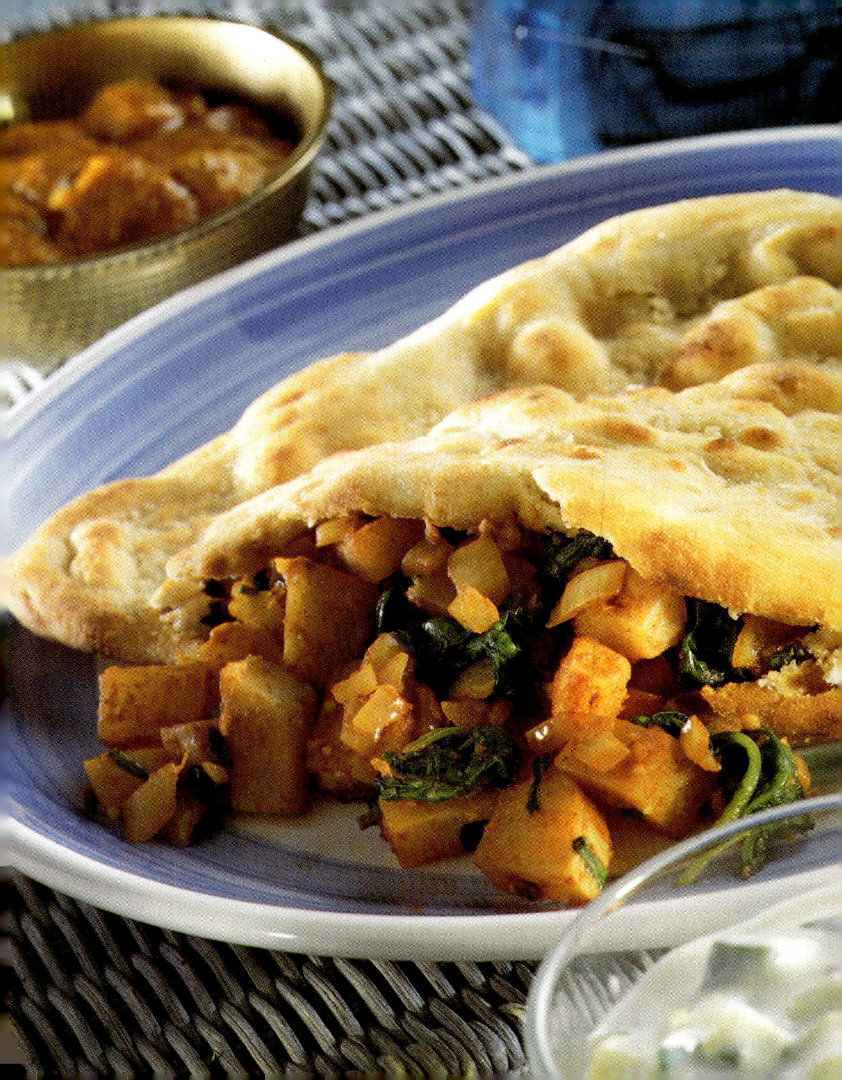

Gefüllte Teigtaschen

Für 4 Personen

ZUTATEN

225 g fest kochende Kartoffeln, gewürfelt
450 g junger Blattspinat
1 Tomate, entkernt und gehackt
¼ TL Chilipulver
½ TL Zitronensaft
Salz und Pfeffer
225 g Frühlingsrollenteig, Tiefkühlware auftauen
25 g Butter, zerlassen

MAYONNAISE:
150 ml Mayonnaise
2 TL Zitronensaft
abgeriebene Schale von 1 Zitrone

1 Ein Backblech leicht mit Butter einfetten.

2 Die Kartoffeln in einem Topf mit kochendem Wasser 10 Minuten garen, bis sie weich sind, abgießen und in eine Schüssel geben.

3 Unterdessen den Spinat mit 2 Esslöffeln Wasser in einen Topf geben und zugedeckt 2 Minuten dünsten, bis er leicht zusammengefallen ist. Gut abgießen und zu den Kartoffeln geben.

4 Tomate, Chilipulver und Zitronensaft zufügen, alles verrühren und gut mit Salz und Pfeffer abschmecken.

5 8 Teigblätter leicht mit Butter einpinseln und je 2 davon aufeinander legen. In ca. 20 cm × 10 cm große Rechtecke schneiden.

6 Die Kartoffel-Spinat-Füllung auf je eine Ecke des Teigrechtecks legen. Einen Zipfel des Teiges über die Füllung legen, das so entstandene Dreieck auf das freie Rechteck klappen und die verbliebene Ecke über die Teigtasche falten, sodass wieder ein Dreieck entsteht.

7 Die Teigtaschen auf das Backblech legen und im vorgeheizten Backofen bei 190 °C 20 Minuten goldbraun backen.

8 Für die Mayonnaise alle Zutaten in einer kleinen Schüssel verrühren. Die Teigtaschen warm oder kalt zusammen mit der Mayonnaise und frischem grünem Salat servieren.

5
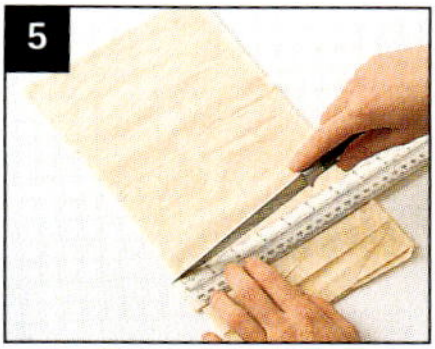

6
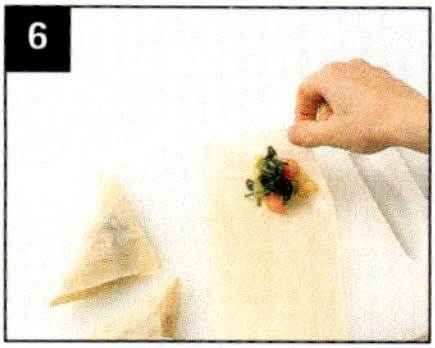

6
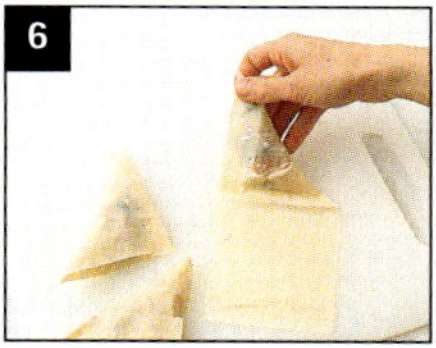

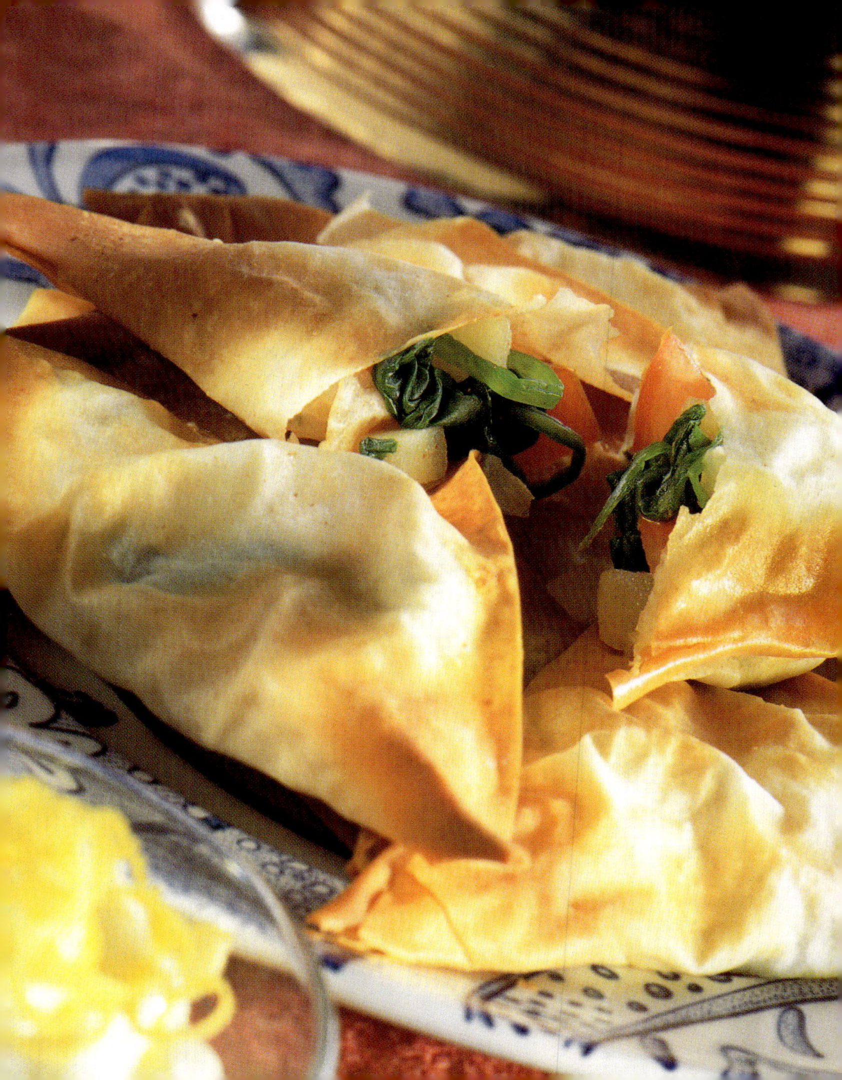

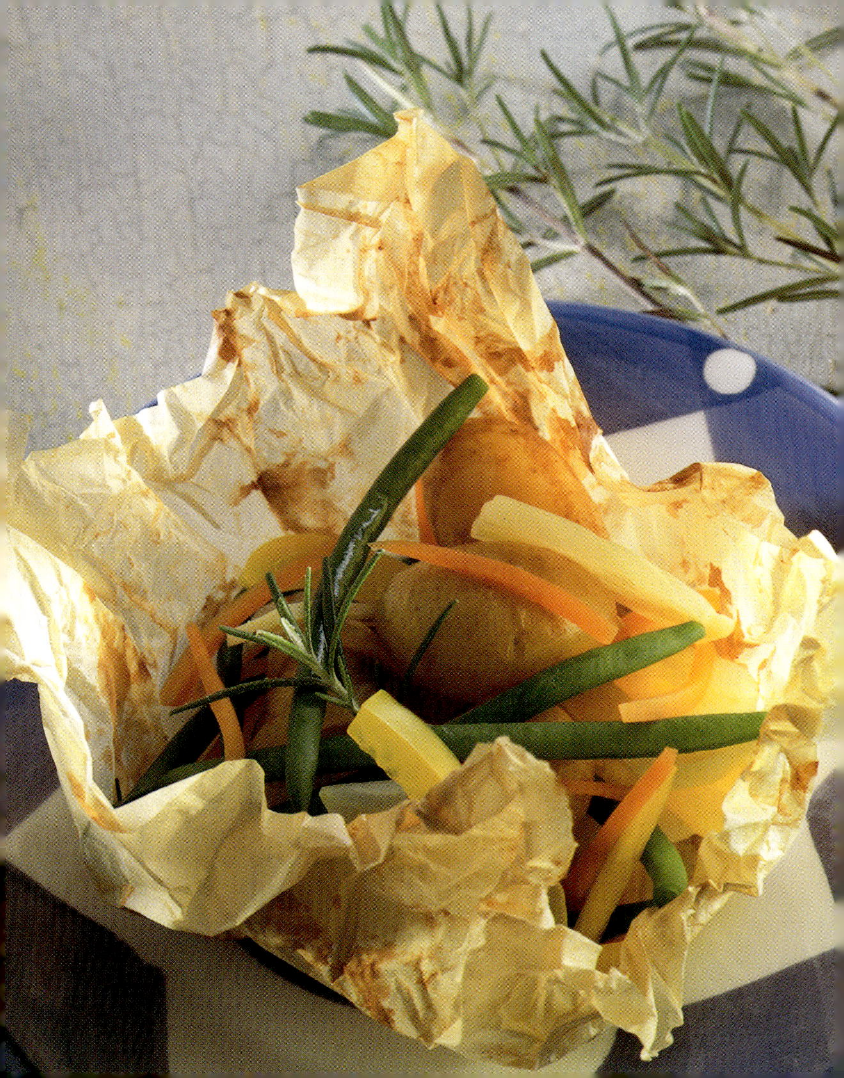

Beilagen

Traditionell gelten Kartoffeln bei uns als Beilage zu Fleisch und Gemüse und werden dann entweder gekocht oder gebraten gereicht. Doch man kann sie auf so verschiedene Arten zubereiten und mit so unterschiedlichen Geschmacksrichtungen kombinieren, dass sich daraus eine riesige Palette an köstlichen Beilagen zaubern lässt. In diesem Kapitel wollen wir Ihnen die Vielseitigkeit der Kartoffelknolle als Beilage vorstellen.

Man kann Kartoffeln auf sehr verschiedene Art und Weise zubereiten – z. B. geröstet, kurz gebraten, frittiert, gekocht oder als Püree. In diesem Kapitel stellen wir Ihnen unter anderem solche Köstlichkeiten wie karamellisierte Süßkartoffeln, spanische Kartoffeln, eine thailändische Kartoffelpfanne und Kartoffeln en papillote vor. Auch klassische Rezepte wie Dauphine-Kartoffeln oder Pommes Anna dürfen natürlich nicht fehlen, ebenso wenig wie leicht modernisierte Versionen von traditionellen Beilagen wie z. B. Röstkartoffeln mit Chili und pikante Ofenchips. Sie werden sehen, dass der Fantasie dabei keine Grenzen gesetzt sind!

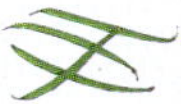

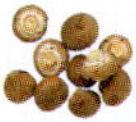
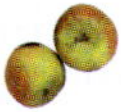

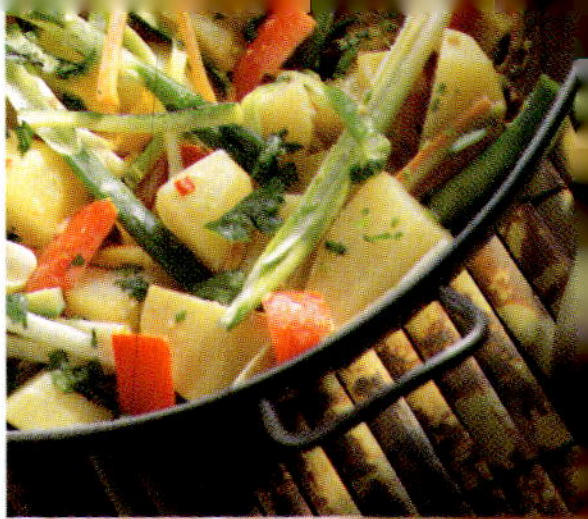
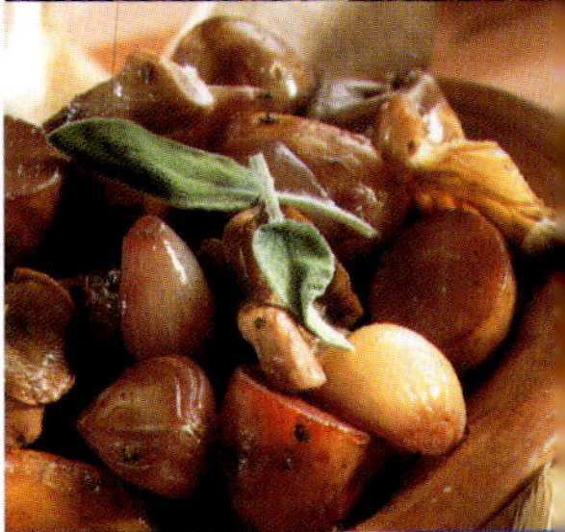
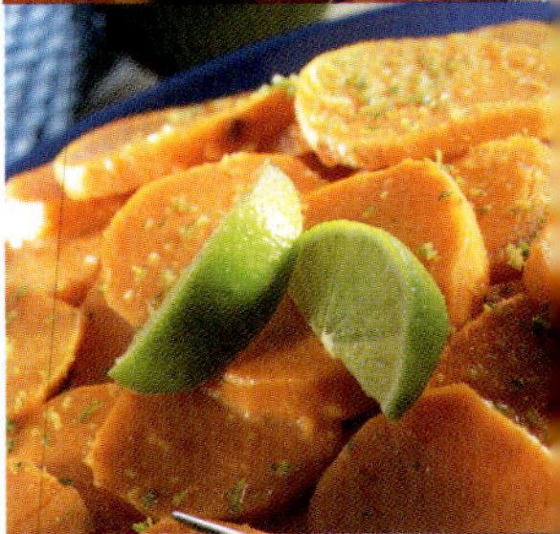
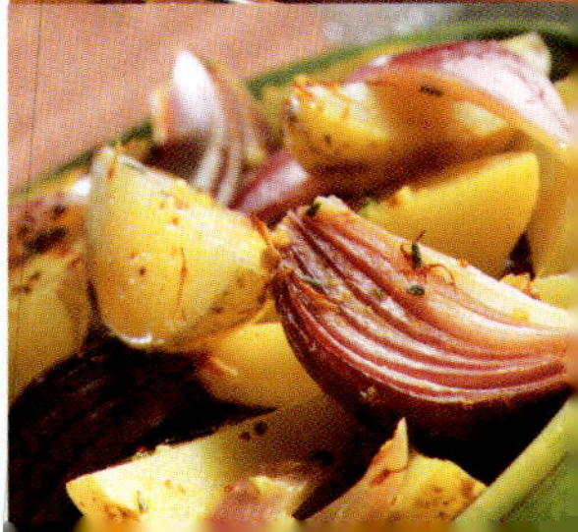

Colcannon

Für 4 Personen

ZUTATEN

225 g Wirsing oder Spitzkohl, klein geschnitten
85 ml Milch
250 g mehlig kochende Kartoffel, gewürfelt
1 große Porreestange, gehackt
1 Prise frisch geriebene Muskatnuss
15 g Butter, zerlassen
Salz und Pfeffer

1 Wirsing oder Spitzkohl in einem Topf mit kochendem Salzwasser 7–10 Minuten blanchieren, abtropfen lassen und beiseite stellen.

2 Unterdessen die Milch in einem anderen Topf kurz aufkochen und Kartoffel und Porree zufügen. Die Hitze reduzieren und 15–20 Minuten gar ziehen lassen.

3 Muskatnuss zugeben und zu einem groben Püree zerstampfen.

4 Den gut abgetropften Kohl zufügen und alles gut verrühren.

5 Die Kartoffel-Kohl-Mischung in eine Servierschüssel geben und mit dem Löffelrücken eine Vertiefung in die Mitte drücken.

VARIATION

Wer es herzhafter mag, kann der Kohl-Porree-Mischung noch gewürfelten gekochten Schinken zufügen.

6 Die zerlassene Butter in die Vertiefung geben und sofort servieren.

TIPP

Da das ganze Jahr über verschiedene Kohlsorten frisch vom Markt erhältlich sind, können Sie dieses Rezept stets neu variieren.

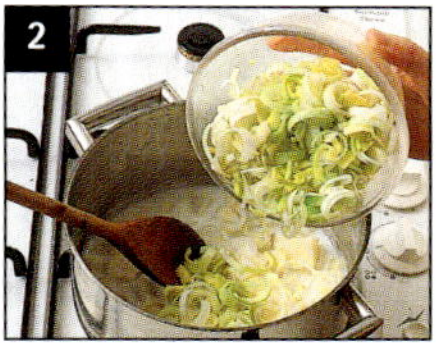

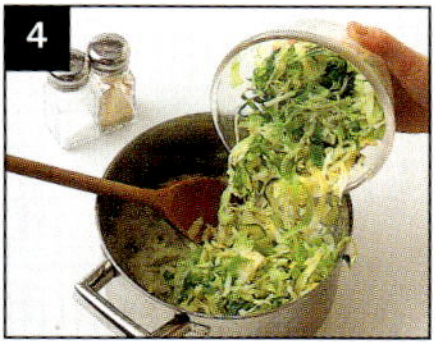

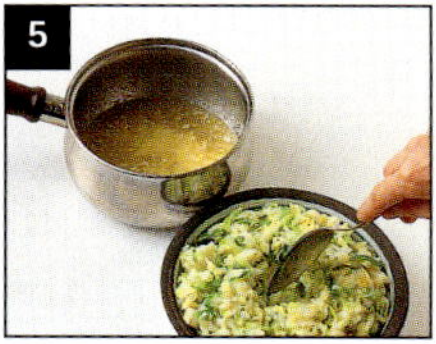

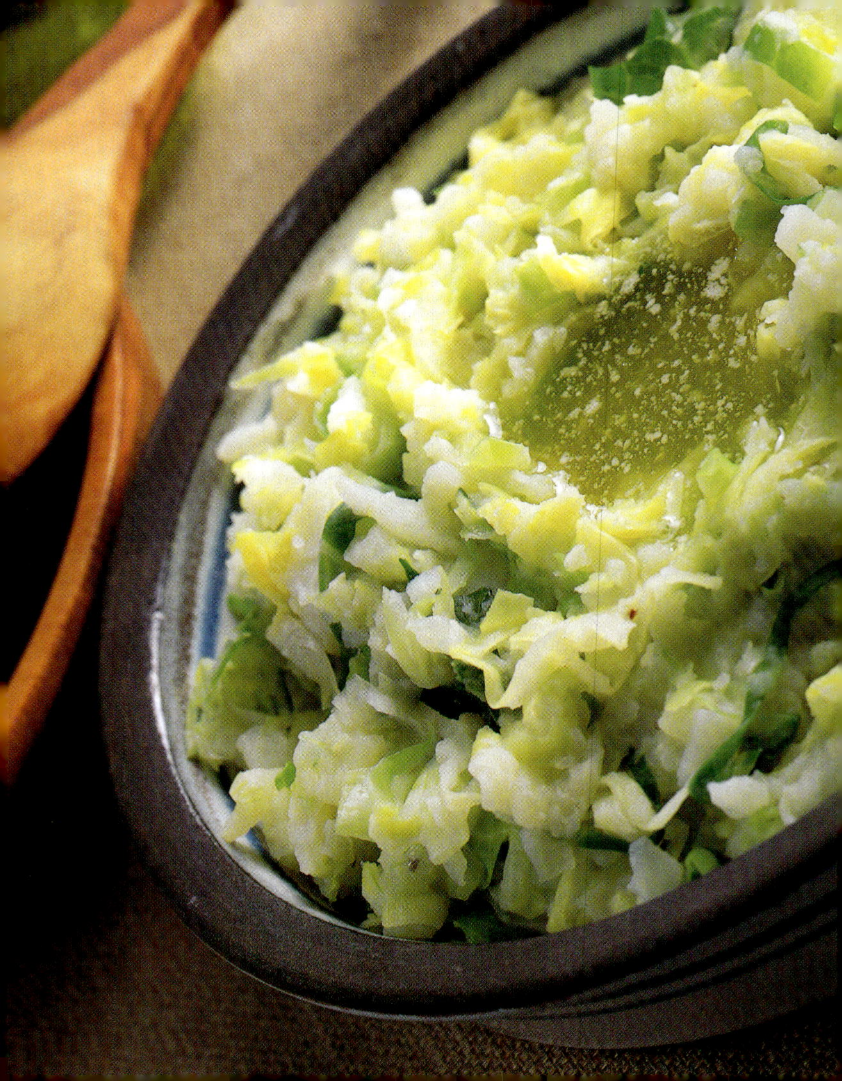

Karamellisierte Süßkartoffeln

Für 4 Personen

ZUTATEN

675 g Süßkartoffeln, in Scheiben
40 g Butter
1 EL Limettensaft
75 g brauner Zucker
1 EL Weinbrand
abgeriebene Schale von 1 Limette
Limettenschnitze, zum Garnieren

1 Die Süßkartoffeln in einem Topf mit kochendem Wasser 5 Minuten garen und mit einer Gabel testen, ob sie schon weich geworden sind. Mit einem Schaumlöffel abschöpfen und gut abtropfen lassen.

2 Die Butter in einer großen Pfanne zerlassen, Limettensaft und braunen Zucker zufügen und den Zucker bei schwacher Hitze auflösen.

3 Süßkartoffeln und Weinbrand zugeben und 10 Minuten gar dünsten.

4 Die Limettenschale darüber streuen und alles gut mischen.

5 Die karamellisierten Süßkartoffeln auf einer Servierplatte anrichten, mit den Limettenschnitzen garnieren und sofort servieren.

VARIATION

Diese süße Beilage schmeckt ganz besonders raffiniert zu pikanten Fleischgerichten.

TIPP

Süßkartoffeln haben eine rosafarbene Schale und entweder orangefarbenes, gelbliches oder weißes Fleisch.

VARIATION

Sie können auch Salatkartoffeln verwenden. Lassen Sie diese dafür im 1. Arbeitsschritt 10 Minuten garen und folgen Sie dann dem Rezept wie angegeben.

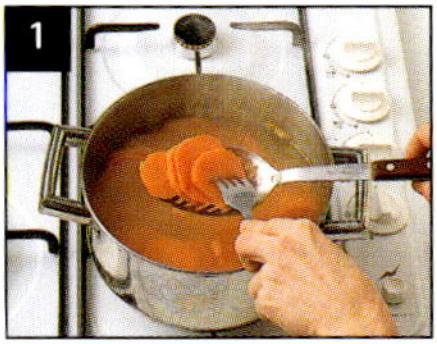

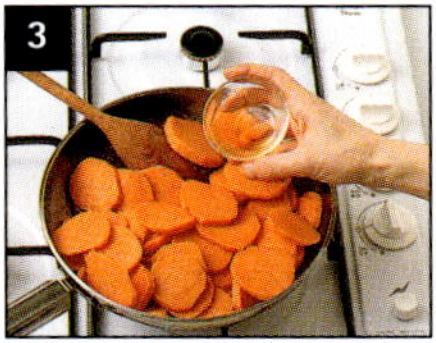

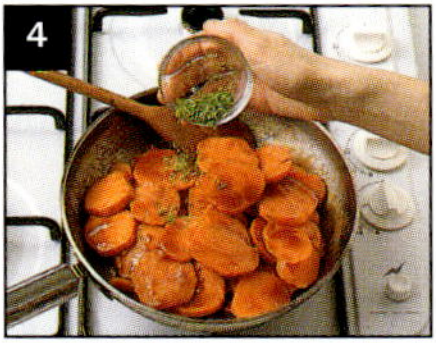

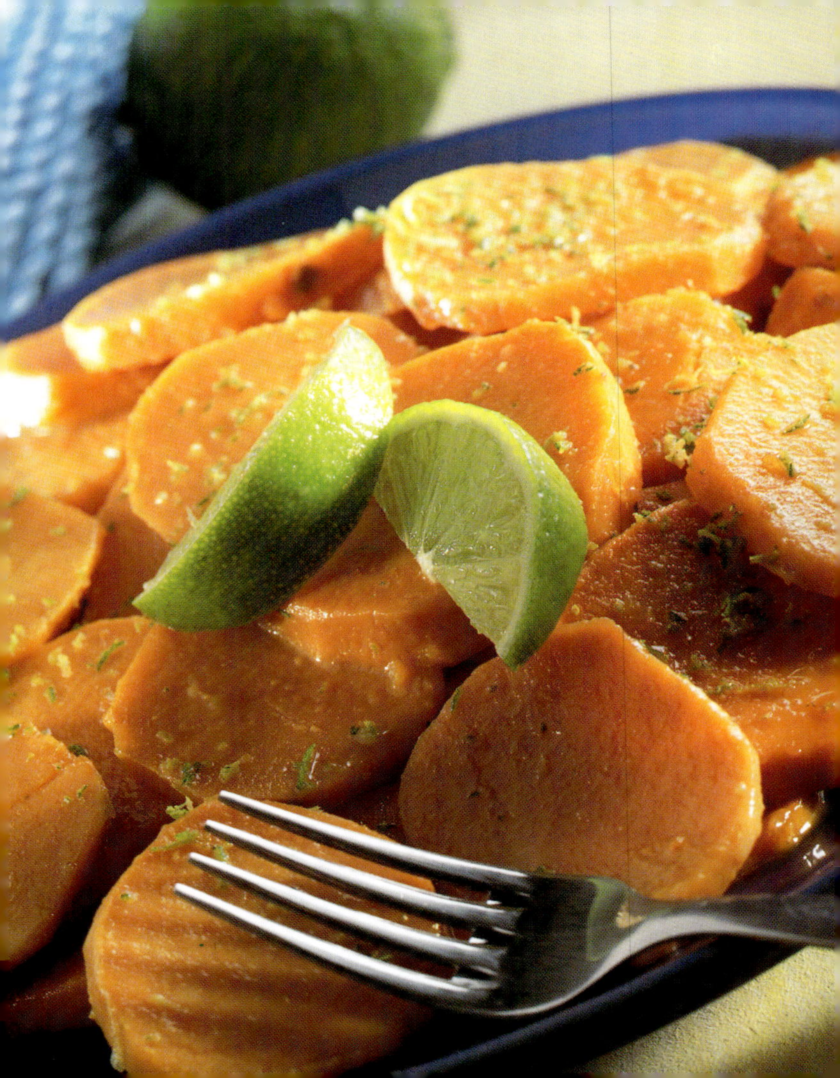

Kartoffeln mit Kräutern & Zwiebeln

Für 4 Personen

ZUTATEN

900 g fest kochende Kartoffeln, gewürfelt
125 g Butter
1 rote Zwiebel, in Achteln
2 Knoblauchzehen, zerdrückt
1 TL Zitronensaft
2 EL frisch gehackter Thymian
Salz und Pfeffer

1 Die Kartoffeln in einem Topf mit kochendem Wasser 10 Minuten garen und gründlich abgießen.

2 Die Butter in einer großen Pfanne zerlassen, Zwiebel, Knoblauch und Zitronensaft zugeben und unter ständigem Rühren 2–3 Minuten dünsten.

3 Die Kartoffeln zufügen und gut in der Butter wenden.

4 Die Hitze reduzieren und alles zugedeckt 25–30 Minuten leise kochen, bis die Kartoffeln goldbraun und gar sind.

5 Mit Thymian bestreuen und mit Salz und Pfeffer abschmecken.

6 Sofort als Beilage zu gegrilltem Fleisch oder Fisch servieren.

TIPP

Zwischendurch immer wieder in die Pfanne schauen und rühren, damit die Kartoffeln nicht anbrennen oder am Pfannenboden anhaften.

TIPP

Zwiebeln gehören zu vielen Kartoffelgerichten einfach dazu. Die rote Zwiebel verleiht diesem Rezept nicht nur einen milden, leicht süßlichen Beigeschmack, sondern auch eine attraktive farbige Note. Rote Zwiebeln schmecken auch besonders gut roh in Salaten.

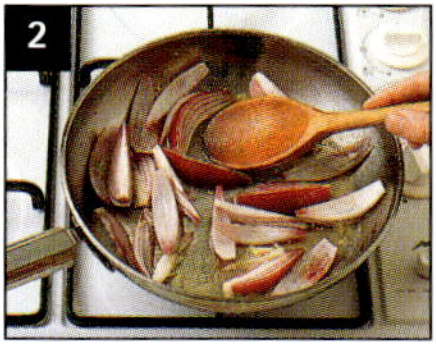

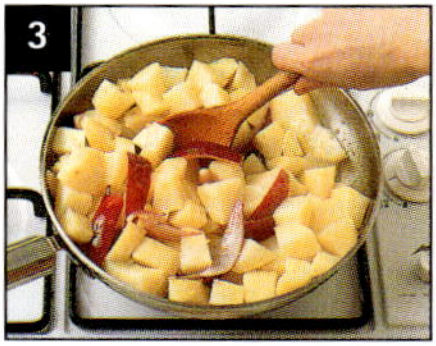

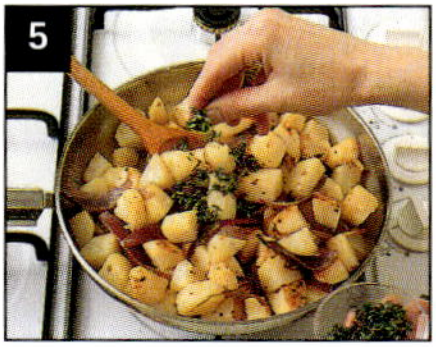

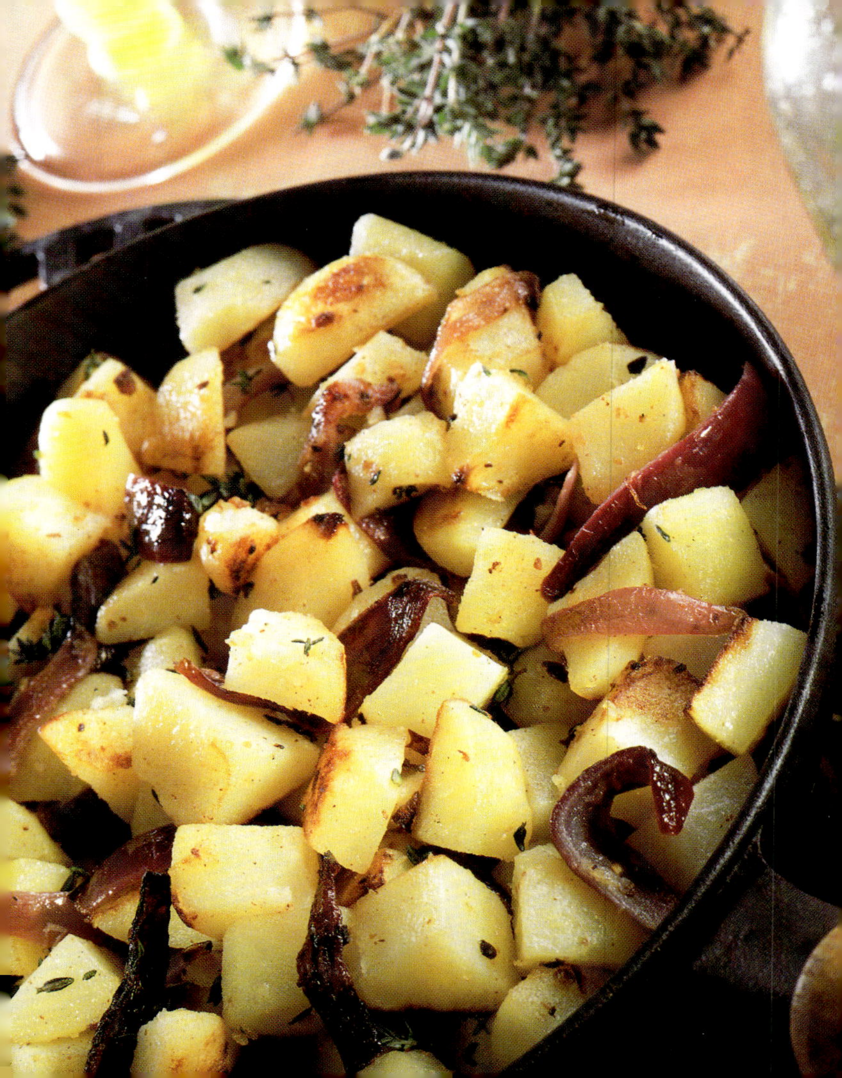

Karamellisierte neue Kartoffeln

Für 4 Personen

ZUTATEN

675 g neue Kartoffeln, gewaschen
4 EL brauner Zucker
60 g Butter
1 EL Orangensaft
1 EL frisch gehackte Petersilie oder frisch gehackter Koriander
Salz und Pfeffer
Orangenschalenröllchen, zum Garnieren

1 Die Kartoffeln in einem Topf mit kochendem Wasser 10 Minuten garen, bis sie fast weich sind, und gut abgießen.

2 Den Zucker in einer großen Pfanne bei schwacher Hitze auflösen, dabei ständig rühren.

3 Butter und Orangensaft unter Rühren zufügen und so lange weiter rühren, bis die Butter zerlassen ist.

4 Kartoffeln zugeben und unter ständigem Rühren goldbraun rösten.

5 Mit den gehackten Kräutern bestreuen und mit Salz und Pfeffer abschmecken.

6 Die Kartoffeln in eine Servierschüssel geben und mit der Orangenschale garnieren. Sofort servieren.

VARIATION

Statt des Orangensaftes können Sie auch Zitronen- oder Limettensaft verwenden und entsprechend mit Zitronen- oder Limettenschale garnieren.

TIPP

Zucker und Butter bei schwacher Hitze unter ständigem Rühren sanft zerlassen, damit die Mischung nicht anbrennt oder am Pfannenboden anhaftet.

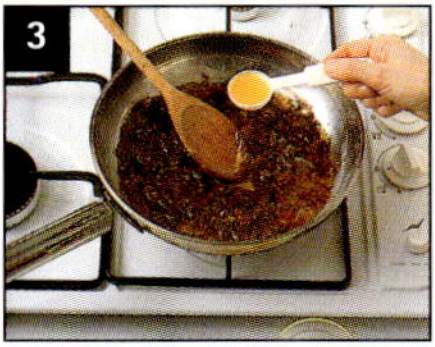

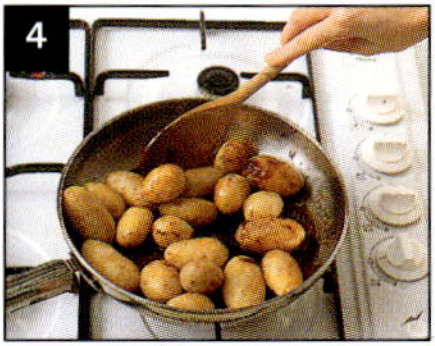

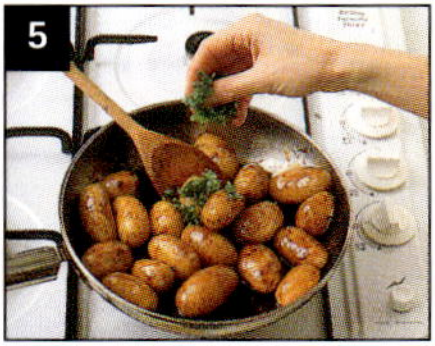

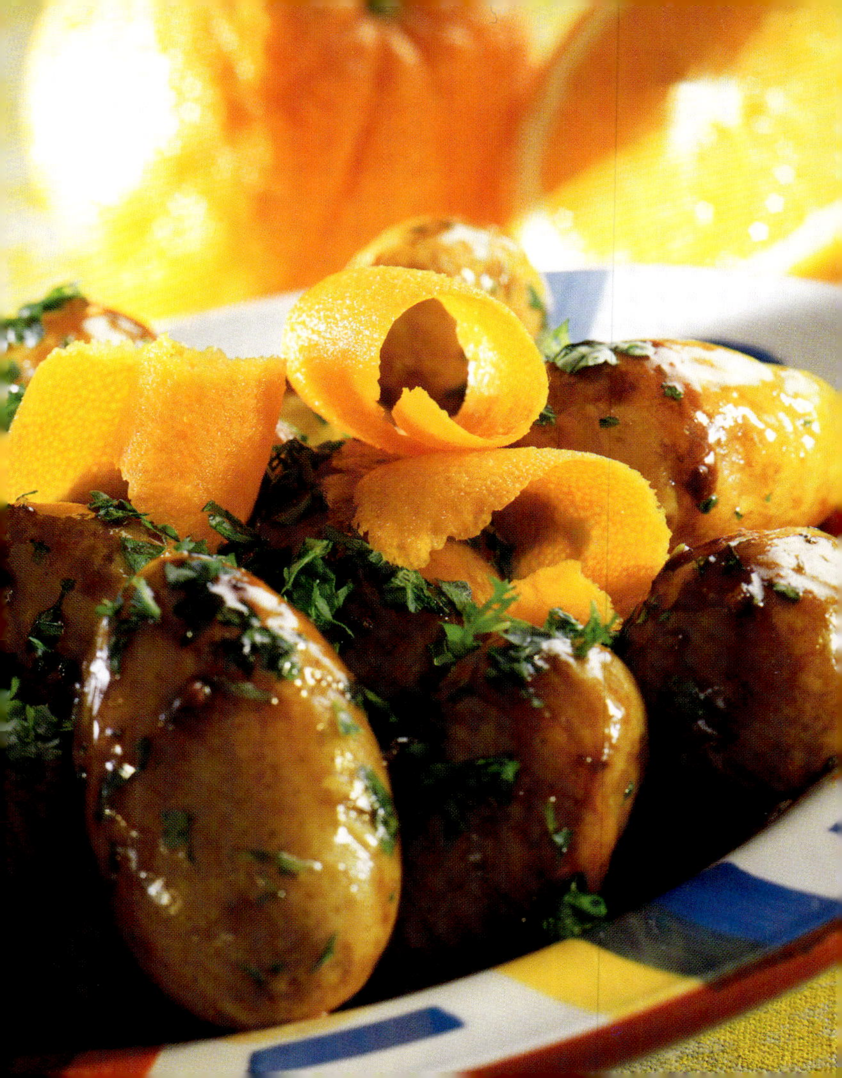

Spanische Kartoffeln

Für 4 Personen

ZUTATEN

2 EL Olivenöl
450 g kleine neue Kartoffeln, halbiert
1 Zwiebel, halbiert und in Ringe geschnitten
1 grüne Paprika, in Streifen
1 TL Chilipulver
1 TL Senf
300 ml passierte Tomaten
300 ml Gemüsebrühe
Salz und Pfeffer
frisch gehackte Petersilie, zum Garnieren

1 Das Olivenöl in einer Pfanne erhitzen und Kartoffeln und Zwiebel zugeben. 4–5 Minuten dünsten, dabei häufig umrühren, bis die Zwiebel glasig geworden ist.

2 Paprika, Chilipulver und Senf zufügen und weitere 2–3 Minuten rösten.

3 Passierte Tomaten und Gemüsebrühe zugießen und kurz aufkochen. Die Hitze reduzieren und 25 Minuten köcheln, bis die Kartoffeln gar sind. Mit Salz und Pfeffer abschmecken.

4 In eine Servierschüssel geben, mit der Petersilie bestreuen und heiß servieren. Sie können die spanischen Kartoffeln übrigens auch kalt genießen.

TIPP

In Spanien werden Tapas traditionell zum Aperitif gereicht, z. B. zu einem kühlen Glas Sherry.

TIPP

In Spanien bekommt man Tapas überall in den Bars. Gewöhnlich besuchen die Spanier im Laufe des Abends mehrere Bars, wo sie eine ganze Reihe von Tapas genießen, z. B. gefüllte Oliven, gesalzene Mandeln, Schinkenscheiben oder frittierte Tintenfische.

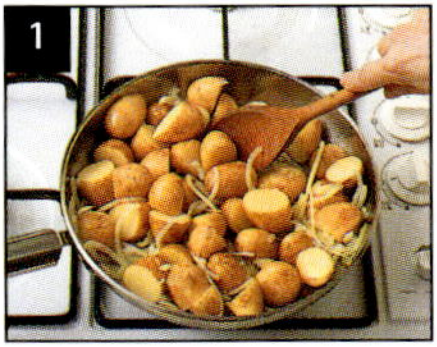

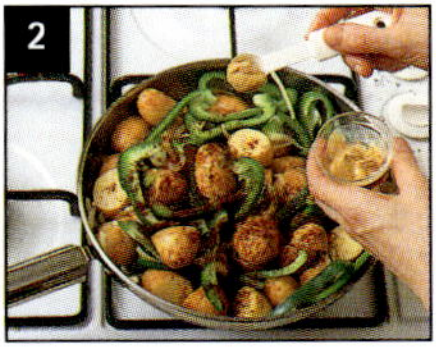

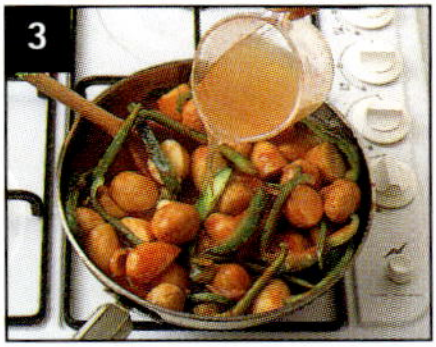

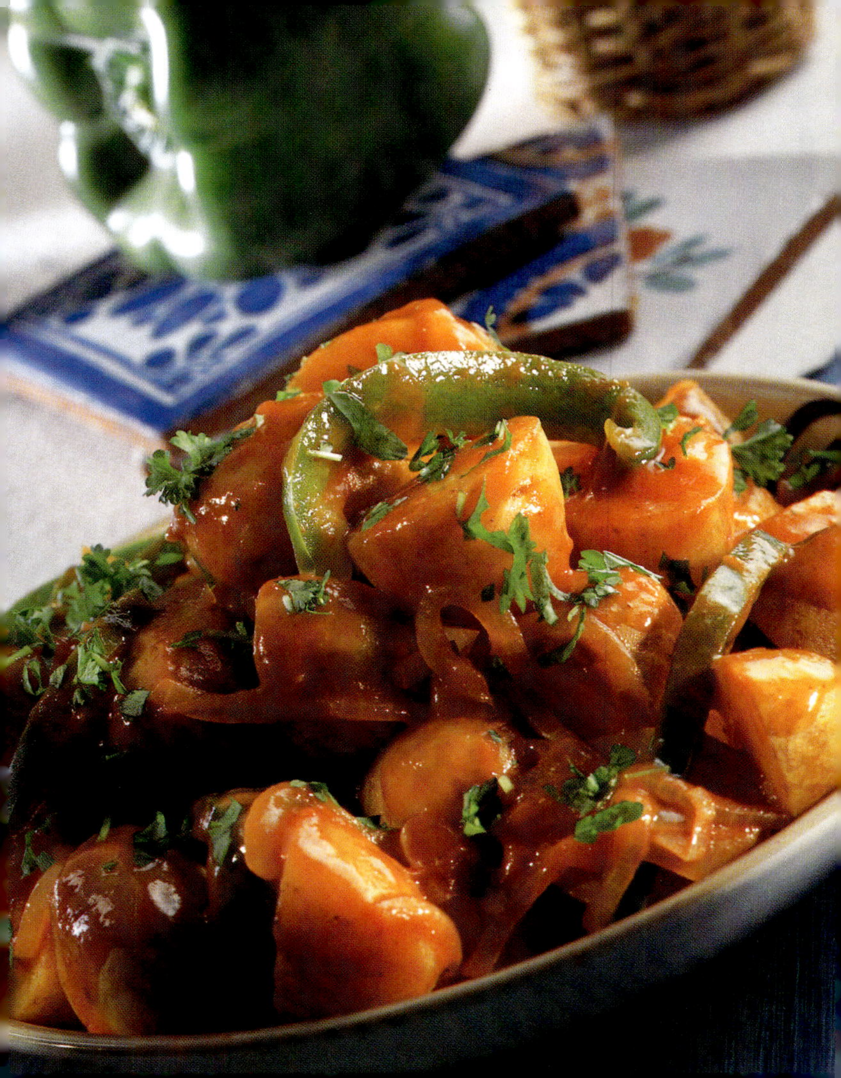

Indische Kartoffeln mit Spinat

Für 4 Personen

ZUTATEN

½ TL Koriandersamen
1 TL Kreuzkümmelsamen
4 EL Pflanzenöl
2 Kardamomkapseln
1-cm-Stück Ingwerwurzel, gerieben
1 rote Chilischote, gehackt
1 Zwiebel, gehackt
2 Knoblauchzehen, zerdrückt
450 g neue Kartoffeln, gewaschen und geviertelt
150 ml Gemüsebrühe
675 g Blattspinat, zerkleinert
4 EL Naturjoghurt
Salz und Pfeffer

1 Koriander- und Kreuzkümmelsamen im Mörser zerstoßen.

2 Das Öl in einer Pfanne erhitzen, Kreuzkümmel, Koriander, Kardamom und Ingwer zugeben und 2 Minuten anbraten.

3 Chili, Zwiebel und Knoblauch zufügen und weitere 2 Minuten dünsten, dabei häufig umrühren.

4 Kartoffeln und Gemüsebrühe zugeben und 30 Minuten sanft köcheln, bis die Kartoffeln gar sind. Gelegentlich umrühren.

5 Spinat zufügen und 5 Minuten weiter köcheln.

6 Die Pfanne vom Herd nehmen und den Joghurt einrühren. Mit Salz und Pfeffer abschmecken, in eine Servierschüssel geben und sofort servieren.

TIPP

Diese Beilage schmeckt sowohl zu einem Fleisch-Curry als auch zu einem vegetarischen Hauptgericht.

VARIATION

Sie können auch tiefgefrorenen Spinat verwenden. Diesen auftauen und gut abtropfen lassen, sonst wird das Gericht leicht matschig.

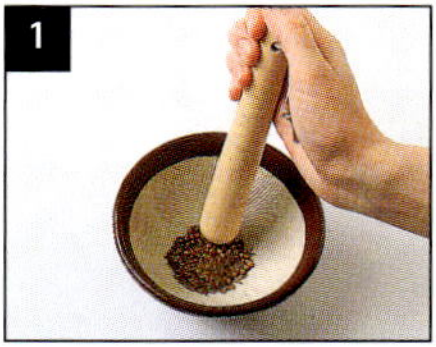

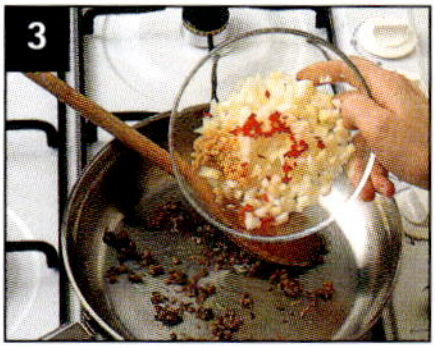

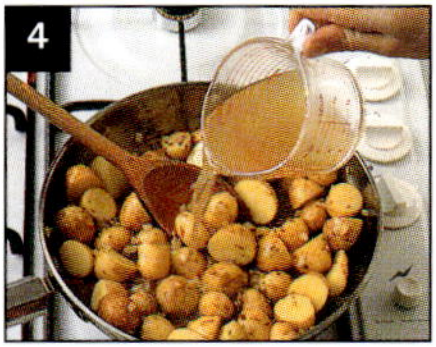

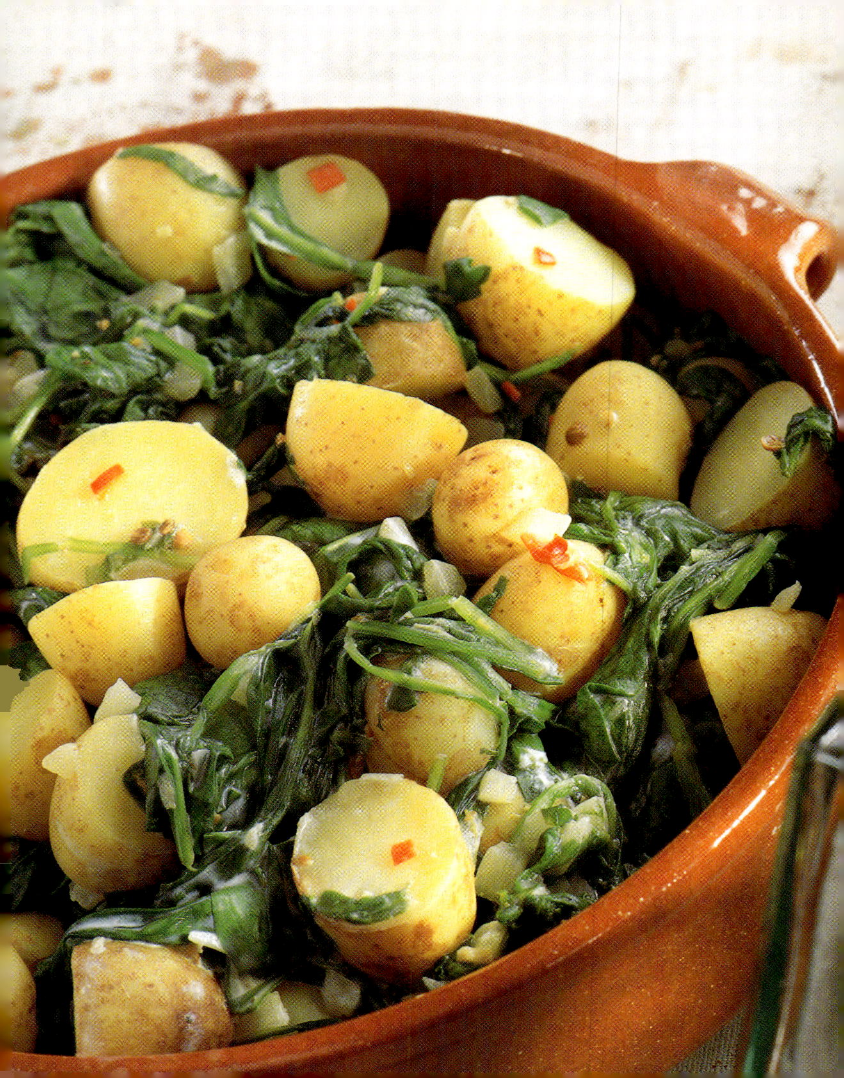

Kartoffeln & Pilze in Rotwein

Für 4 Personen

ZUTATEN

125 g Butter
450 g neue Kartoffeln, gewaschen und halbiert
200 ml Rotwein
85 ml Rinderbrühe
8 Schalotten, halbiert
Salz und Pfeffer
125 g Austernpilze
1 EL frisch gehackter Salbei oder Koriander
Salbei- oder Korianderblätter, zum Garnieren

1 Die Butter in einer großen Pfanne zerlassen und die Kartoffeln darin bei schwacher Hitze unter ständigem Rühren 5 Minuten andünsten.

2 Rotwein, Rinderbrühe und Schalotten zufügen, mit Salz und Pfeffer abschmecken und 30 Minuten leicht kochen.

3 Pilze, Salbei oder Koriander zugeben und weitere 5 Minuten köcheln.

4 In eine vorgewärmte Schüssel füllen, mit Salbei- oder Korianderblättern garnieren und sofort servieren.

VARIATION

Wenn Sie keine Austernpilze bekommen, können Sie auch braune Champignons oder eine andere Pilzsorte verwenden.

TIPP

Austernpilze können grau, gelb oder rot sein. Sie sind zart und haben einen feinen, delikaten Geschmack. Beim Garen geben sie viel Flüssigkeit ab und schrumpfen etwa auf die Hälfte zusammen. Da sie sehr schnell zu weich werden, sollten sie erst kurz vor Ende der Gesamtkochzeit zugegeben werden.

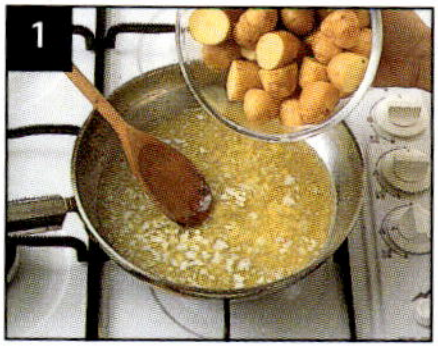

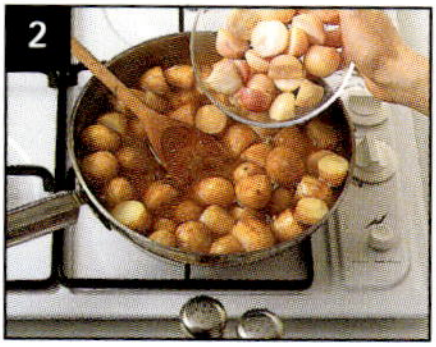

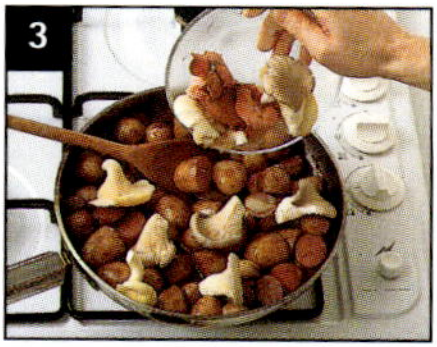

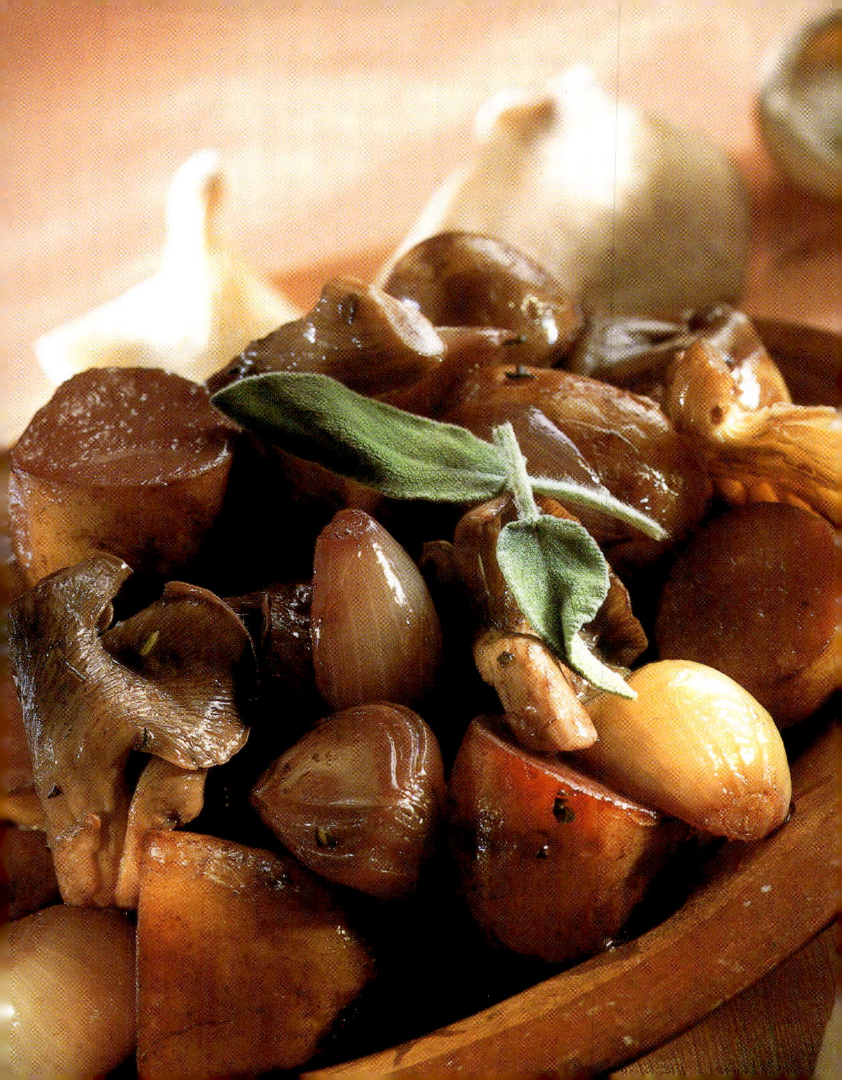

Ingwerkartoffeln

Für 4 Personen

ZUTATEN

675 g fest kochende Kartoffeln, gewürfelt
2 EL Pflanzenöl

5-cm-Stück Ingwerwurzel, gerieben
1 grüne Chilischote, gehackt
1 Selleriestange, gehackt
25 g Cashewkerne

1 Msp. Safran
3 EL kochendes Wasser
60 g Butter
Sellerieblätter, zum Garnieren

1 Die Kartoffeln in einem Topf mit kochendem Wasser 10 Minuten garen und gut abgießen.

2 Das Öl in einer Pfanne erhitzen und die Kartoffeln zugeben. 3–4 Minuten anbraten.

3 Ingwer, Chili, Sellerie und Cashewkerne zufügen und 1 weitere Minute dünsten.

4 Inzwischen den Safran in eine kleine Schüssel geben und mit kochendem Wasser übergießen.

5 Butter zu den Kartoffeln in die Pfanne geben, das Safranwasser zugießen und 10 Minuten bei schwacher Hitze dünsten, bis die Kartoffeln gar sind.

6 Mit den Sellerieblättern garnieren und sofort servieren.

VARIATION

Wenn Sie es nicht so scharf mögen, entkernen Sie die Chilischote vor dem Hacken oder lassen Sie sie ganz weg.

TIPP

Nehmen Sie am besten eine gusseiserne Pfanne, damit die Kartoffelmischung nicht am Boden anbrennt, da sie recht trocken ist.

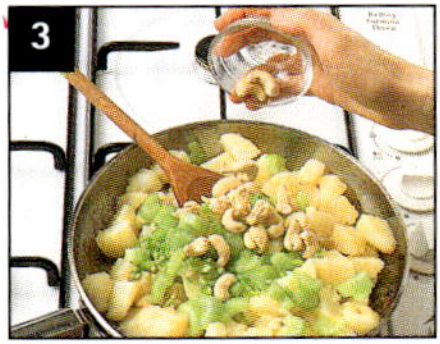
3

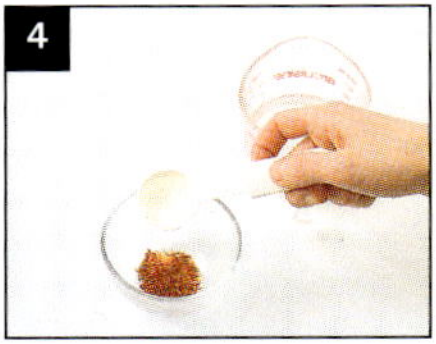
4

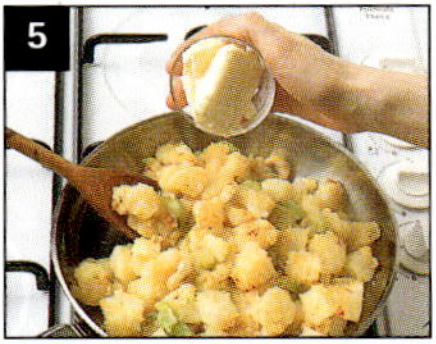
5

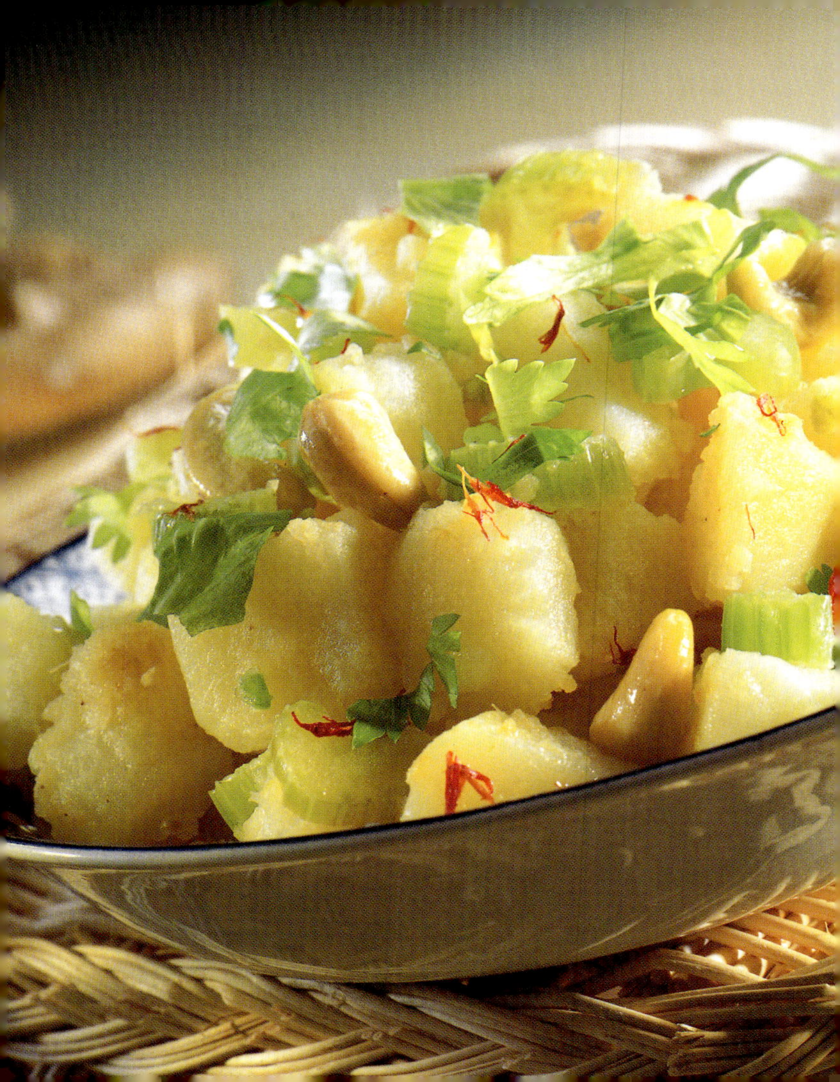

Thailändische Kartoffelpfanne

Für 4 Personen

ZUTATEN

- 4 fest kochende Kartoffeln, gewürfelt
- 2 EL Pflanzenöl
- 1 gelbe Paprika, gewürfelt
- 1 rote Paprika, gewürfelt
- 1 Mohrrübe, in Stiften
- 1 Zucchini, in Stiften
- 2 Knoblauchzehen, zerdrückt
- 1 rote Chilischote, in Scheiben
- 1 Bund Frühlingszwiebeln, längs halbiert
- 8 EL Kokosmilch
- 1 TL frisch gehacktes Zitronengras
- 2 TL Limettensaft
- abgeriebene Schale von 1 Limette
- 1 EL frisch gehackter Koriander

1 Die Kartoffeln in einem Topf mit kochendem Wasser 5 Minuten garen und abgießen.

2 Das Öl in einem Wok oder einer großen Pfanne erhitzen. Kartoffeln, Paprika, Mohrrübe, Zucchini, Knoblauch und Chili zufügen und 2–3 Minuten dünsten.

3 Frühlingszwiebeln, Kokosmilch, Zitronengras und Limettensaft zugeben, gut vermischen und unter ständigem Rühren weitere 5 Minuten dünsten.

4 Limettenschale und Koriander einrühren, noch 1 weitere Minute unter Rühren garen und sofort servieren.

TIPP

Achten Sie darauf, die Kartoffeln im 1. Arbeitsschritt nicht zu sehr durchzugaren, damit sie beim Pfannenrühren nicht zerfallen.

VARIATION

Für dieses Gericht eignet sich eigentlich fast jede Gemüsezusammenstellung – ersetzen Sie doch einmal die rote und gelbe Paprika durch knackige grüne Bohnen und Zuckererbsen.

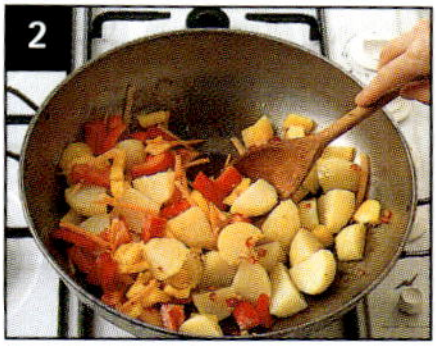

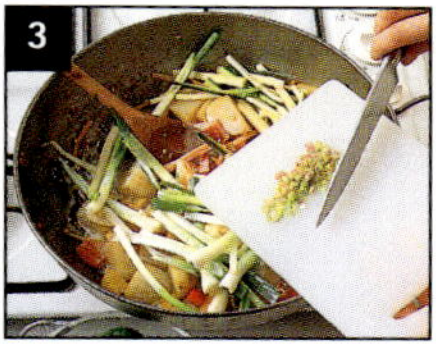

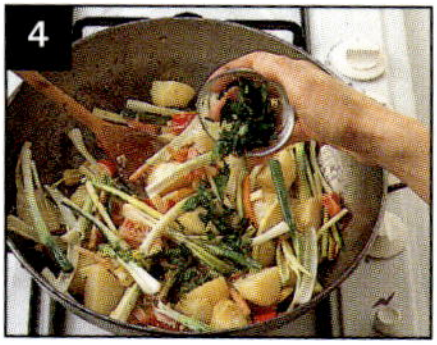

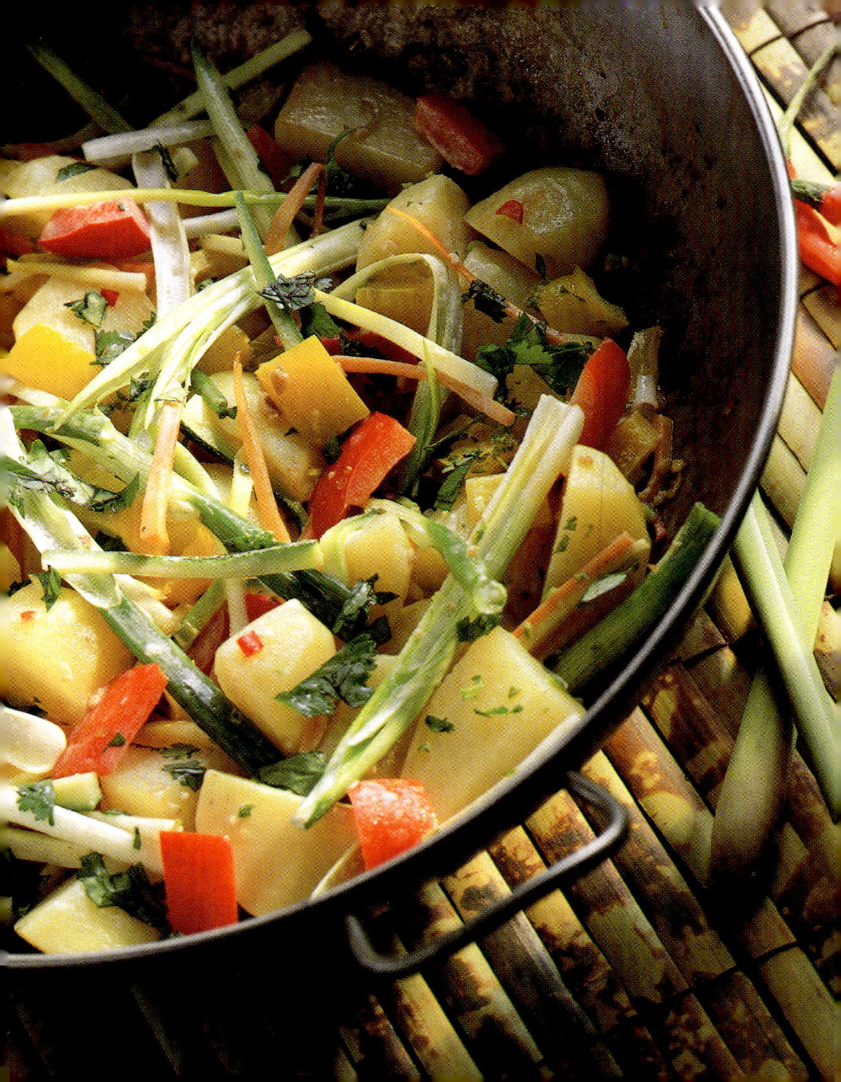

Kartoffeln mit Käsepanade

Für 4 Personen

ZUTATEN

- 3 große ungeschälte Salatkartoffeln, in dicken Scheiben
- 240 g frische Semmelbrösel
- 120 g frisch geriebener Parmesan
- 1½ TL Chilipulver
- 2 Eier, leicht verquirlt
- Öl, zum Frittieren
- Chilipulver, zum Bestreuen (nach Geschmack)

1 Die Kartoffelscheiben in einem Topf mit kochendem Wasser 10–15 Minuten gerade gar kochen. Gut abgießen.

2 Semmelbrösel, Käse und Chilipulver in einer Schüssel verrühren, in eine flache Schale geben. Die Eier in eine separate flache Schale geben.

3 Die Kartoffelscheiben zuerst in das Ei tauchen, dann gut in der Semmelbröselmischung wenden.

4 Das Öl in einem großen Topf oder einer Fritteuse auf 180–190 °C erhitzen, bis ein Brotwürfel darin in 30 Sekunden braun wird. Die panierten Kartoffelscheiben darin portionsweise je 4–5 Minuten goldbraun frittieren.

5 Mit einem Schaumlöffel aus dem Öl heben, auf Küchenpapier gründlich abtropfen lassen und während des Frittierens der restlichen Kartoffelscheiben warm halten.

6 Auf eine vorgewärmte Servierplatte geben, nach Geschmack mit Chilipulver bestreuen und sofort servieren.

VARIATION

Als „gesunde" Alternative nehmen Sie Vollkorn-Semmelbrösel anstatt der hier verwendeten Weißbrotpanade.

TIPP

Die fertig panierten Kartoffelscheiben halten sich auch eine Weile im Kühlschrank und können daher gut am Vortag vorbereitet werden.

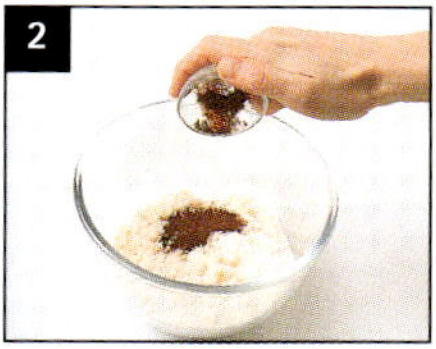

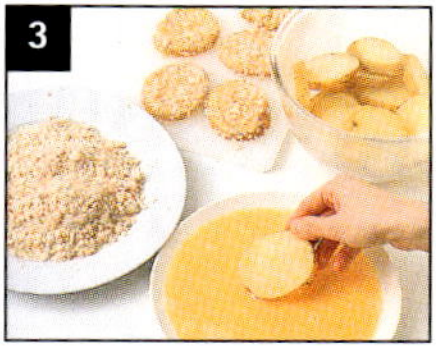

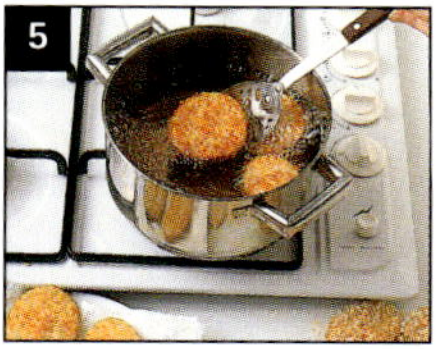

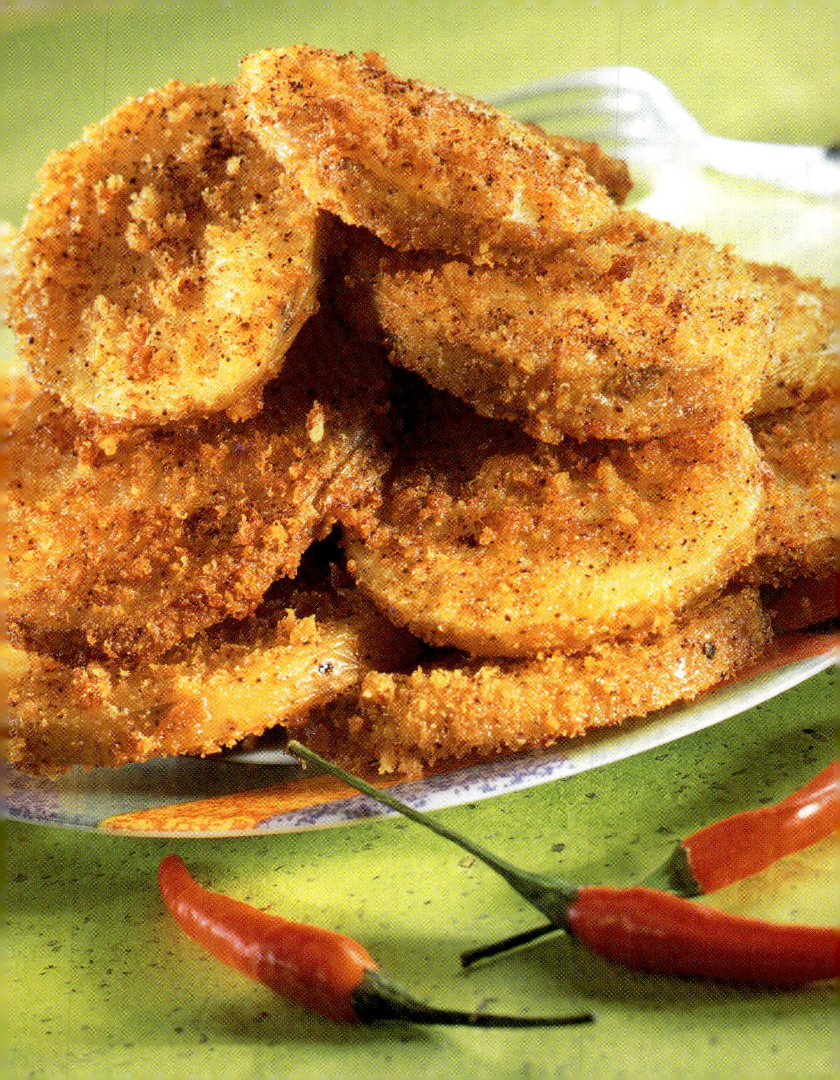

Grillkartoffeln mit Limettenmayonnaise

Für 4 Personen

ZUTATEN

450 g ungeschälte Kartoffeln, gewaschen
40 g Butter, zerlassen
2 EL frisch gehackter Thymian
Salz und Pfeffer
Paprikapulver, zum Bestäuben

LIMETTENMAYONNAISE:
150 ml Mayonnaise
2 TL Limettensaft
abgeriebene Schale von 1 Limette
1 Knoblauchzehe, zerdrückt
1 Prise Paprikapulver

1 Die Kartoffeln in ca. 1 cm dicke Scheiben schneiden.

2 Die Kartoffeln in einem Topf mit kochendem Wasser 5–7 Minuten garen – sie sollten noch fest sein. Mit einem Schaumlöffel herausheben und gründlich abtropfen lassen.

3 Ein Backblech mit Alufolie auslegen und die Kartoffelscheiben nebeneinander hineinlegen.

4 Mit der zerlassenen Butter einpinseln, mit dem Thymian bestreuen und mit Salz und Pfeffer würzen.

5 Im vorgeheizten Grill auf mittlerer Stufe 10 Minuten backen, dabei einmal wenden.

6 Unterdessen die Zutaten für die Limettenmayonnaise in einer kleinen Schüssel gut verrühren und abschmecken.

7 Die heißen Kartoffelscheiben mit etwas Paprikapulver bestreuen und mit der Limettenmayonnaise servieren.

TIPP

Für ein Grillfest grillen Sie die Kartoffelscheiben auf Schaschlikspießen über dem Holzkohlegrill!

VARIATION

Sie können die Limettenmayonnaise auch ganz kurz vor dem Servieren direkt über die heißen Kartoffeln geben.

3

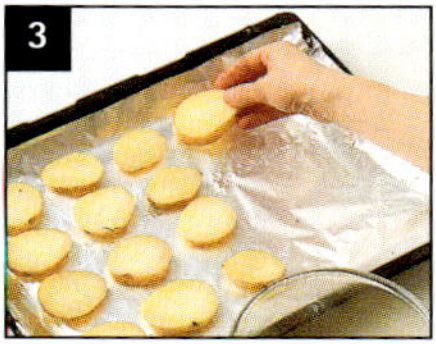

4

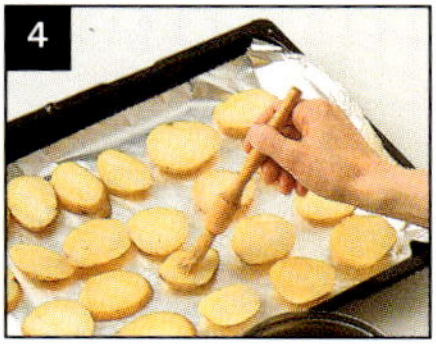

6

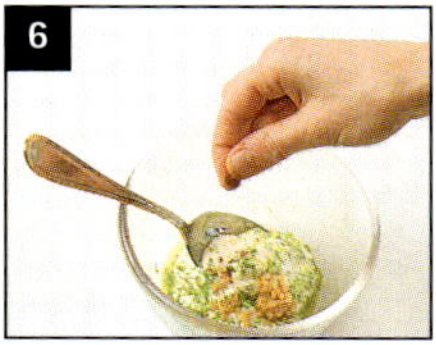

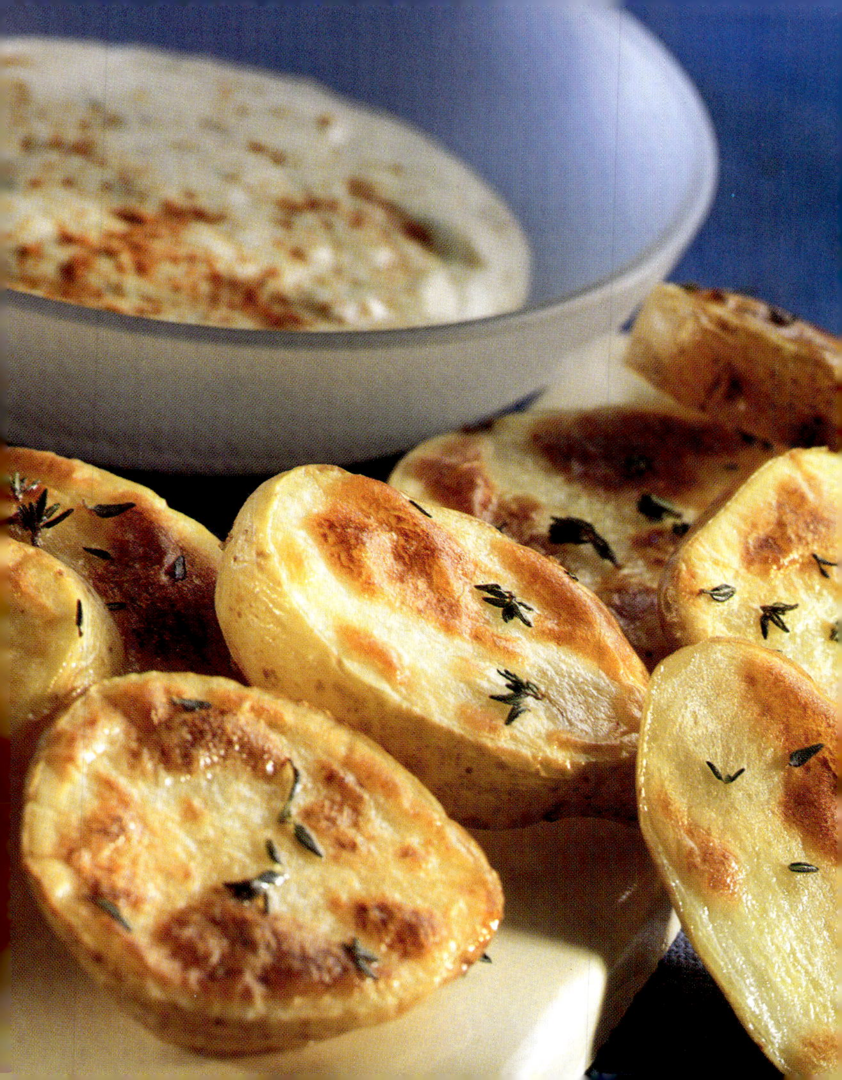

Trio aus Kartoffelpüree

Für 4 Personen

ZUTATEN

300 g mehlig kochende Kartoffeln, grob gehackt
125 g Steckrübe, grob gehackt
1 Mohrrübe, gehackt
450 g Spinat
1 EL Milch
15 g Butter
25 g Mehl
1 Ei
½ TL gemahlener Zimt
Salz und Pfeffer
1 EL Orangensaft
1 Prise frisch geriebene Muskatnuss
Mohrrübenstifte, zum Garnieren

1 Vier 150-ml-Förmchen mit Fett einpinseln.

2 Kartoffeln, Steckrübe und Mohrrübe in separaten Töpfen mit kochendem Wasser jeweils 10 Minuten garen und gut abgießen.

3 Die Kartoffeln mit der Milch und der Butter zu einem glatten Püree verarbeiten. Mehl und Ei unterrühren.

4 Das Kartoffelpüree in 3 gleich große Teile trennen und in separate Schüsseln geben. Einen Teil mit den Steckrüben verrühren, einen anderen mit der Mohrrübe und den dritten mit dem Spinat.

5 Die Steckrübenmischung mit Zimt, Salz und Pfeffer würzen, die Mohrrübenmischung mit dem Orangensaft und die Spinatmischung mit der Muskatnuss.

6 Je eine Schicht der Steckrübenmischung in die Förmchen geben und glatt streichen. Den Vorgang mit der Spinat- und der Mohrrübenmischung wiederholen. Dann die Förmchen mit Alufolie abdecken und in einen flachen Bräter geben. Den Bräter bis zur Hälfte mit kochendem Wasser füllen und im vorgeheizten Backofen auf 180 °C ca. 40 Minuten backen.

7 Die Förmchen auf einen Servierteller stürzen, mit den Mohrrübenstiften garnieren und sofort servieren.

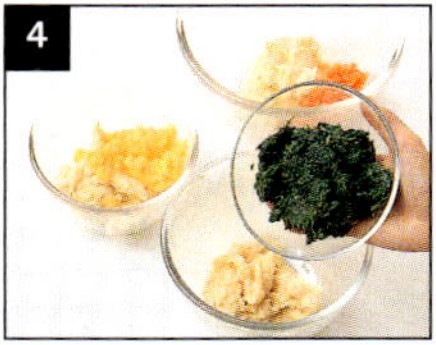
4

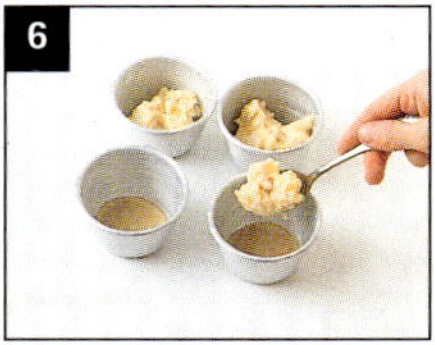
6

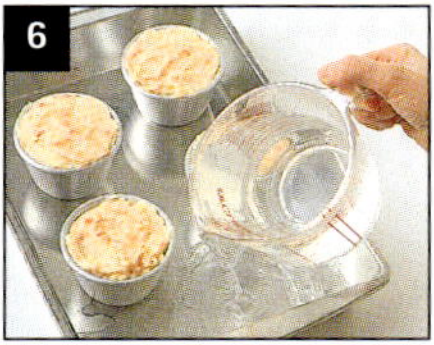
6

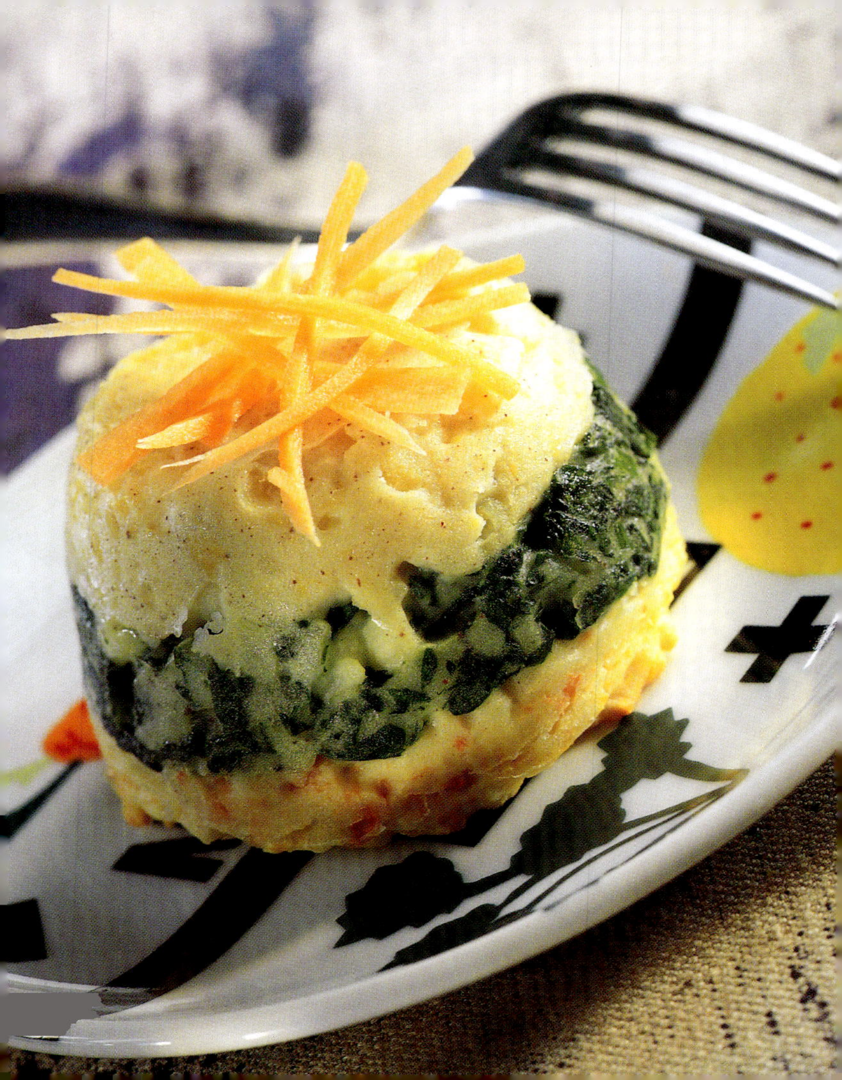

Pikante Pommes Frites

Für 4 Personen

ZUTATEN

4 große mehlig kochende Kartoffeln
2 Süßkartoffeln
50 g Butter, zerlassen
½ TL Chilipulver
1 TL Garam Masala
Salz

1 Kartoffeln und Süßkartoffeln in ca. 1 cm dicke Scheiben, dann in Stifte schneiden.

2 Die Kartoffelstifte in eine große Schüssel mit kaltem Salzwasser legen und 20 Minuten wässern.

3 Mit einem Schaumlöffel herausheben und gründlich abtropfen lassen, dann mit Küchenpapier ganz trockentupfen.

4 Die zerlassene Butter auf ein Backblech gießen und verteilen. Die Kartoffelstifte zugeben, mit Chilipulver, Garam Masala und Salz bestreuen und gründlich in der Butter wenden.

5 Im vorgeheizten Backofen bei 200 °C 40 Minuten goldbraun backen, dabei häufig wenden.

6 Auf Küchenpapier abtropfen lassen und sofort servieren.

TIPP

Das Wässern in kaltem Wasser entzieht den Kartoffeln die Stärke, wodurch sie beim Backen nicht aneinander haften. Das Salz im Wasser sorgt dafür, dass die Ofenchips knackiger werden.

VARIATION

Würzen Sie vor dem Servieren mit Fenchel- oder Kreuzkümmelsamen.

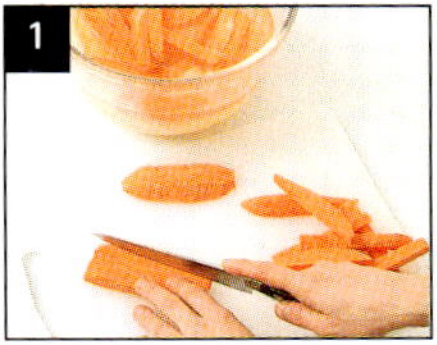

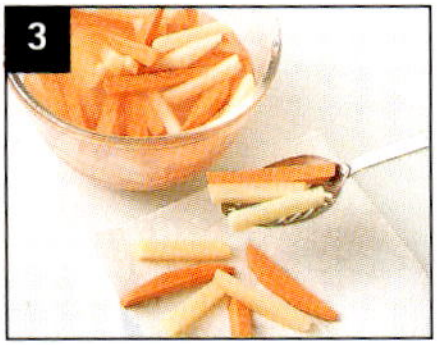

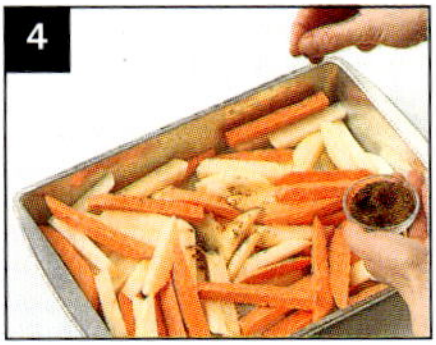

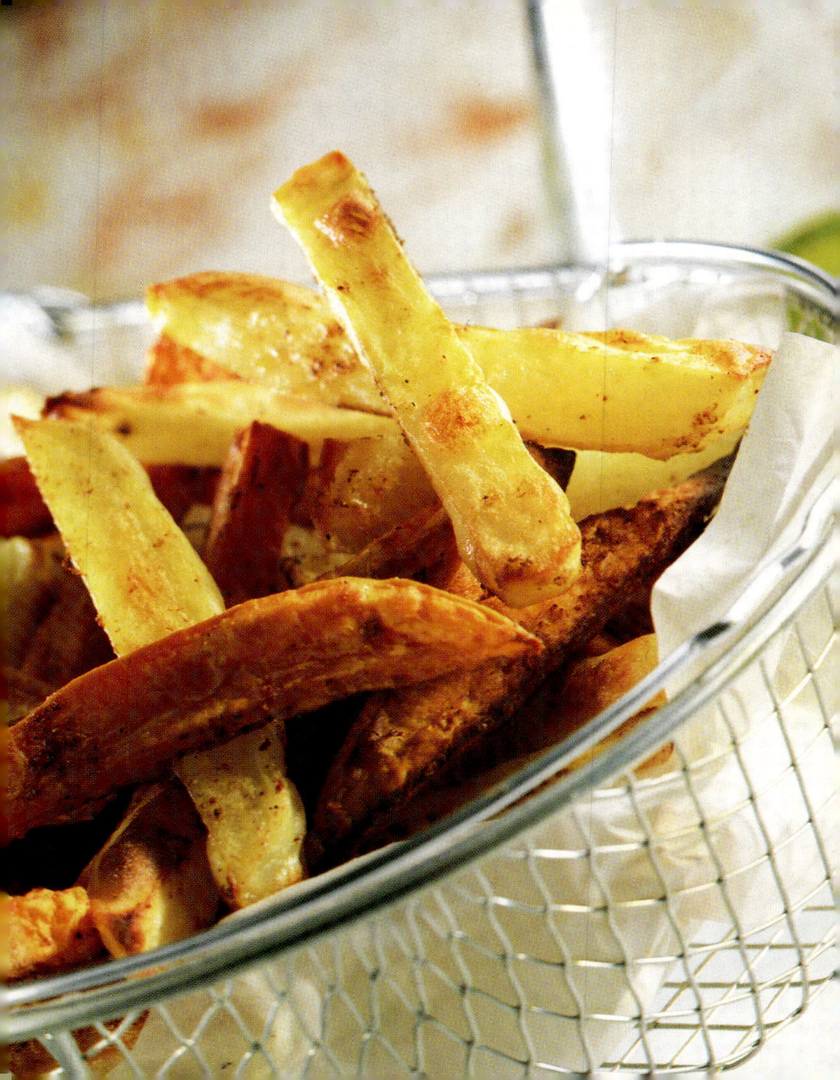

Italienische Ofenkartoffeln

Für 4 Personen

ZUTATEN

2 große fest kochende, ungeschälte Kartoffeln
4 große vollreife Tomaten, gehäutet und entkernt
2 EL Tomatenmark
150 ml Gemüsebrühe
1 kleine gelbe Paprika, in Streifen
125 g Champignons, geviertelt
1 EL frisch gehacktes Basilikum
Salz und Pfeffer
50 g geriebener Käse

1 Die Kartoffeln in je 8 gleich große Schnitze schneiden. In einem Topf mit kochendem Wasser 15 Minuten garen, gut abgießen und in eine flache ofenfeste Form geben.

2 Die Tomaten hacken und zu den Kartoffeln geben. Das Tomatenmark mit der Gemüsebrühe verrühren und zugießen.

3 Paprika, Pilze und Basilikum darüber verteilen und alles mit Salz und Pfeffer abschmecken.

4 Den gerieben Käse darüber streuen und im vorgeheizten Backofen bei 190 °C 15–20 Minuten backen, bis die Oberseite goldbraun geworden ist. Sofort servieren.

TIPP

Zum Bestreuen eignet sich jede gut schmelzende Käsesorte, z. B. der traditionelle Pizzakäse Mozzarella oder auch Emmentaler bzw. Gruyère.

VARIATION

Dieses Gericht ist nicht nur als Beilage köstlich, sondern auch ein leichtes Hauptgericht. Reichen Sie dazu frisches, knuspriges Brot.

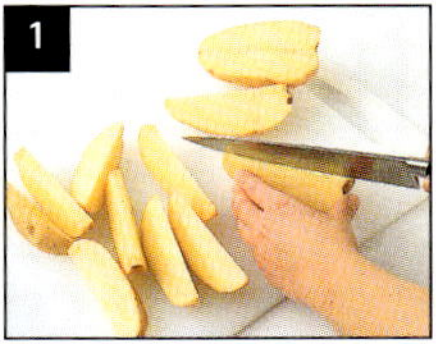

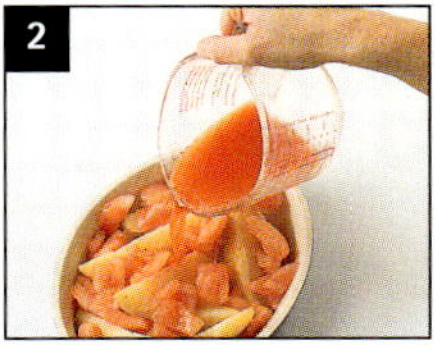

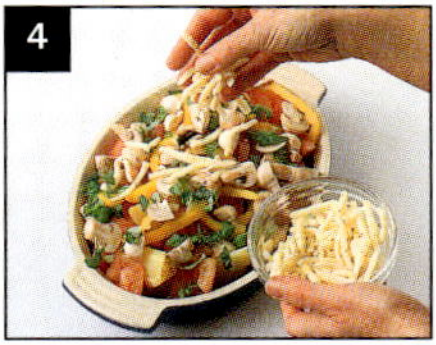

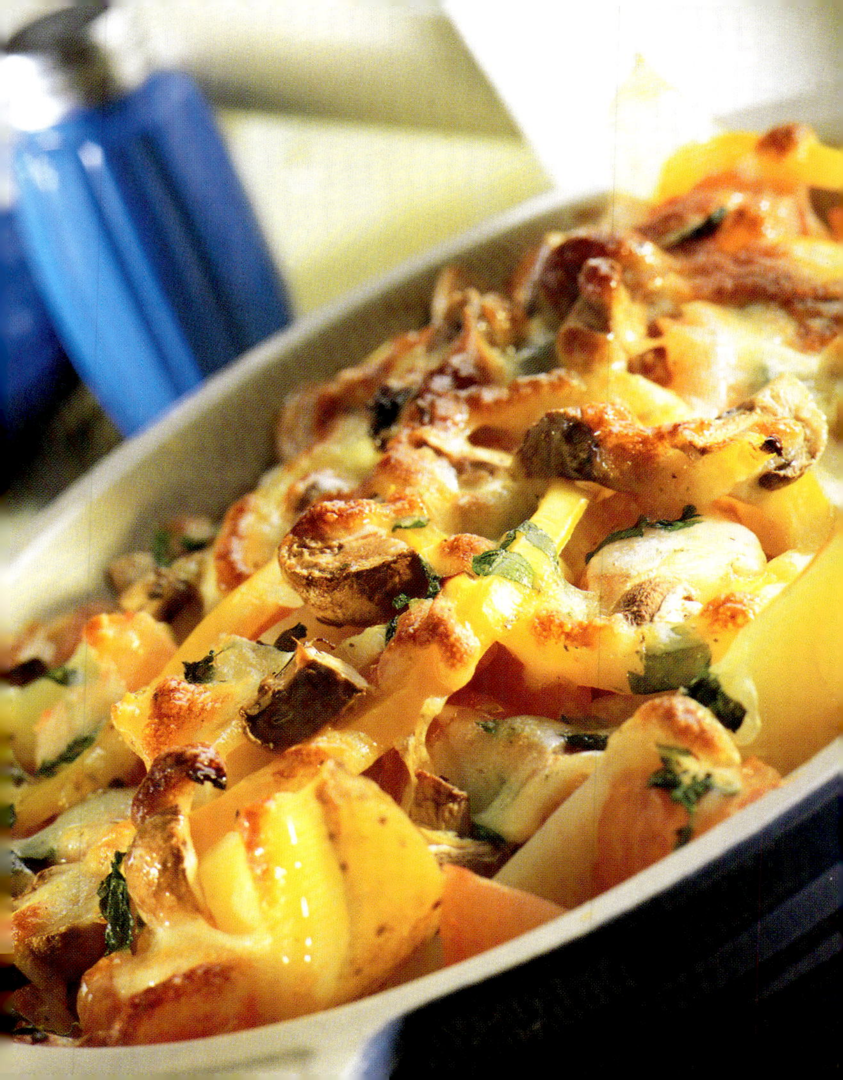

Safrankartoffeln mit Senf

Für 4 Personen

ZUTATEN

1 TL Safran
6 EL kochendes Wasser
675 g fest kochende, ungeschälte Kartoffeln, in Schnitzen
1 rote Zwiebel, in 8 Schnitzen
2 Knoblauchzehen, zerdrückt
1 EL Weißweinessig
2 EL Olivenöl
1 EL körniger Senf
5 EL Gemüsebrühe
5 EL trockener Weißwein
2 TL frisch gehackter Rosmarin
Salz und Pfeffer

1 Den Safran in eine Schüssel legen, mit dem kochenden Wasser übergießen und etwa 10 Minuten ziehen lassen.

2 Die Kartoffeln mit der Zwiebel und dem Knoblauch in einen Bräter geben.

3 Essig, Öl, Senf, Gemüsebrühe, Weißwein, Rosmarin und Safranwasser zugießen. Mit Salz und Pfeffer abschmecken.

4 Den Bräter mit Alufolie abdecken und im vorgeheizten Backofen bei 200 °C 30 Minuten backen.

5 Die Folie abnehmen und weitere 10 Minuten backen, bis die Kartoffeln gar und knusprig braun geworden sind. Sofort servieren.

VARIATION

Nach Geschmack können Sie auf die Gemüsebrühe verzichten und diese ganz durch Weißwein ersetzen.

TIPP

Statt des Safrans können Sie auch Kurkuma nehmen, um das Gericht appetitlich gelb zu färben. Rein geschmacklich lohnt es sich allerdings, Safran zu verwenden.

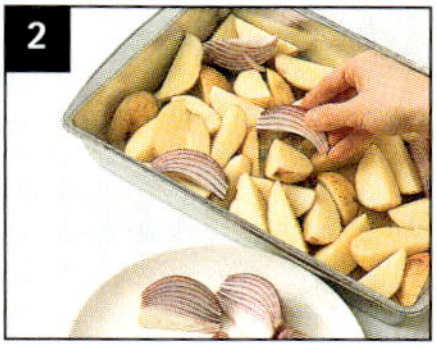

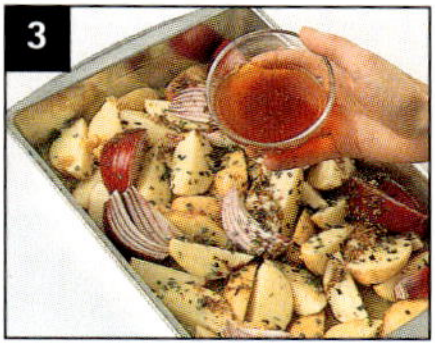

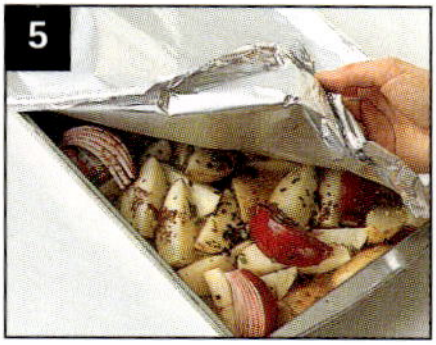

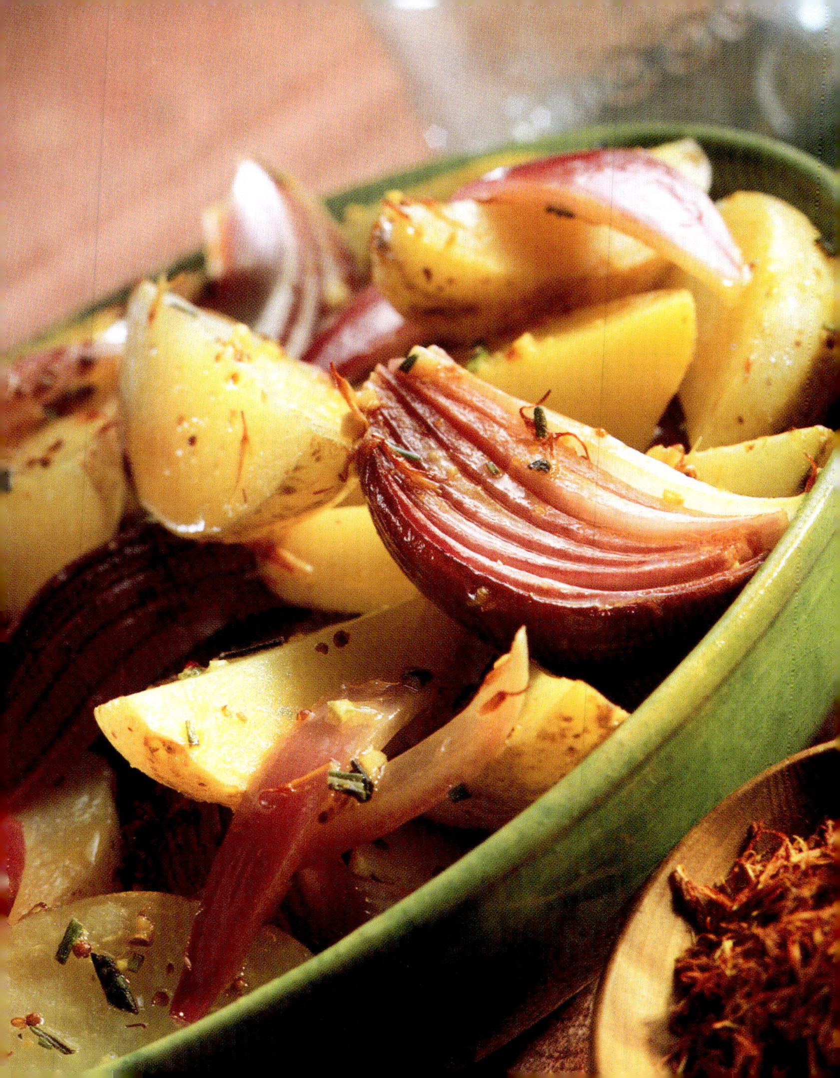

Ofenkartoffeln mit Chili

Für 4 Personen

ZUTATEN

450 g kleine neue Kartoffeln, gewaschen
150 ml Pflanzenöl
1 TL Chilipulver
½ TL Kümmelsamen
1 TL Salz
1 TL frisch gehacktes Basilikum

1 Die Kartoffeln in einem Topf mit kochendem Wasser 10 Minuten garen. Gründlich abgießen.

2 Ein wenig Öl in einen flachen Bräter geben und im vorgeheizten Backofen bei 200 °C 10 Minuten erhitzen. Die Kartoffeln zugeben und mit dem heißen Öl einpinseln.

3 Chilipulver, Kümmelsamen und Salz in einer kleinen Schüssel mischen und über die Kartoffeln streuen. Die Kartoffeln dabei wenden, bis sie rundum gewürzt sind.

4 Das restliche Öl in den Bräter geben und die Kartoffeln 15 Minuten gar backen.

5 Die Kartoffeln mit einem Schaumlöffel herausheben und in eine vorgewärmte Servierschüssel geben. Mit Basilikum garnieren und sofort servieren.

TIPP

Dieses Gericht schmeckt besonders gut zu Lamm- oder Schweinebraten oder gegrilltem Hähnchen.

VARIATION

Verwenden Sie statt der oben angegebenen Gewürze einmal Curry- oder Paprikapulver.

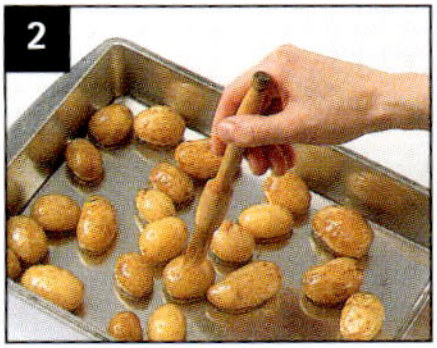

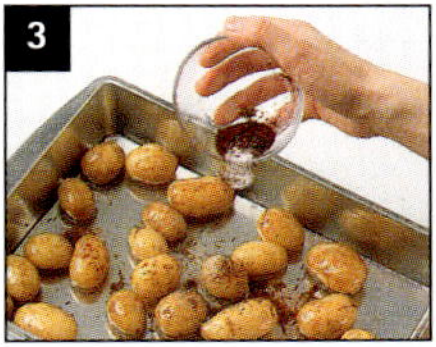

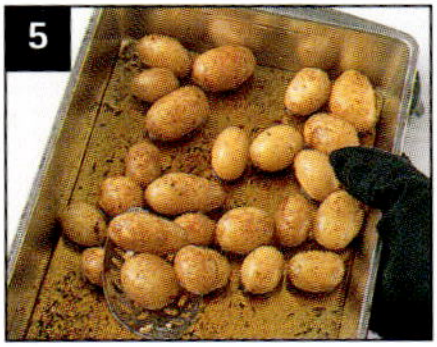

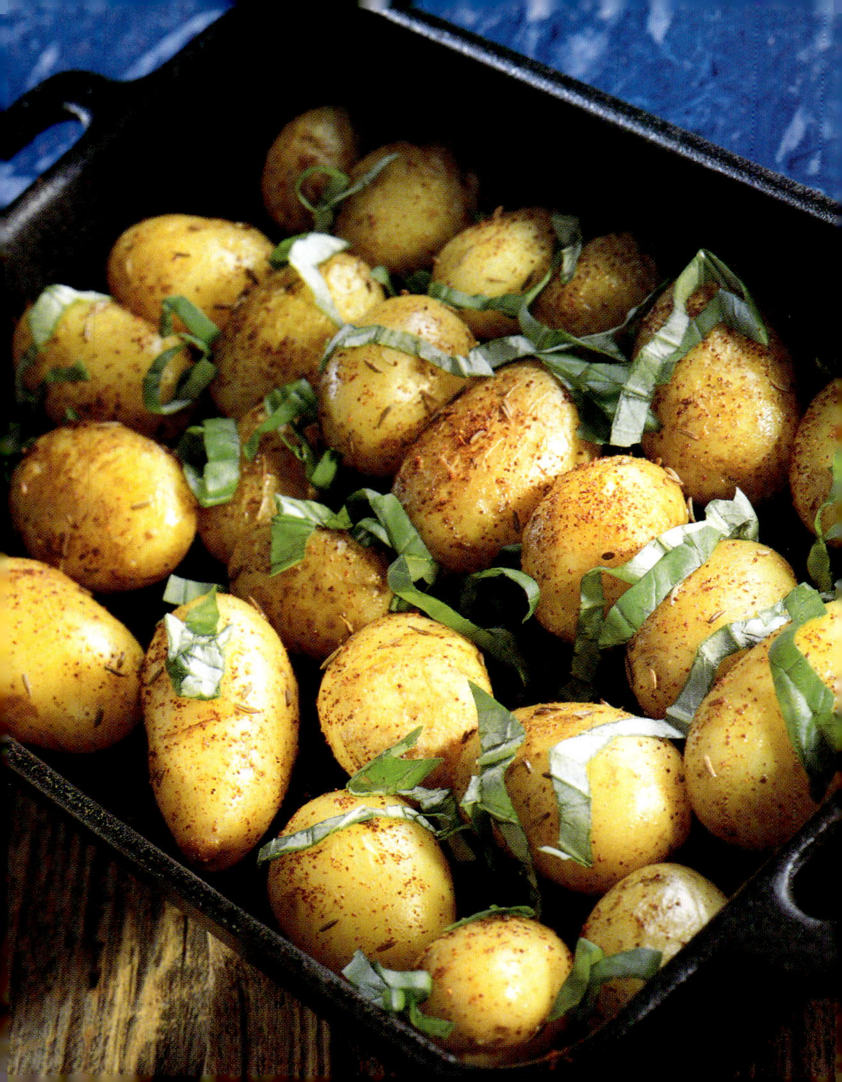

Parmesankartoffeln

Für 4 Personen

ZUTATEN

6 Kartoffeln
50 g frisch geriebener Parmesan
1 Prise frisch geriebene Muskatnuss
1 EL frisch gehackte Petersilie
4 Scheiben geräucherter Speck, in Streifen
Öl, zum Rösten
Salz

1 Die Kartoffeln längs halbieren und in einem Topf mit kochendem Salzwasser 10 Minuten garen. Gründlich abgießen.

2 Parmesan, Muskatnuss und Petersilie in einer kleinen Schale gut vermischen.

3 Die Kartoffelstücke in der Käsemischung wenden, überschüssigen Käse abschütteln.

4 Ein wenig Öl in einen Bräter geben und im vorgeheizten Backofen bei 200 °C 10 Minuten erhitzen. Die Kartoffeln hineingeben und 30 Minuten backen, dabei einmal wenden.

5 Den Bräter aus dem Ofen nehmen, um die Kartoffeln mit dem Speck zu bestreuen, dann weitere 15 Minuten goldbraun backen. Überschüssiges Fett abtropfen lassen und sofort servieren.

TIPP

Zwar hat der Parmesan einen ganz charakteristischen Geschmack, aber es eignet sich auch jeder andere Hartkäse für dieses Gericht.

VARIATION

Nehmen Sie statt des Specks Salami oder luftgetrockneten Parmaschinken. Diese sollten jedoch erst 5 Minuten vor Ende der Backzeit zugegeben werden.

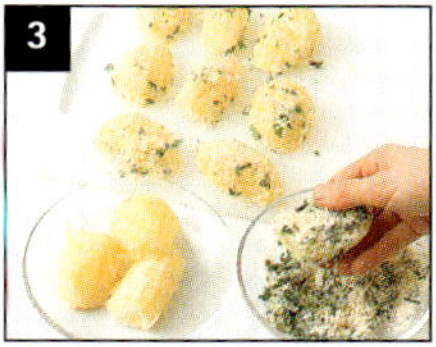

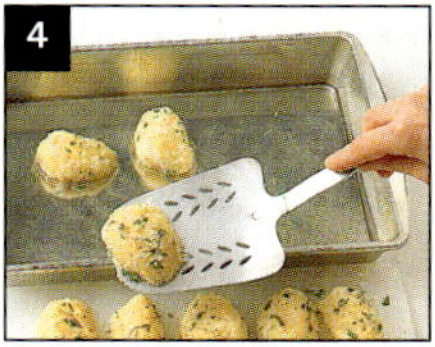

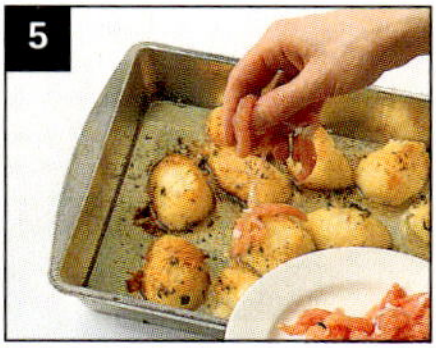

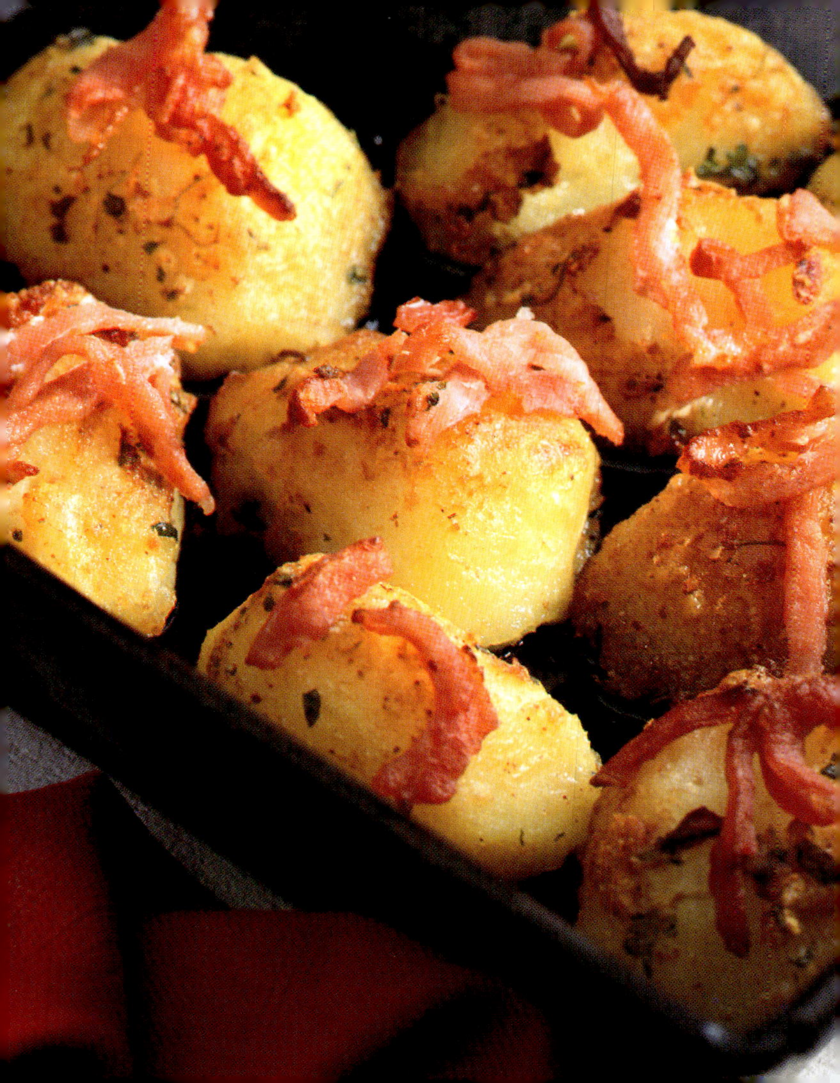

Dauphine-Kartoffeln

Für 4 Personen

ZUTATEN

15 g Butter
675 g fest kochende Kartoffeln, in Scheiben
2 Knoblauchzehen, zerdrückt
1 rote Zwiebel, gehackt
75 g Gruyère, gerieben
Salz und Pfeffer
300 ml Crème double

1 Den Boden einer ofenfesten 1-l-Form mit etwas Butter einpinseln.

2 Die Kartoffelscheiben in einer dünnen Schicht in die Form geben.

3 Etwas Knoblauch, Zwiebel und Käse darüber verteilen. Mit Salz und Pfeffer abschmecken.

4 Alle Zutaten in dieser Reihenfolge aufeinander schichten und mit einer Schicht Kartoffeln abschließen. Mit Käse bestreuen.

5 Mit der Crème double übergießen und im vorgeheizten Ofen 1½ Stunden backen, bis die Kartoffeln auf der Oberseite knusprig braun geworden sind. Sofort servieren.

TIPP

Für eine Hauptmahlzeit fügen Sie noch eine Schicht geräucherten oder gekochten Schinken hinzu und reichen dazu grünen Salat.

VARIATION

Es gibt viele Versionen dieses klassischen Rezeptes, doch alle enthalten Crème double. Daher ist dies ein gehaltvolles und sehr sättigendes Gericht. Es ist wichtig, zum Garen eine flache Form zu nehmen, damit eine knusprige goldbraune Kruste entsteht!

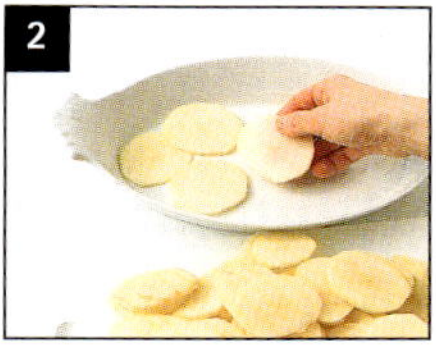

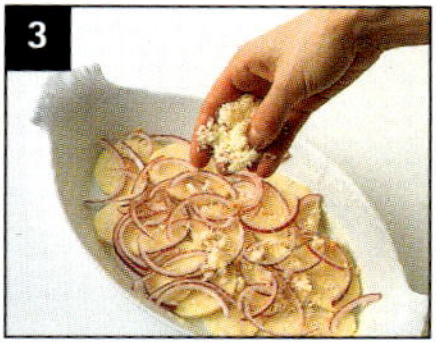

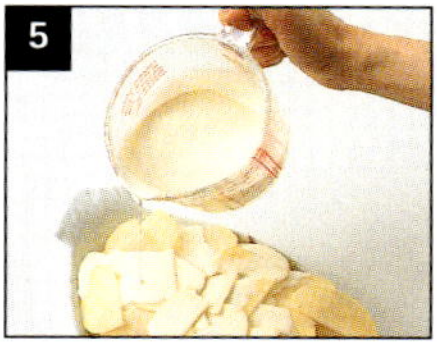

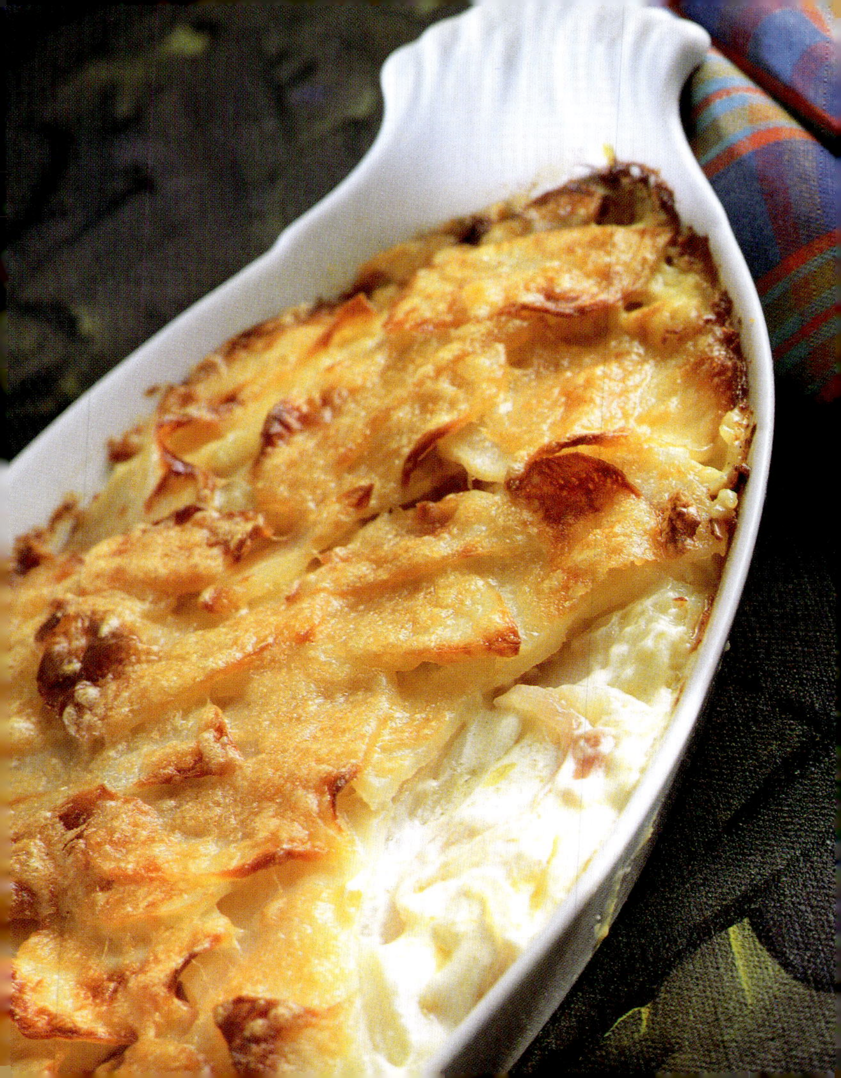

Pommes Anna

Für 4 Personen

ZUTATEN

60 g Butter
675 g fest kochende Kartoffeln
4 EL frisch gehackte gemischte Kräuter
Salz und Pfeffer
frisch gehackte Kräuter, zum Garnieren

1 Eine flache, feuerfeste 1-l-Form mit etwas zerlassener Butter einpinseln.

2 Die Kartoffeln in dünne Scheiben schneiden und mit Küchenpapier trockentupfen.

3 Eine Schicht Kartoffeln in die Form geben, bis der Boden bedeckt ist. Mit etwas Butter einpinseln und mit den Kräutern bestreuen. Mit Salz und Pfeffer abschmecken.

4 Kartoffeln, Butter, Kräuter, Salz und Pfeffer abwechselnd aufeinander schichten, bis alle Kartoffelscheiben aufgebraucht sind.

5 Die obere Kartoffelschicht mit Butter einpinseln, die Form mit Alufolie abdecken und im vorgeheizten Backofen bei 190 °C 1½ Stunden backen.

6 In eine andere Auflaufform stürzen und wieder in den Ofen stellen. 25–30 Minuten backen, bis die Oberfläche goldbraun geworden ist. Mit den Kräutern bestreuen und sofort servieren.

TIPP

Die Kartoffeln müssen in sehr dünne, fast transparente Scheiben geschnitten werden, damit sie im Ofen gut durchgaren.

TIPP

Durch die Butter werden die Kartoffelscheiben zusammengehalten – so kann das Gericht gestürzt werden. Damit die Butter gut haftet, ist es sehr wichtig, die Kartoffelscheiben vor dem Garen gründlich trockenzutupfen.

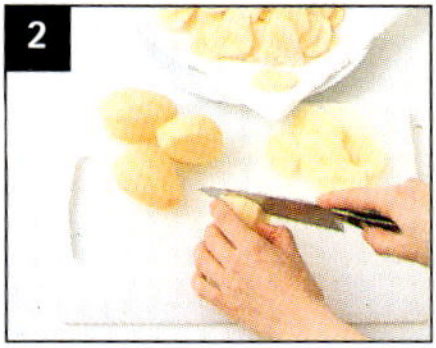
2

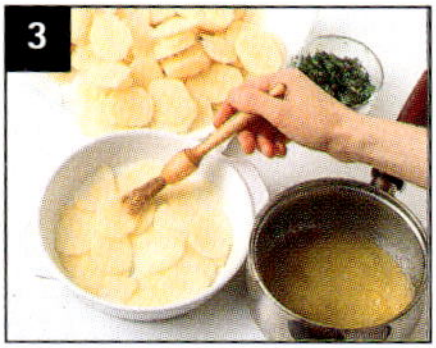
3

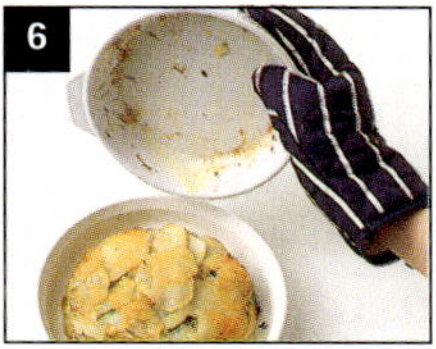
6

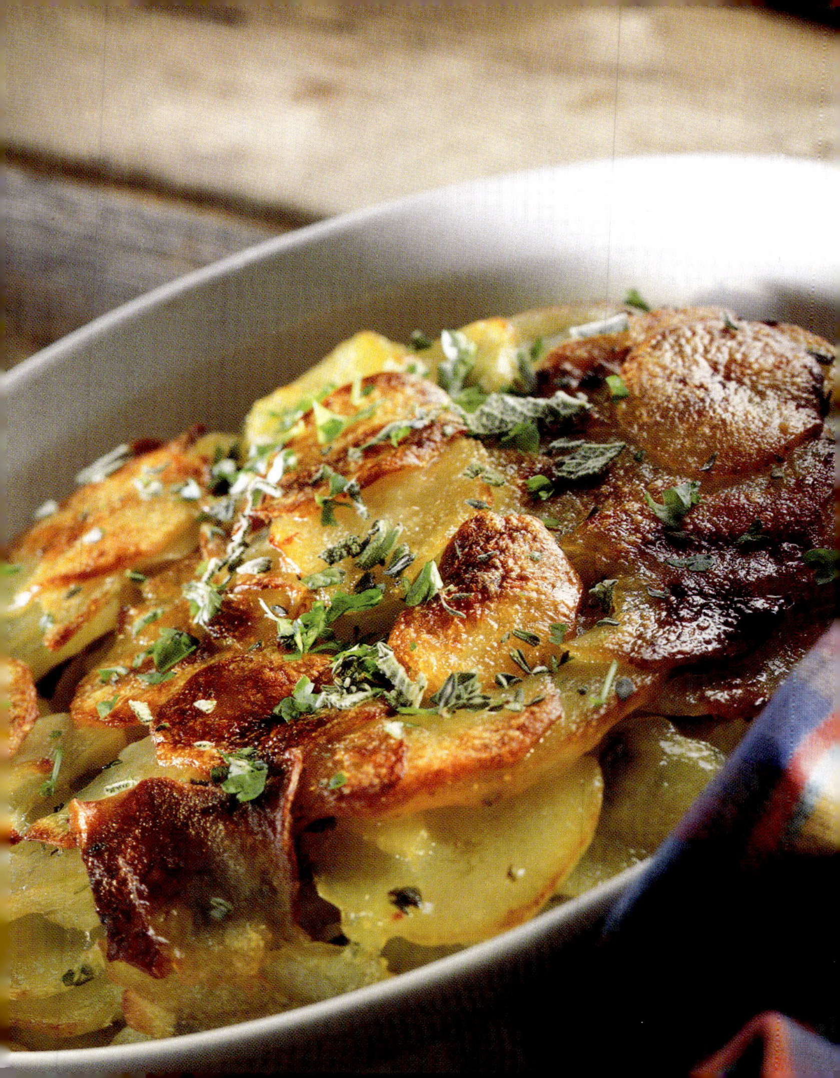

Mandelkartoffeln mit Sahne

Für 4 Personen

ZUTATEN

2 große ungeschälte Kartoffeln, in Scheiben
1 EL Pflanzenöl
1 rote Zwiebel, halbiert und in Ringe geschnitten
1 Knoblauchzehe, zerdrückt
50 g Mandelsplitter
½ TL Kurkuma
125 g Raukeblätter
300 ml Crème double
Salz und Pfeffer

1 Die Kartoffeln in einem Topf mit kochendem Wasser 10 Minuten garen. Gründlich abgießen.

2 Das Öl in einer Pfanne erhitzen, Zwiebel und Knoblauch zufügen und 3–4 Minuten unter ständigem Rühren andünsten.

3 Mandeln, Kurkuma und Kartoffelscheiben zugeben und 2–3 Minuten unter ständigem Rühren garen. Die Rauke einrühren.

4 Die Kartoffelmischung in eine flache feuerfeste Form füllen. Mit der Crème double übergießen und mit Salz und Pfeffer abschmecken.

5 Im vorgeheizten Backofen bei 190 °C 20 Minuten backen, bis die Kartoffeln gar sind. Als Beilage zu gegrilltem Fleisch oder Fisch servieren.

VARIATION

Statt der Mandeln können Sie auch Cashewkerne oder ungesalzene Erdnüsse verwenden.

VARIATION

Wenn Sie keine Rauke finden, schmeckt dazu auch junger Blattspinat.

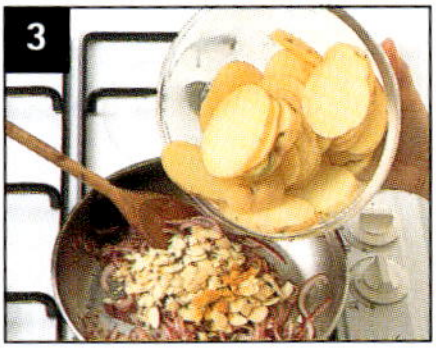

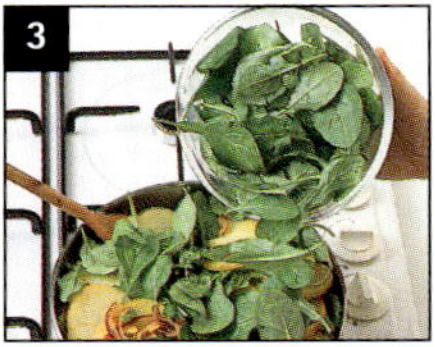

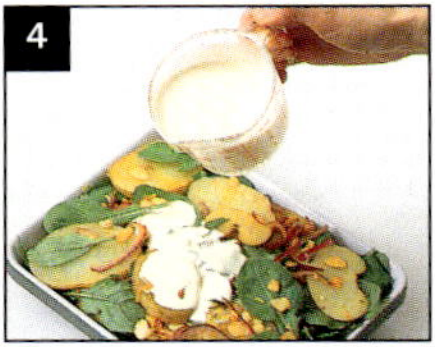

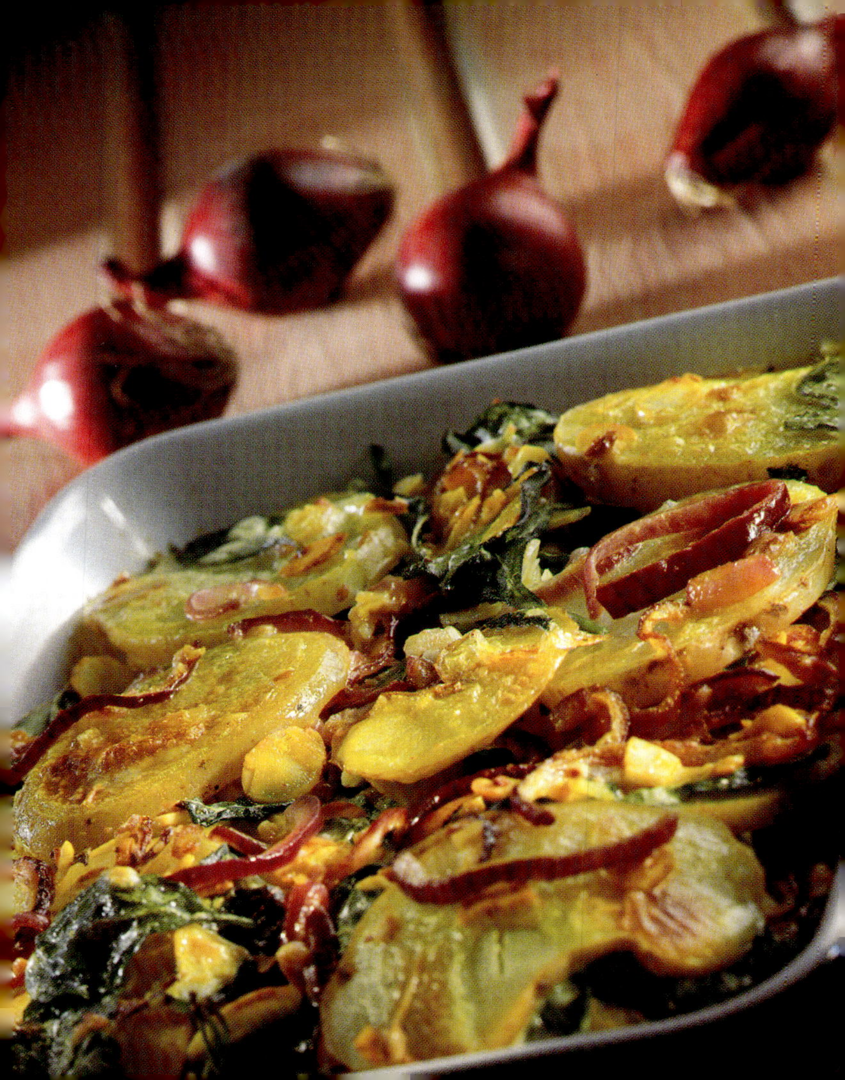

Ofenkartoffeln mit Porree

Für 4 Personen

ZUTATEN

675 g fest kochende Kartoffeln, grob gewürfelt
15 g Butter
2 Porreestangen, in Scheiben
150 ml Weißwein
150 ml Gemüsebrühe
1 EL Zitronensaft
2 EL frisch gehackte gemischte Kräuter
Salz und Pfeffer

GARNIERUNG:
abgeriebene Zitronenschale
frische Kräuter (nach Geschmack)

1 Die Kartoffeln in einem Topf mit kochendem Wasser 5 Minuten garen. Gründlich abgießen.

2 Unterdessen die Butter in einer Pfanne zerlassen, den Porree zufügen und 5 Minuten weich dünsten.

3 Die Kartoffeln mit dem Porree in eine ofenfeste Form geben.

4 Wein, Gemüsebrühe, Zitronensaft und Kräuter mischen, mit Salz und Pfeffer abschmecken und über die Kartoffelmischung gießen.

5 Im vorgeheizten Backofen bei 190 °C 35 Minuten backen, bis die Kartoffeln gar sind.

6 Nach Geschmack mit Zitronenschale und Kräutern garnieren und zu gekochtem oder gegrilltem Fleisch servieren.

TIPP

Wenn der Porree zu braun wird, decken Sie die Form nach der Hälfte der Backzeit mit Alufolie ab.

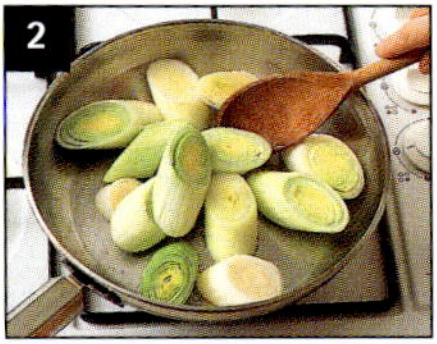

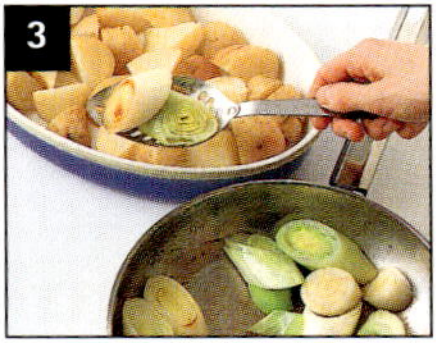

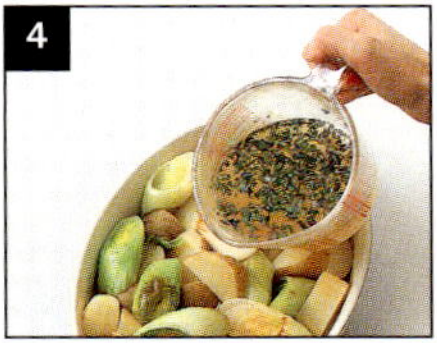

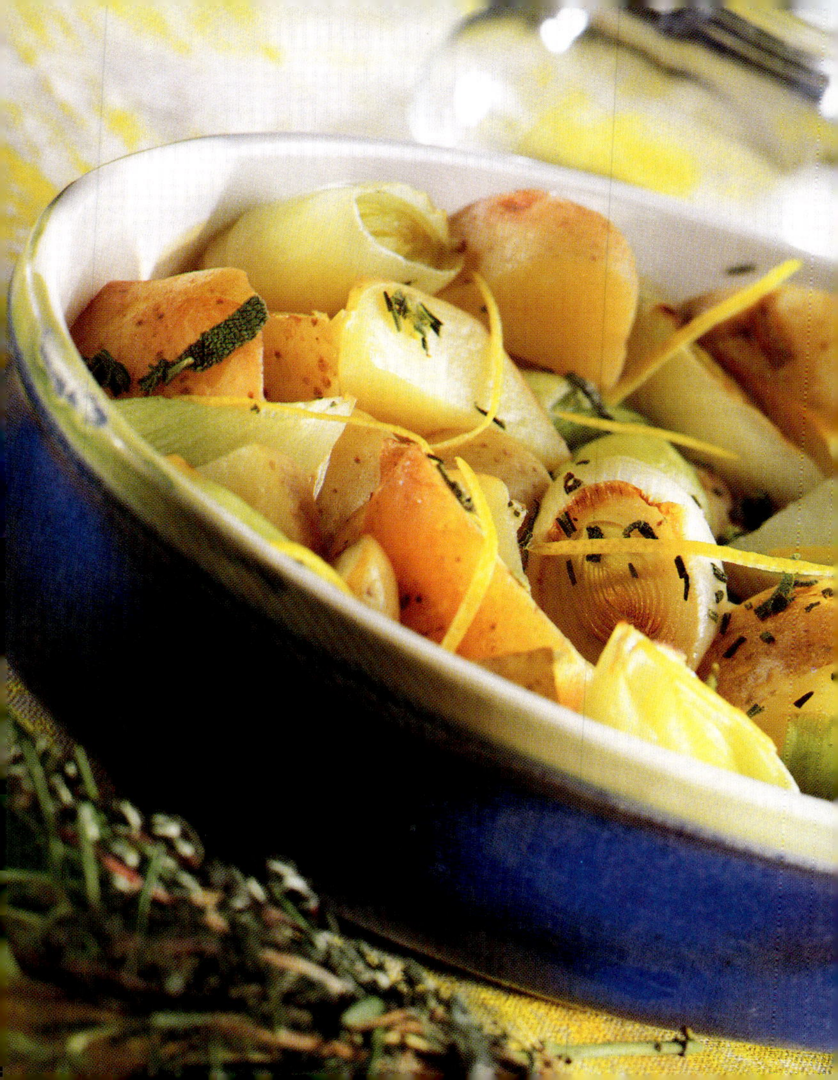

Gratiniertes Käse-Kartoffel-Püree

Für 4 Personen

ZUTATEN

900 g mehlig kochende Kartoffeln, gewürfelt
25 g Butter
2 EL Milch
50 g pikanter Käse oder Blauschimmelkäse, gerieben

STREUSEL:
40 g Butter
1 Zwiebel, grob gehackt
1 Knoblauchzehe, zerdrückt
1 EL körniger Senf
175 g frische Vollkorn-Semmelbrösel
Salz und Pfeffer
2 EL frisch gehackte Petersilie

1 Die Kartoffeln in einem Topf mit kochendem Wasser 10 Minuten garen, bis sie weich sind.

2 Unterdessen die Streusel vorbereiten. Die Butter in der Pfanne zerlassen. Zwiebel, Knoblauch und Senf zufügen und unter ständigem Rühren bei schwacher Hitze dünsten.

3 Die Semmelbrösel in eine Schüssel geben. Die gedünstete Zwiebel einrühren. Mit Salz und Pfeffer abschmecken und die Petersilie zugeben.

4 Die Kartoffeln gründlich abgießen und in eine Schüssel geben. Butter und Milch zufügen und zu einem glatten Püree verarbeiten. Sofort den geriebenen Käse einrühren.

5 Das Püree in eine flache ofenfeste Form geben und mit den Streuseln bestreuen.

6 Im vorgeheizten Backofen bei 200 °C 10–15 Minuten backen, bis die Streusel oben goldbraun geworden sind. Sofort servieren.

TIPP

Besonders knackig wird dieses Gericht, wenn Sie in Schritt 4 frisch gekochtes Gemüse wie Paprika oder Stangensellerie zugeben.

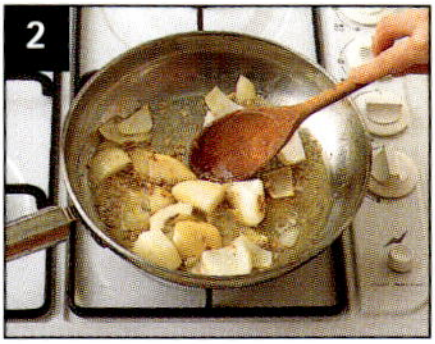

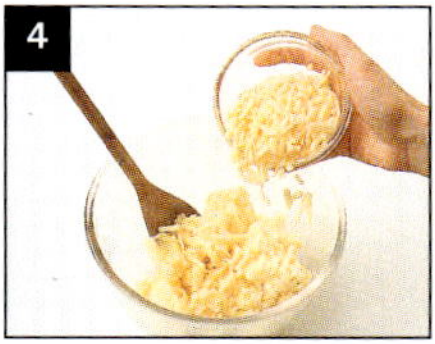

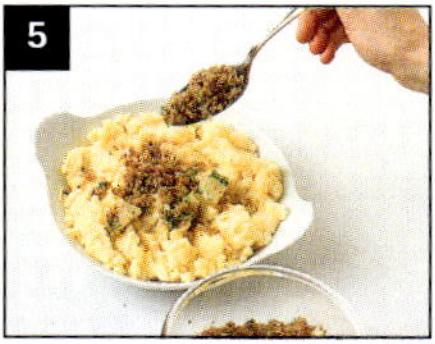

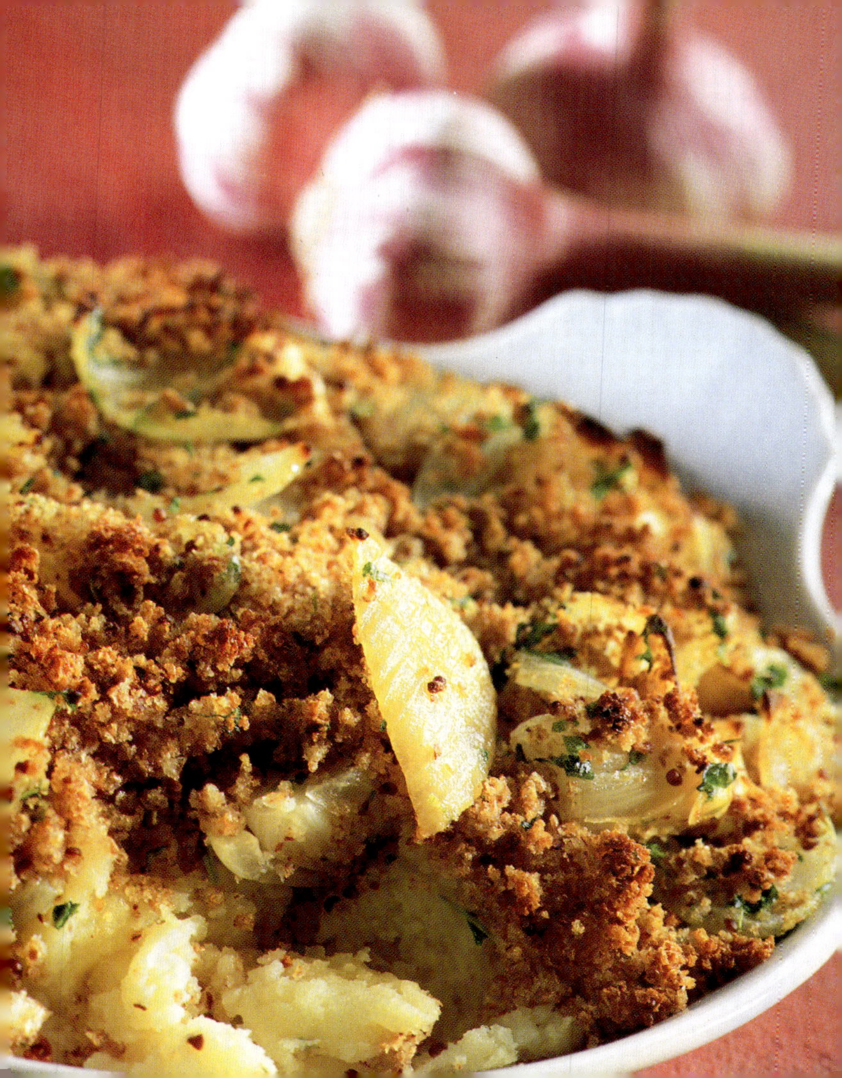

Mohrrüben-Kartoffel-Soufflé

Für 4 Personen

ZUTATEN

25 g Butter
4 EL frische Vollkorn-Semmelbrösel
675 g mehlig kochende Kartoffeln, in der Schale gebacken
2 Mohrrüben, geraspelt
2 Eier, getrennt
2 EL Orangensaft
1 Prise frisch geriebene Muskatnuss
2 EL frisch gehackte Petersilie
Salz und Pfeffer
Mohrrübenspäne, zum Garnieren

1 Eine 900-ml-Auflaufform mit Butter einpinseln und mit 3 Esslöffeln der Semmelbrösel ausschwenken.

2 Die gebackenen Kartoffeln halbieren und das Fruchtfleisch in eine Schüssel löffeln.

3 Mohrrüben, Eidotter, Orangensaft und Muskatnuss zufügen. Petersilie zufügen, salzen, pfeffern und vorsichtig verrühren.

4 Das Eiweiß in einer separaten Schüssel steif schlagen, dann mit einem Metalllöffel vorsichtig unter die Kartoffelmasse heben.

5 Die Soufflémasse vorsichtig in die Auflaufform geben. Mit den restlichen Semmelbröseln bestreuen.

6 Im vorgeheizten Backofen bei 200 °C etwa 40 Minuten backen, bis das Soufflé aufgegangen und oben goldbraun ist. Während des Backens nicht die Ofentür öffnen, da das Soufflé sonst zusammenfällt. Mit den Mohrrübenspänen garnieren und sofort servieren.

TIPP

Die Kartoffeln mit einer Gabel rundherum einstechen und im vorgeheizten Backofen bei 190 °C 1 Stunde backen.

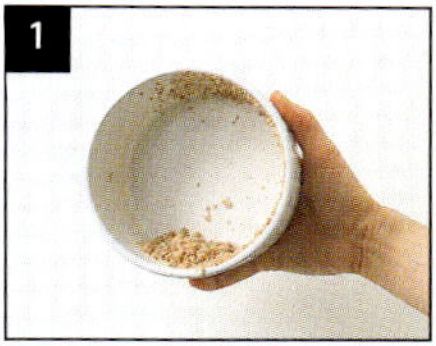
1

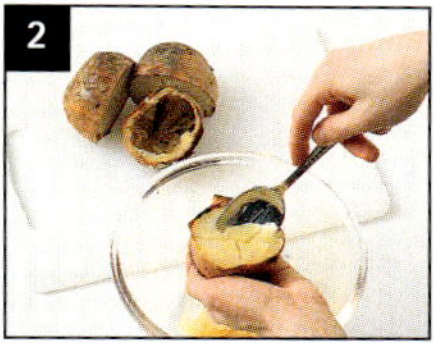
2

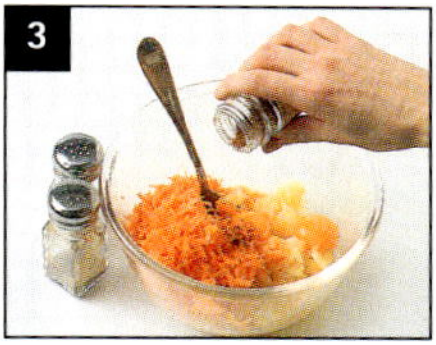
3

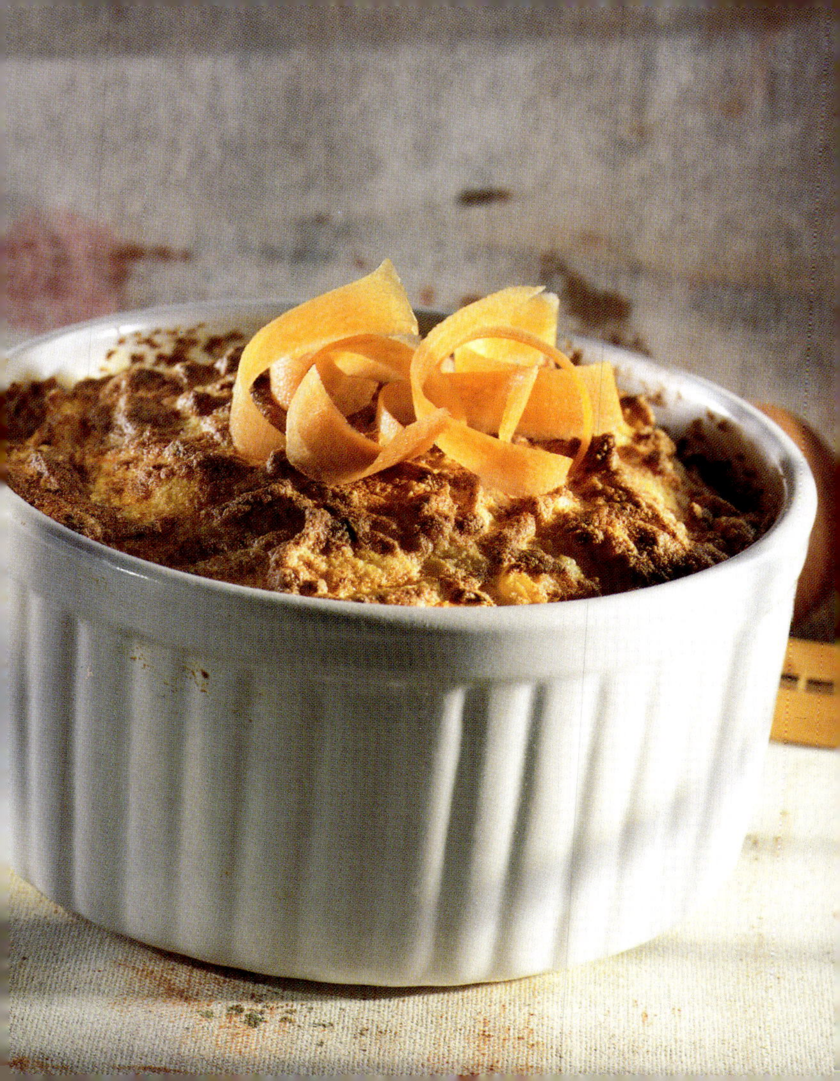

Kartoffeln en papillote

Für 4 Personen

ZUTATEN

16 kleine neue Kartoffeln
1 Mohrrübe, in Stiften
1 Fenchelknolle, in Scheiben
75 g grüne Bohnen
1 gelbe Paprika, in Streifen
240 ml trockener Weißwein
4 Rosmarinstängel
Salz und Pfeffer
Rosmarinstängel, zum Garnieren

1 Aus Backpapier 4 Quadrate von ca. 25 cm Seitenlänge schneiden.

2 Gemüse und Kartoffeln gleichmäßig auf die 4 Quadrate verteilen.

3 Die Papierecken über dem Gemüse zusammenfassen und das Papier zusammenknüllen, sodass oben eine Öffnung bleibt.

4 Die Päckchen in einen Bräter setzen. In jedes Paket 4 Esslöffel Weißwein und einen Rosmarinstängel geben. Mit Salz und Pfeffer abschmecken.

5 Die Päckchen oben fest zusammenfalten. Im vorgeheizten Backofen bei 190 °C 30–35 Minuten backen, bis das Gemüse gar ist.

6 Die Päckchen auf Servietellern anrichten und mit Rosmarinstängeln garnieren. Sie sollten erst beim Essen geöffnet werden, damit das volle Aroma erhalten bleibt.

TIPP

Die Päckchen können auch gedämpft werden.

VARIATION

Wenn Sie keine kleinen Kartoffeln bekommen, verwenden Sie große Kartoffeln, die geviertelt werden, damit sie in der vorgegebenen Zeit gar werden.

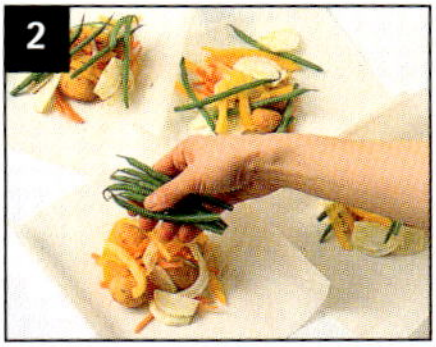

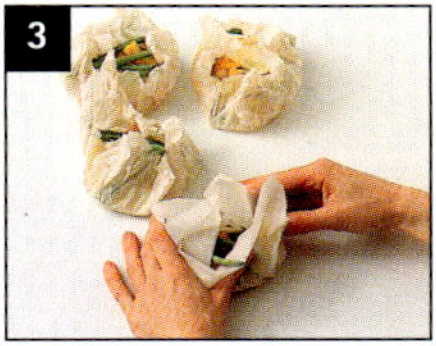

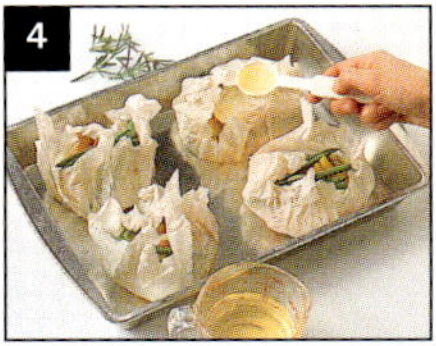

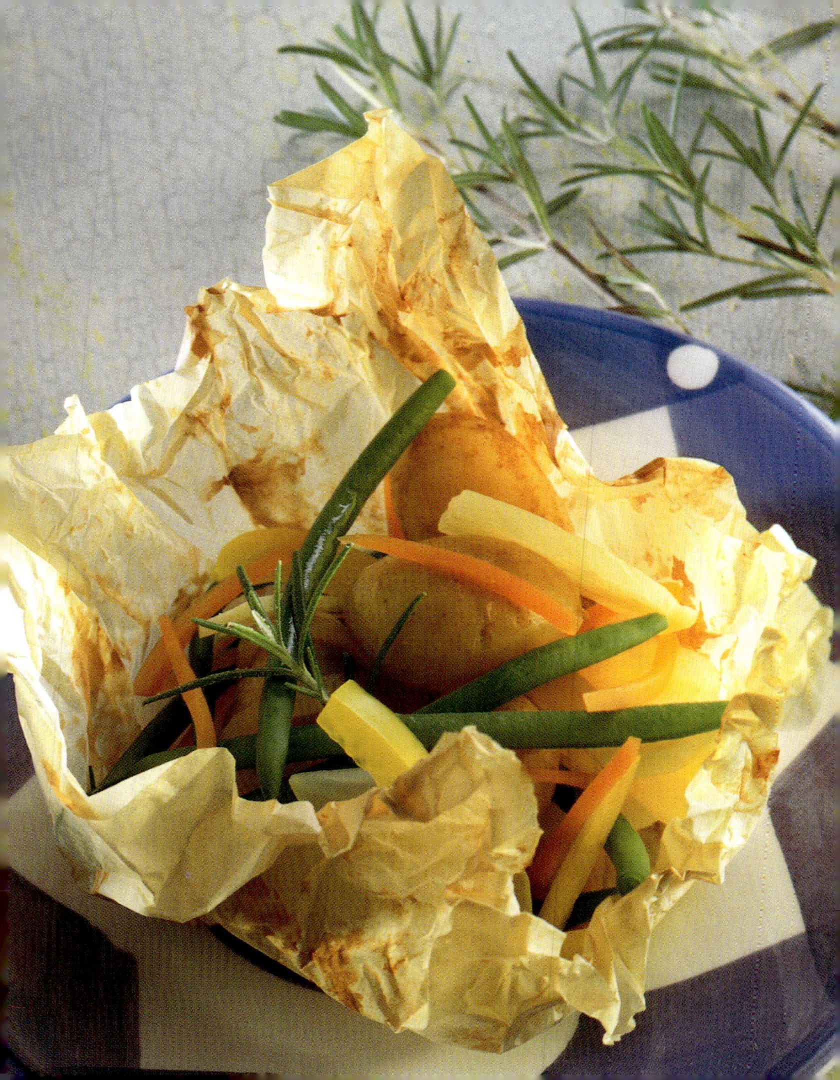

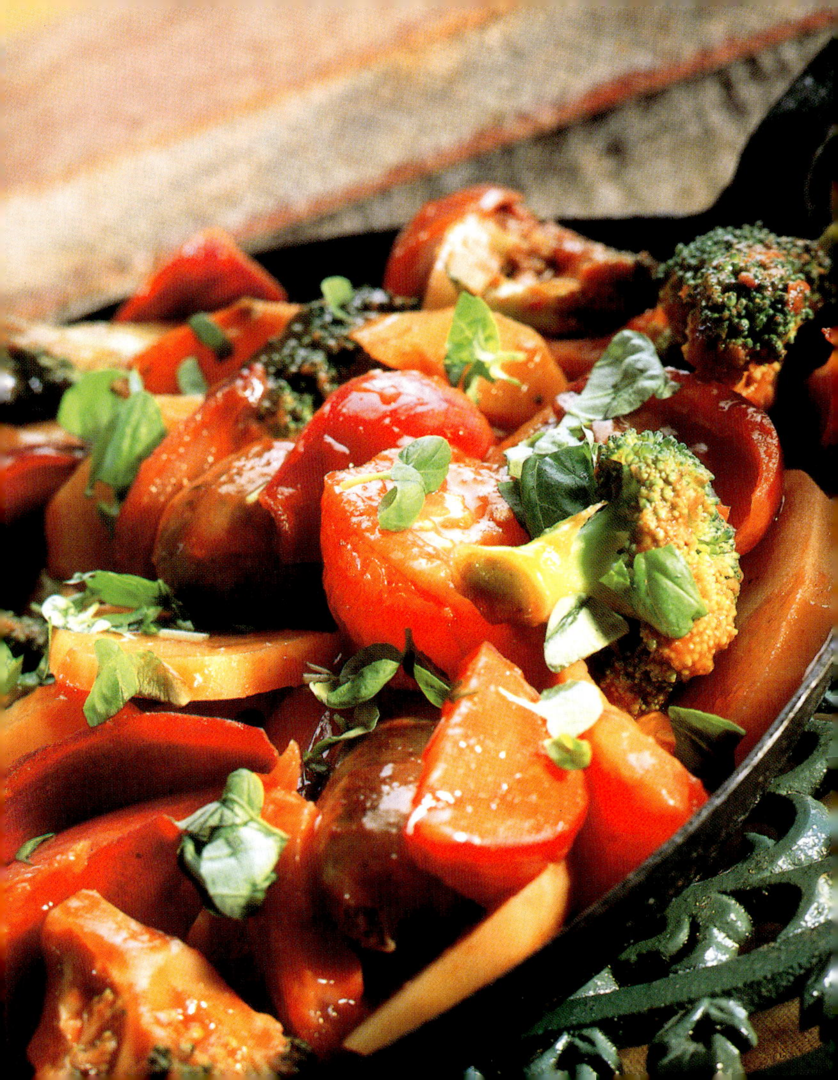

Haupt-gerichte

In diesem Kapitel stellen wir Ihnen eine große Auswahl an köstlichen Hauptgerichten vor, die zumeist wesentlich gehaltvoller sind als die Gerichte des vorangegangenen Kapitels. Daher ist zu ihrer Planung und Zubereitung auch mehr Zeit erforderlich. Zwar ist die Kartoffel stets eine Hauptzutat, doch Sie finden hier eine wahre Vielfalt an wunderbaren Fleisch-, Geflügel- und Fischgerichten, und auch die Vegetarier kommen auf ihre Kosten.

Die Rezepte stammen aus aller Welt – darunter so verlockende Köstlichkeiten wie Kartoffel-Ravioli, Köfte mit Kartoffeln & Lamm, ein spanischer Kartoffelauflauf oder ein indisches Kartoffel-Curry. Daneben finden Sie eine Reihe von herzhaften und gehaltvollen Gerichten wie die Hähnchen-Kartoffel-Pfanne mit Sahne, das Drei-Käse-Kartoffel-Soufflé und das Kartoffelgratin mit Auberginen. Ob Sie für eine oder zwei Personen, eine ganze Familie oder gar für viele Gäste kochen – Sie werden hier stets etwas Verlockendes finden!

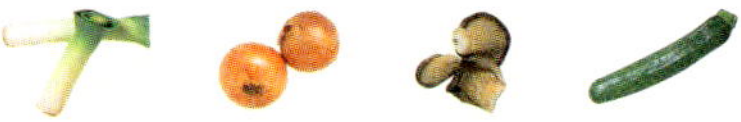

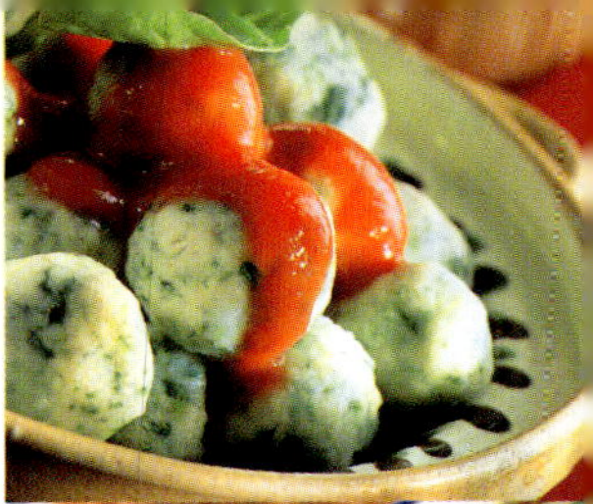

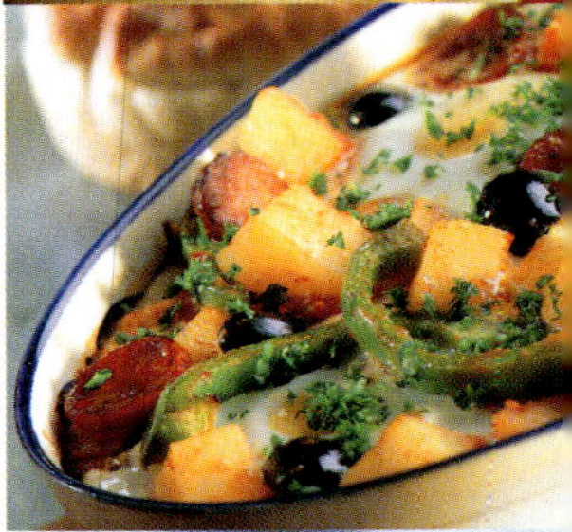

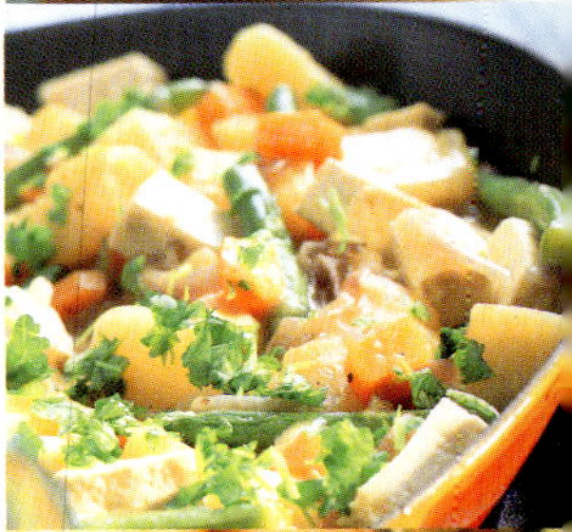

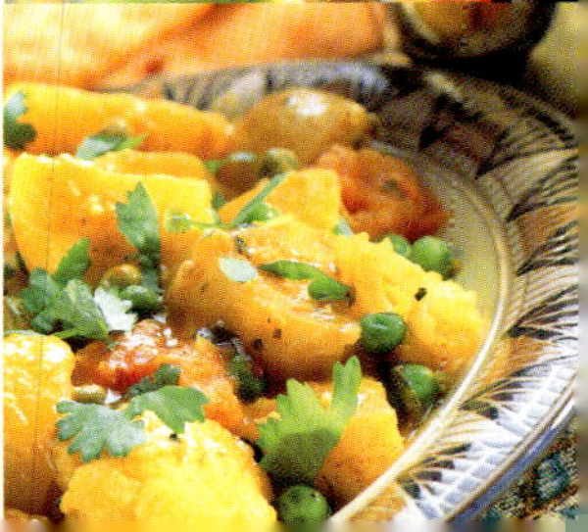

Kartoffel-Fleisch-Topf mit Erdnüssen

Für 4 Personen

ZUTATEN

1 EL Pflanzenöl
60 g Butter
450 g mageres Rindersteak, in dünnen Streifen
1 Zwiebel, halbiert und in Ringen
2 Knoblauchzehen, zerdrückt
2 große fest kochende Kartoffeln, gewürfelt
½ TL Paprikapulver
4 EL grobe Erdnussbutter
600 ml Rinderbrühe
25 g ungesalzene Erdnüsse
2 TL helle Sojasauce
50 g Zuckererbsen
1 rote Paprika, in dünnen Streifen
Petersilienstängel, zum Garnieren (nach Geschmack)

1 Öl und Butter in einem Topf erhitzen.

2 Das Fleisch zufügen und bei schwacher Hitze unter ständigem Rühren 3–4 Minuten anbraten, bis sich die Poren geschlossen haben.

3 Zwiebel und Knoblauch zufügen und 2 Minuten weiter braten.

4 Die Kartoffeln zugeben und weitere 3–4 Minuten braten, bis sie leicht braun zu werden beginnen.

5 Paprikapulver und Erdnussbutter zugeben und nach und nach die Rinderbrühe einrühren. Kurz aufkochen und dabei häufig rühren.

6 Erdnüsse, Sojasauce, Zuckererbsen und Paprika zufügen.

7 Deckel auflegen und bei schwacher Hitze 45 Minuten ziehen lassen, bis das Fleisch gar ist.

8 Nach Geschmack mit Petersilie garnieren und servieren.

TIPP

Servieren Sie dieses Gericht mit Reis oder Nudeln als Beilage.

VARIATION

Wenn Sie es pikanter mögen, geben Sie eine gehackte grüne Chilischote zu.

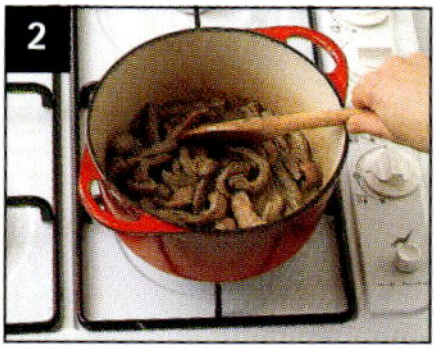

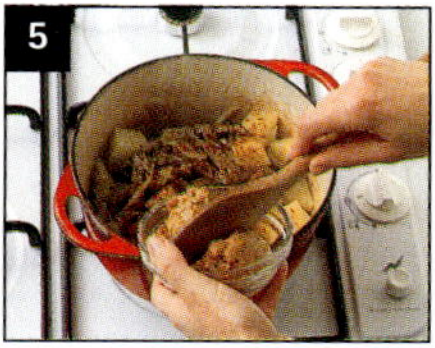

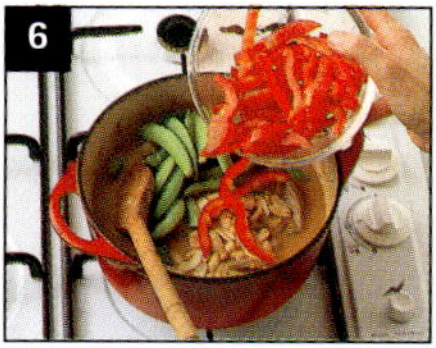

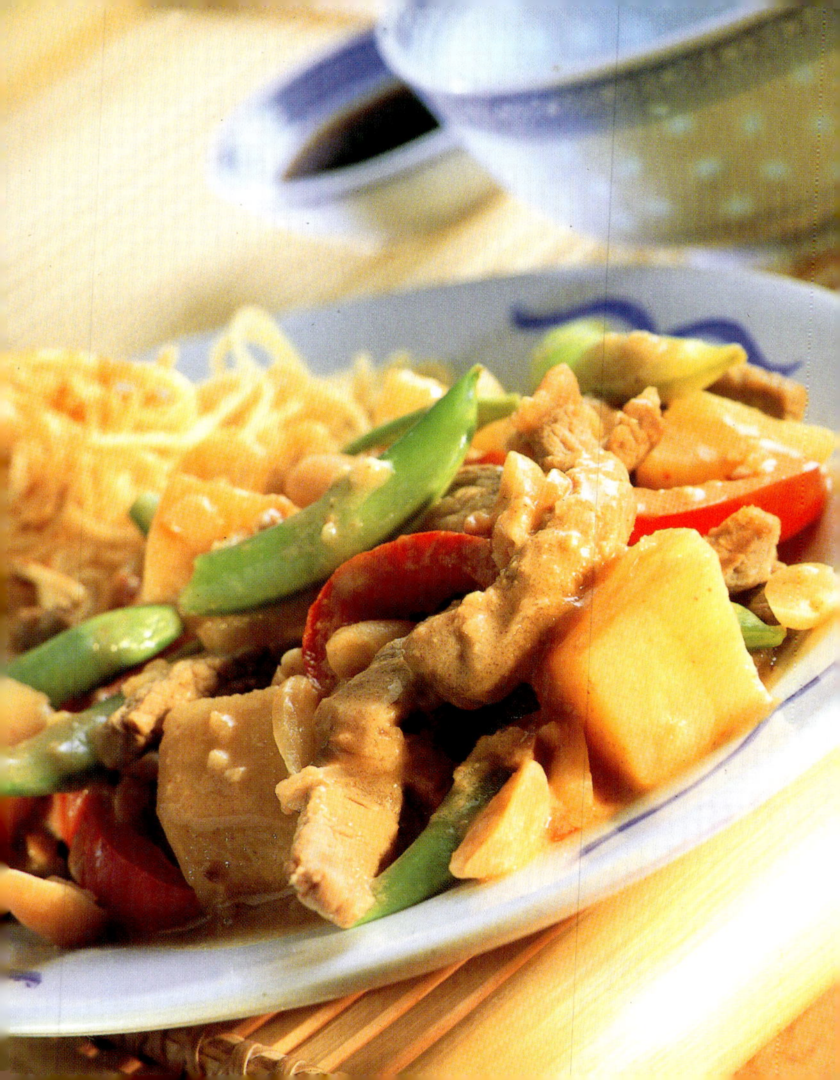

Kartoffel-Ravioli

Für 4 Personen

ZUTATEN

FÜLLUNG:
1 EL Pflanzenöl
125 g Rinderhack
1 Schalotte, gehackt
1 Knoblauchzehe, zerdrückt
1 EL Mehl
1 EL Tomatenmark
150 ml Rinderbrühe
1 Selleriestange, gehackt
2 Tomaten, gehäutet und gewürfelt
2 TL frisch gehacktes Basilikum
Salz und Pfeffer

RAVIOLI:
450 g mehlig kochende Kartoffeln, gewürfelt
3 kleine Eidotter
3 EL Olivenöl
175 g Mehl
60 g Butter, zum Braten
Basilikumblätter, gezupft, zum Garnieren

1 Für die Füllung das Öl erhitzen, Rinderhack zufügen und 3–4 Minuten scharf anbraten, das Fleisch dabei mit einem Löffel zerbröckeln. Schalotte und Knoblauch zugeben und ca. 2–3 Minuten glasig dünsten.

2 Mehl und Tomatenmark einrühren und 1 Minute dünsten. Rinderbrühe, Sellerie, Tomaten und Basilikum zufügen und verrühren. Salzen und pfeffern.

3 Bei schwacher Hitze 20 Minuten garen, von der Kochstelle nehmen und abkühlen lassen.

4 Für die Ravioli die Kartoffeln in kochendem Wasser 10 Minuten garen und abgießen.

5 Die Kartoffeln zu Püree zerstampfen und in eine Schüssel geben, Eidotter und Öl unterrühren. Mit Salz und Pfeffer abschmecken, mit dem Mehl zu einem Teig verkneten.

6 Den Teig auf einer leicht bemehlten Arbeitsfläche in 24 Stücke teilen und diese zu runden Fladen formen. Die Füllung auf eine Hälfte löffeln und die andere Hälfte darüber falten, an den Rändern gut andrücken.

7 Die Butter zerlassen und die Ravioli darin 6–8 Minuten goldbraun braten, dabei einmal wenden. Mit frischem Basilikum garnieren und sofort servieren.

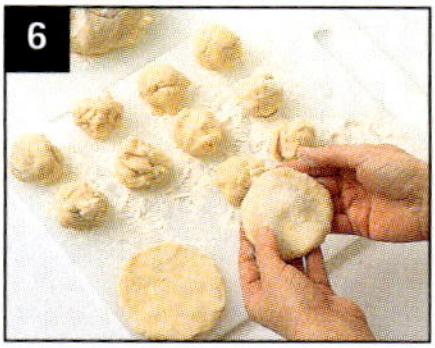

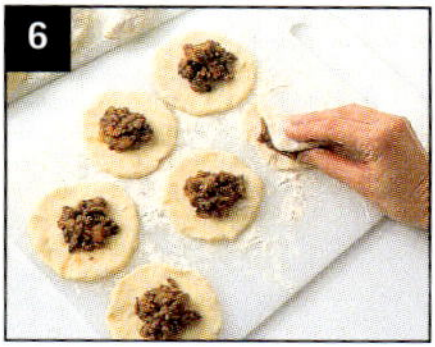

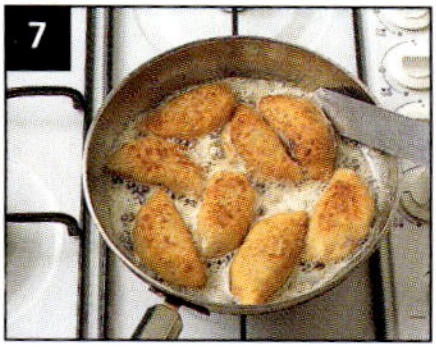

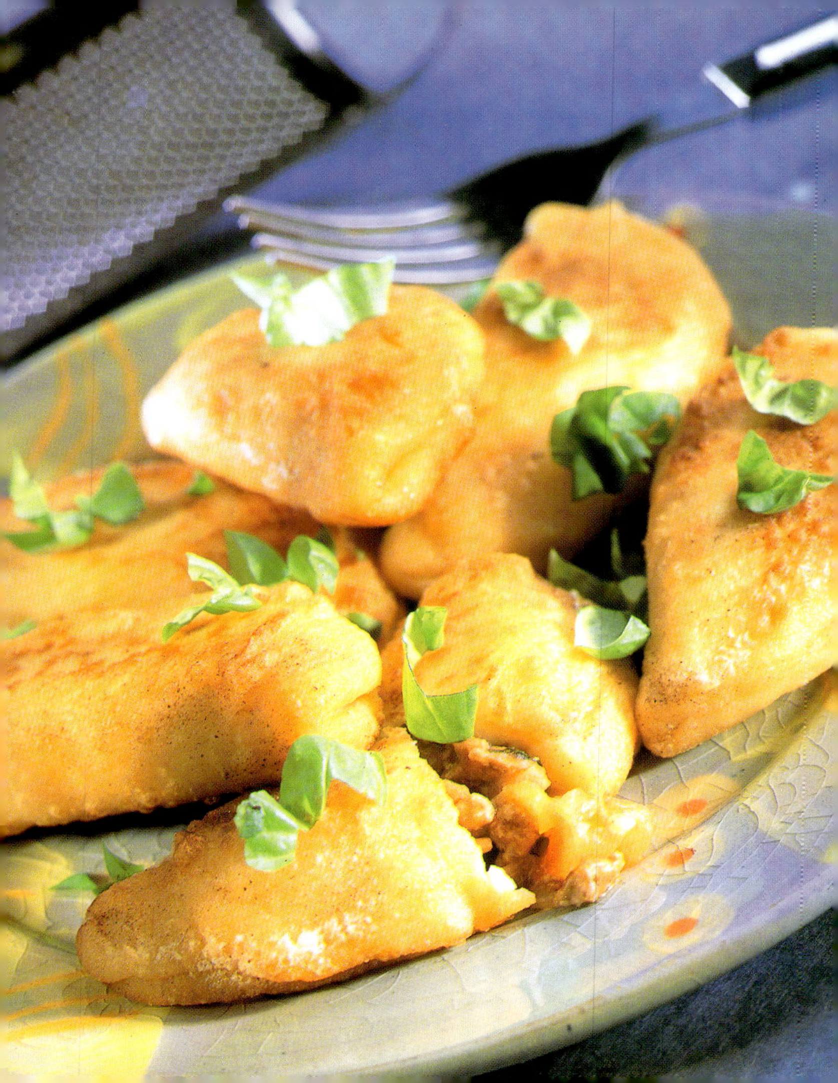

Kalbfleisch auf italienische Art

Für 4 Personen

ZUTATEN

60 g Butter
1 EL Olivenöl
675 g Kartoffeln, gewürfelt
4 Kalbsschnitzel à ca. 175 g
1 Zwiebel, in 8 Schnitze geteilt
2 Knoblauchzehen, zerdrückt
2 EL Mehl
2 EL Tomatenmark
150 ml Rotwein
300 ml Hühnerbrühe
8 vollreife Tomaten, gehäutet, entkernt und gewürfelt
25 g entsteinte Oliven, halbiert
2 EL frisch gehacktes Basilikum
Salz und Pfeffer
frisches Basilikum, zum Garnieren (nach Geschmack)

1 Butter und Öl in einer großen Pfanne erhitzen, die Kartoffeln zufügen und unter ständigem Rühren 5–7 Minuten leicht braun braten.

2 Die Kartoffeln mit einem Schaumlöffel herausheben und beiseite stellen.

3 Das Fleisch in die Pfanne geben und 2–3 Minuten von jeder Seite scharf anbraten. Herausheben und beiseite stellen.

4 Zwiebel und Knoblauch in die Pfanne geben und 2–3 Minuten glasig dünsten.

5 Mehl und Tomatenmark einrühren und 1 Minute unter Rühren weiter dünsten. Nach und nach Rotwein und Hühnerbrühe zugießen und zu einer glatten Sauce verrühren.

6 Die Kartoffeln und das Fleisch zugeben, Tomaten, Oliven und Basilikum unterrühren. Mit Salz und Pfeffer abschmecken.

7 In eine Auflaufform geben und im vorgeheizten Backofen bei 180 °C 1 Stunde backen, bis die Kartoffeln und das Fleisch gar sind. Nach Geschmack mit Basilikum garnieren und sofort servieren.

TIPP

Für eine verkürzte Kochzeit und ganz zartes Fleisch bearbeiten Sie das Fleisch vor dem Zubereiten leicht mit einem Fleischklopfer.

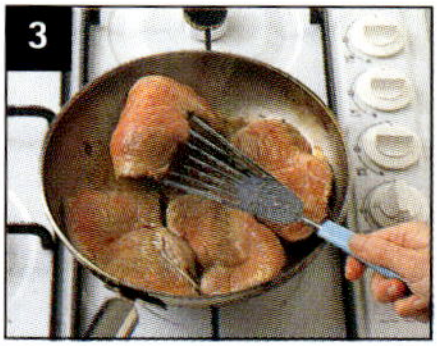

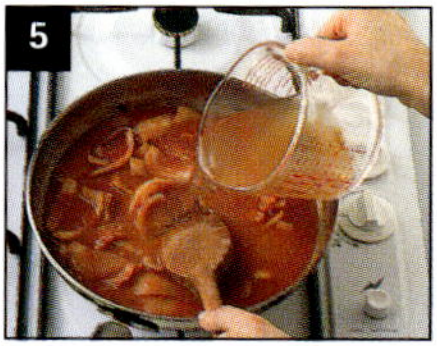

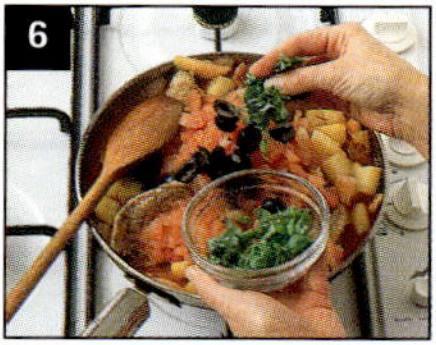

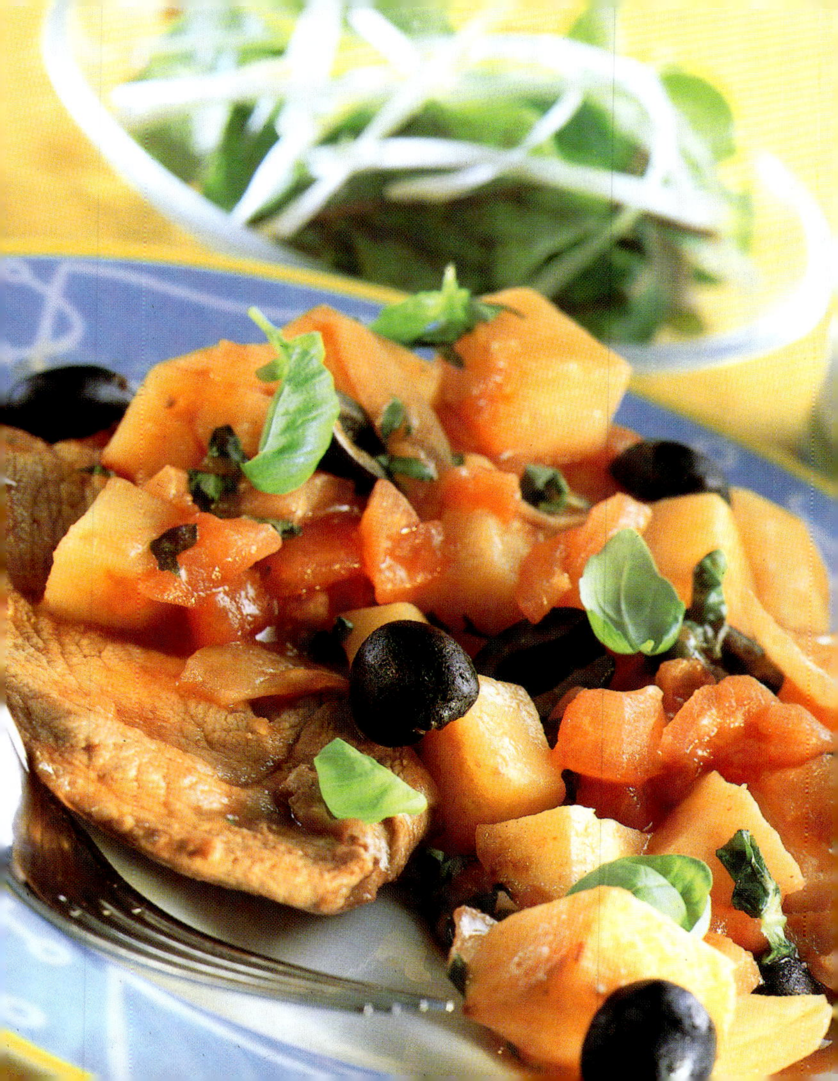

Lammauflauf

Für 4 Personen

ZUTATEN

675 g ausgelöste Nacken-koteletts vom Lamm
2 Lammnieren
675 g fest kochende Kartoffeln, in dünnen Scheiben
1 große Zwiebel, in dünnen Ringen
2 EL frisch gehackter Thymian
150 ml Lammbrühe
Salz und Pfeffer
25 g Butter, zerlassen
frischer Thymian, zum Garnieren (nach Geschmack)

1 Sichtbares Fett von den Lammkoteletts entfernen. Die Nieren häuten und in Scheiben schneiden.

2 Den Boden einer ofenfesten 1,8-l-Auflaufform mit einer Schicht Kartoffelscheiben auslegen.

3 Die Koteletts darüber geben, dann die Lammnieren, die Zwiebel und den Thymian.

4 Mit der Brühe übergießen und nach Geschmack mit Salz und Pfeffer abschmecken.

5 Fleisch und Zwiebel mit den restlichen Kartoffelscheiben bedecken.

6 Mit der Butter einpinseln, mit Alufolie abdecken und im vorgeheizten Backofen bei 180 °C 1½ Stunden backen.

7 Die Alufolie entfernen und weitere 30 Minuten backen, bis die Kartoffeln oben goldbraun geworden sind.

8 Nach Geschmack mit Thymian garnieren und sofort servieren.

TIPP

Obwohl dies ein klassisches Gericht ist, können Sie es variieren, z. B. durch die Zugabe von Stangensellerie oder Mohrrüben.

VARIATION

Traditionell sind in diesem Gericht auch Austern enthalten, die mit den Nieren aufgeschichtet werden.

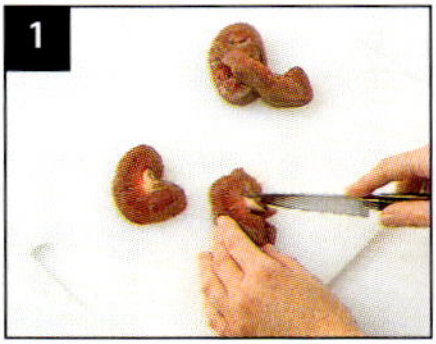

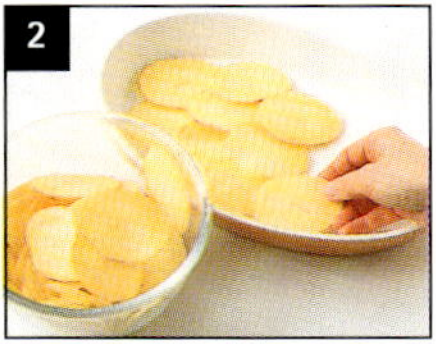

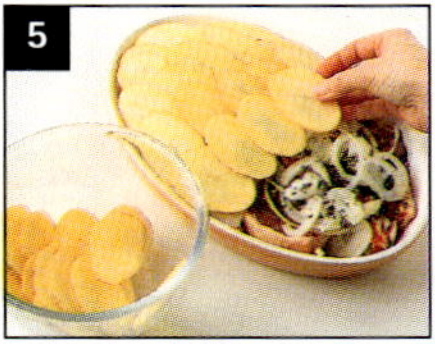

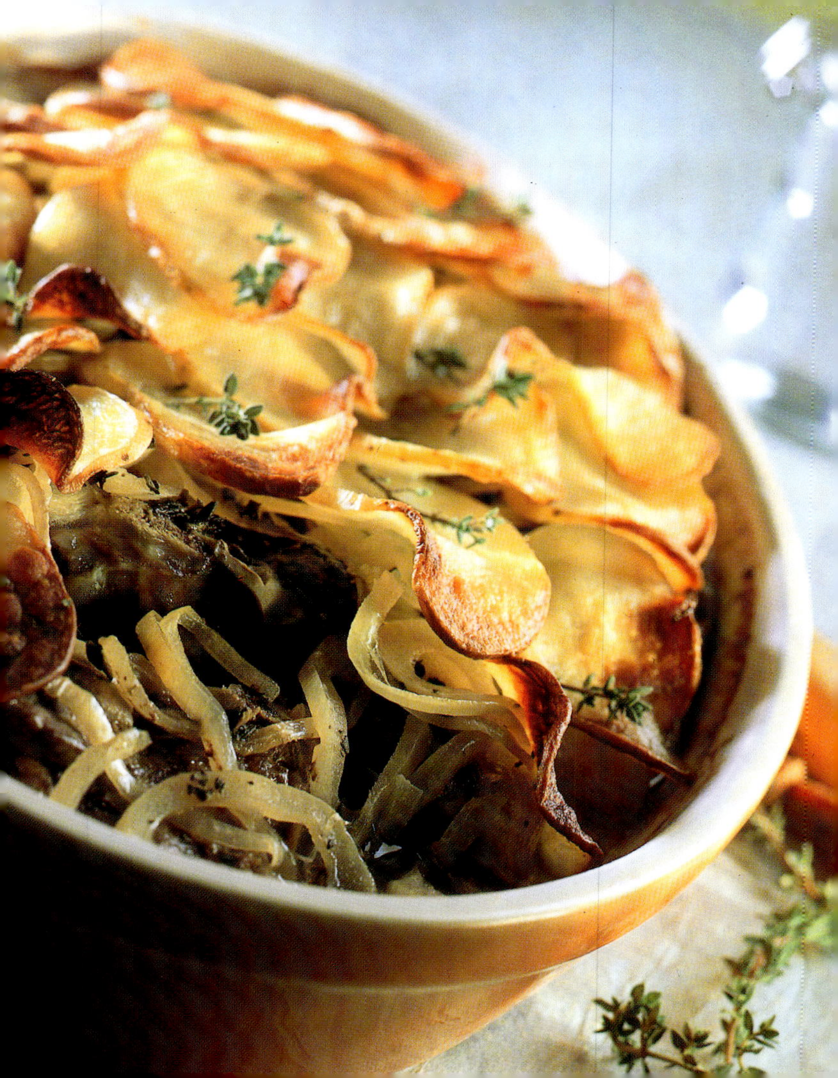

Köfte mit Kartoffeln & Lamm

Für 4 Personen

ZUTATEN

450 g mehlig kochende Kartoffeln, gewürfelt
25 g Butter
225 g Lammfleisch, durch den Fleischwolf gedreht
1 Zwiebel, gehackt
2 Knoblauchzehen, zerdrückt
½ TL gemahlener Koriander
2 Eier, verquirlt
Salz und Pfeffer
Öl, zum Frittieren
Minzestängel, zum Garnieren

SAUCE:
150 ml Naturjoghurt
50 g Salatgurke, fein gehackt
1 EL frisch gehackte Minze
1 Knoblauchzehe, zerdrückt

1 Die Kartoffeln in einem Topf mit kochendem Wasser 10 Minuten garen, bis sie weich sind. Gründlich abgießen und zu Püree zerstampfen.

2 Die Butter in der Pfanne zerlassen, Lamm, Zwiebel, Knoblauch und Koriander zugeben und 15 Minuten dünsten, dabei umrühren.

3 Die überschüssige Flüssigkeit abgießen und die Fleischmischung mit dem Kartoffelpüree verrühren. Die Eier einrühren und abschmecken.

4 Die Zutaten für die Sauce verrühren und beiseite stellen.

5 Das Öl in einer großen Pfanne oder einer Fritteuse auf 180–190 °C erhitzen, bis ein Brotwürfel darin in 30 Sekunden braun wird. Die Kartoffelmischung mit einem Esslöffel abstechen und je 4–5 Minuten goldbraun ausbacken.

6 Die Köfte mit einem Schaumlöffel herausheben und auf Küchenpapier abtropfen lassen. Beiseite stellen und warm halten, bis die Mischung ganz abgebacken ist. Mit Minze garnieren und mit der Sauce servieren.

TIPP

Für dieses Gericht eignet sich auch Hackfleisch von Pute, Hähnchen oder Schwein. Zur Garnierung können auch Salbei oder Koriander verwendet werden.

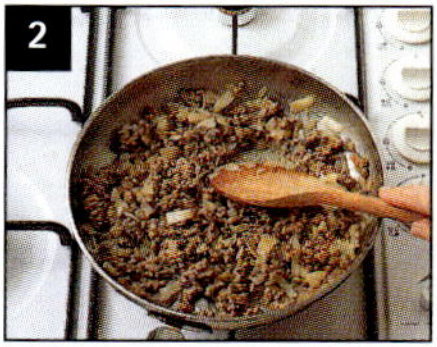
2

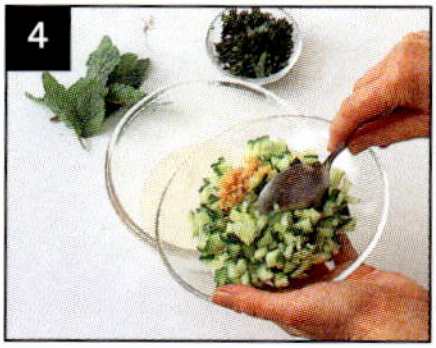
4

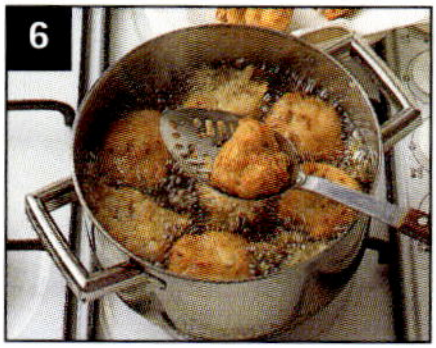
6

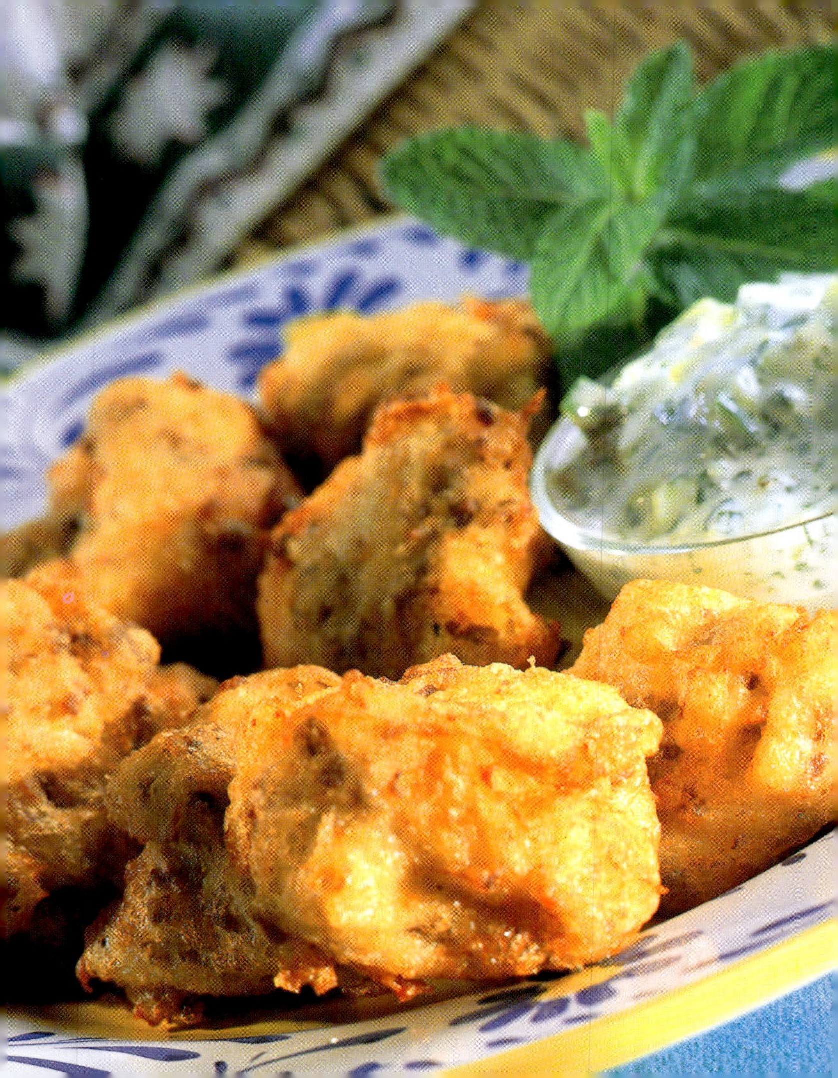

Spanischer Kartoffelauflauf

Für 4 Personen

ZUTATEN

675 g fest kochende Kartoffeln, gewürfelt
3 EL Olivenöl
1 Zwiebel, halbiert und in Ringe geschnitten
2 Knoblauchzehen, zerdrückt
400 g gewürfelte Tomaten (Dose)
75 g Chorizo, in Scheiben
1 grüne Paprika, in Streifen
½ TL Paprikapulver
25 g entsteinte schwarze Oliven, halbiert
8 Eier
Salz und Pfeffer
1 EL frisch gehackte Petersilie

1 Die Kartoffeln in einem Topf mit kochendem Wasser 10 Minuten garen. Gründlich abgießen und beiseite stellen.

2 Das Öl in einer Pfanne erhitzen, Zwiebel und Knoblauch zufügen und 2–3 Minuten unter Rühren glasig dünsten.

3 Die Tomaten mit Saft zugießen und bei schwacher Hitze ca. 10 Minuten reduzieren lassen.

4 Kartoffeln und Chorizo, Paprika, Paprikapulver und Oliven zufügen und einrühren. Unter Rühren 5 Minuten weiter dünsten, dann alles in eine flache Auflaufform füllen.

5 In die Kartoffelmischung 8 kleine Vertiefungen drücken und je ein Ei hineinschlagen. Mit Salz und Pfeffer würzen.

6 Im vorgeheizten Backofen bei 225 °C 5–6 Minuten backen, bis die Eier gestockt sind. Mit Petersilie bestreuen und mit knusprigem Brot servieren.

VARIATION

Pikanter wird der Auflauf, wenn Sie in Schritt 4 1 TL Chilipulver zufügen.

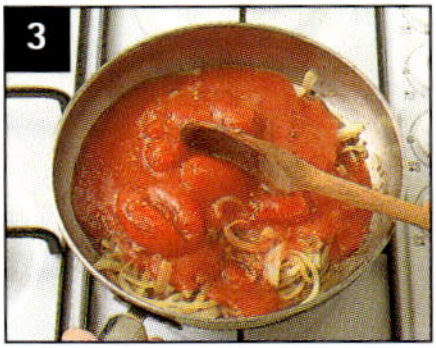

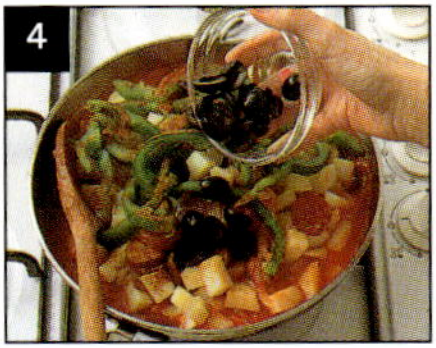

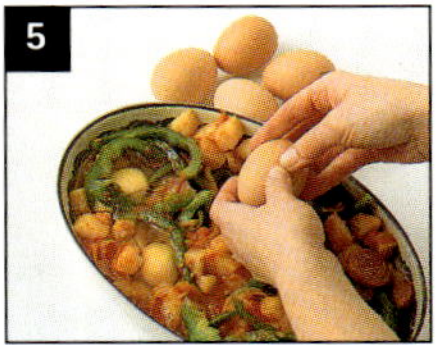

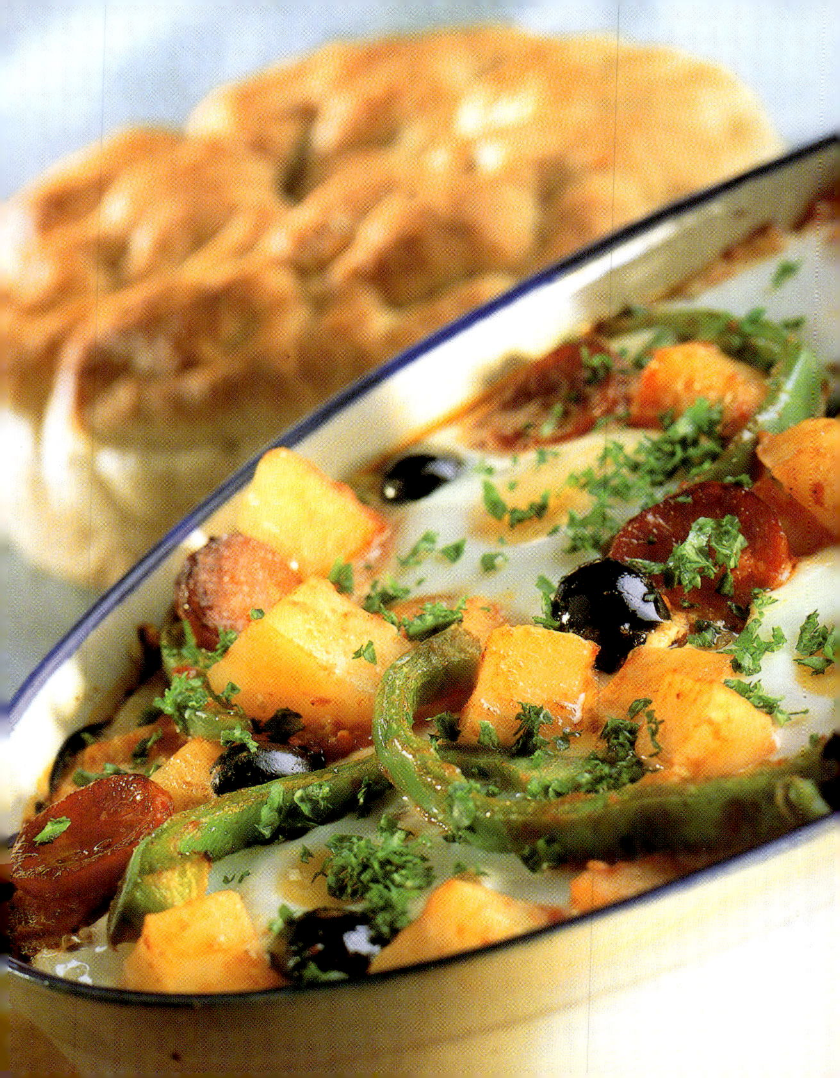

Kartoffel-Salami-Pizza

Ergibt 1 große Pizza

ZUTATEN

15 g Butter, plus etwas mehr zum Einfetten
900 g mehlig kochende Kartoffeln, gewürfelt
2 Knoblauchzehen, zerdrückt
2 EL frisch gehackte gemischte Kräuter
1 Ei, verquirlt
85 ml passierte Tomaten
2 EL Tomatenmark
50 g Salami, in Scheiben
1 grüne Paprika, in Streifen
1 gelbe Paprika, in Streifen
2 große Champignons, in Scheiben
25 g entsteinte schwarze Oliven, geviertelt
125 g Mozzarella, in Scheiben

1 Ein Backblech oder ein Pizzablech mit Butter einfetten und mit Mehl bestäuben.

2 Die Kartoffeln in einem Topf mit kochendem Wasser 10 Minuten garen. Gründlich abgießen und zu Püree zerstampfen. In einer Schüssel mit Butter, Knoblauch, Kräutern und Ei verrühren.

3 Die Kartoffelmischung auf dem Pizzablech ausstreichen. Im vorgeheizten Backofen bei 225 °C 7–10 Minuten backen, bis der Boden fest zu werden beginnt.

4 Passierte Tomaten und Tomatenmark verrühren und auf den Pizzaboden löffeln, dabei ca. 1 cm Rand freilassen.

5 Salami, Paprika, Pilze und Oliven über den Tomatenbelag geben.

6 Zuletzt den Mozzarella darüber verteilen, die Pizza weitere 20 Minuten in den Ofen schieben, bis der Teigboden durchgebacken und der Käse geschmolzen ist. Mit grünem Salat servieren.

TIPP

Da der Kartoffelboden nicht so fest ist wie der klassische Pizzateig, servieren Sie die Pizza am besten direkt vom Back- oder Pizzablech. Als Belag nehmen Sie alles, was Sie gerade zur Hand haben.

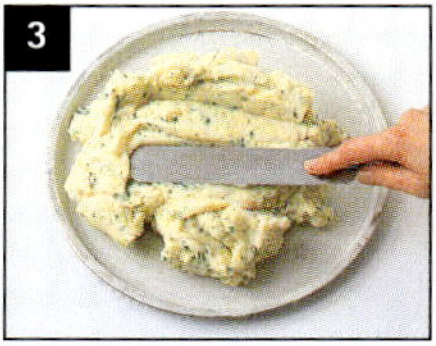

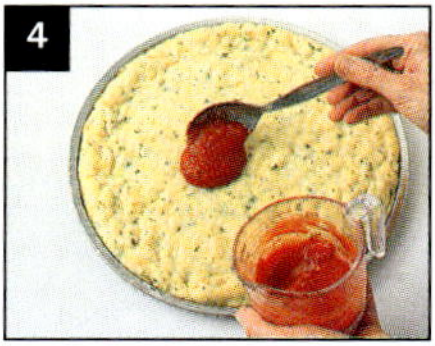

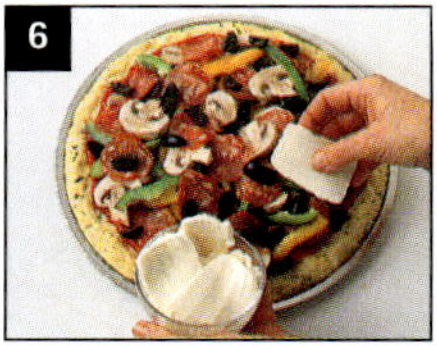

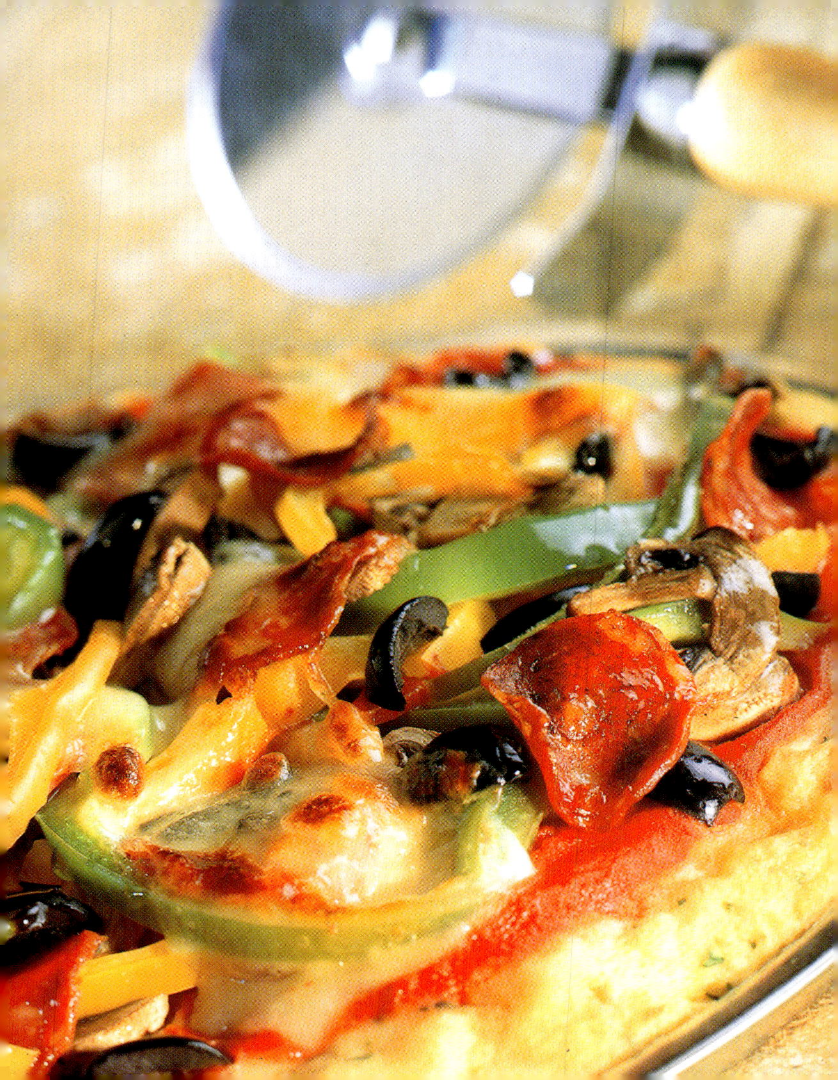

Bratwurst-Kartoffel-Pfanne

Für 4 Personen

ZUTATEN

675 g fest kochende Kartoffeln, gewürfelt
25 g Butter
8 große Bratwürste
4 Scheiben geräucherter Speck
1 Zwiebel, geviertelt
1 Zucchini, in Scheiben
150 ml trockener Weißwein
300 ml Gemüsebrühe
1 TL Worcestersauce
2 EL frisch gehackte gemischte Kräuter
Salz und Pfeffer
frisch gehackte Kräuter, zum Garnieren

1 Die Kartoffeln in einem Topf mit kochendem Wasser 10 Minuten garen. Gründlich abgießen und beiseite stellen.

2 Unterdessen die Butter in einer großen Pfanne zerlassen, die Würste zugeben und 5 Minuten braten. Dabei häufig wenden.

3 Speck, Zwiebel, Zucchini und Kartoffeln zufügen und weitere 10 Minuten garen, dabei oft umrühren.

4 Weißwein, Brühe und Worcestersauce zugießen und die Kräuter einstreuen. Nach Geschmack mit Salz und Pfeffer abschmecken und noch 10 Minuten bei schwacher Hitze garen. Falls nötig, erneut abschmecken.

5 Auf vorgewärmten Tellern anrichten, mit frischen Kräutern bestreuen und sofort servieren.

TIPP

Mit verschiedenen Bratwurstsorten schmeckt das Gericht immer wieder anders!

VARIATION

Eine rote statt der weißen Zwiebel lässt das Gericht noch attraktiver aussehen.

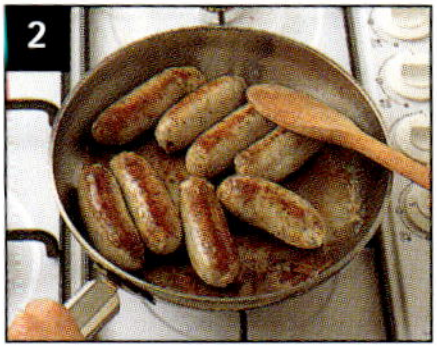

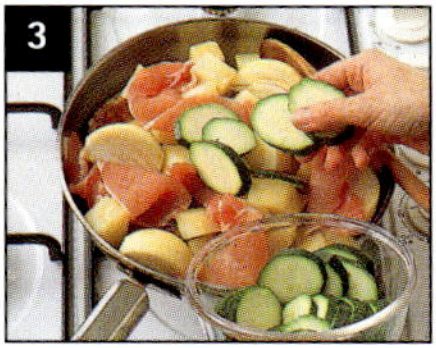

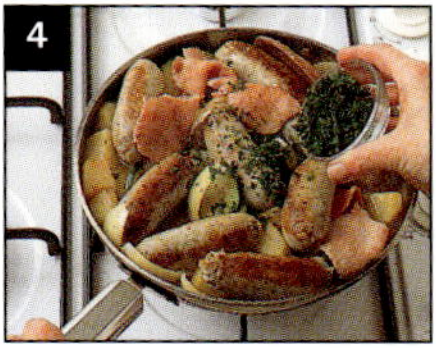

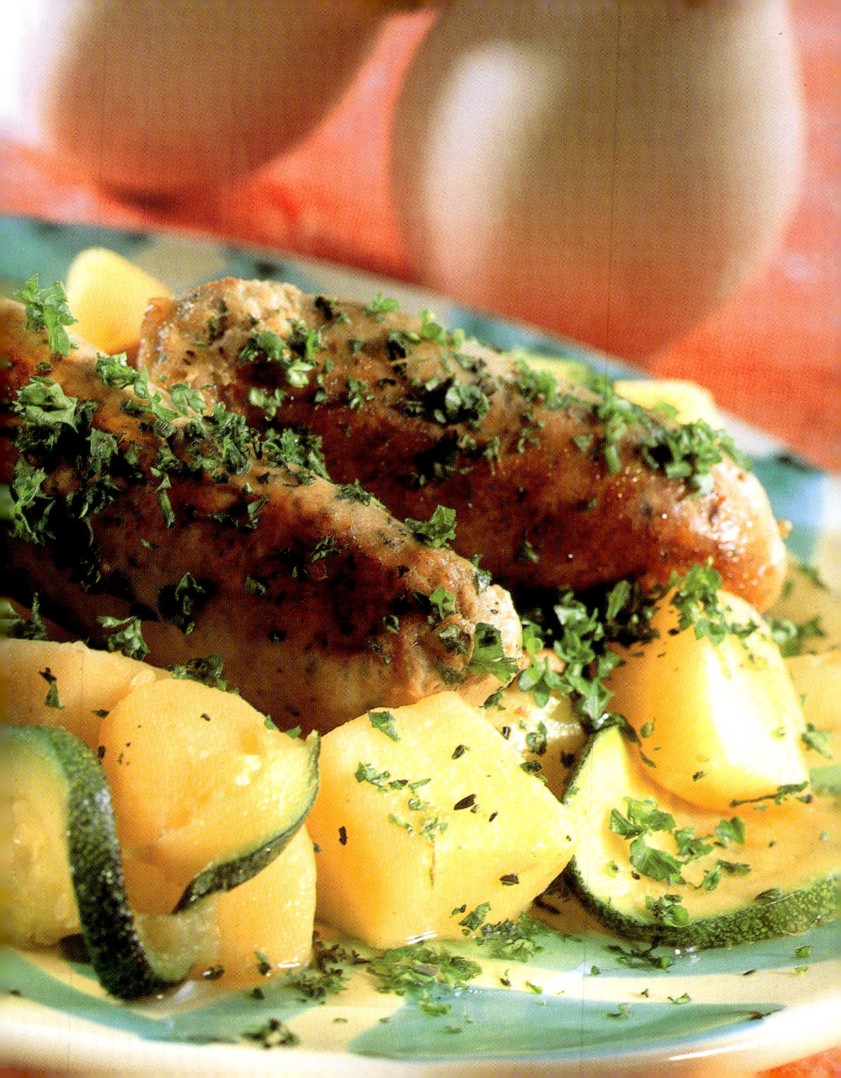

Tomaten-Bratwurst-Pfanne

Für 4 Personen

ZUTATEN

2 große Kartoffeln, in Scheiben
1 EL Pflanzenöl
8 Bratwürste
1 rote Zwiebel, in Achteln
1 EL Tomatenmark
150 ml Rotwein
150 ml passierte Tomaten
2 große Tomaten, in Achteln
175 g Brokkoliröschen, blanchiert
2 EL frisch gehacktes Basilikum
Salz und Pfeffer
frisches Basilikum, gezupft, zum Garnieren

1 Die Kartoffeln in einem Topf mit kochendem Wasser 7 Minuten garen. Gründlich abgießen und beiseite stellen.

2 Unterdessen das Öl in einer Pfanne erhitzen und die Würste darin 5 Minuten braten, dabei häufig wenden.

3 Die Zwiebel zugeben und weitere 5 Minuten dünsten, dabei häufig umrühren.

4 Tomatenmark, Rotwein und passierte Tomaten einrühren. Tomatenachtel, Brokkoli und Basilikum zugeben und vorsichtig umrühren.

5 Die Kartoffeln zufügen und weitere 10 Minuten dünsten, bis die Würste gar sind. Mit Salz und Pfeffer abschmecken.

6 Mit frischem Basilikum garnieren und sofort servieren.

TIPP

Statt der passierten Tomaten können Sie auch gewürfelte Tomaten oder gehackte frische Tomaten verwenden.

VARIATION

Zwar macht sich der Brokkoli in diesem Gericht besonders hübsch, aber Sie können auch andere Gemüsesorten verarbeiten.

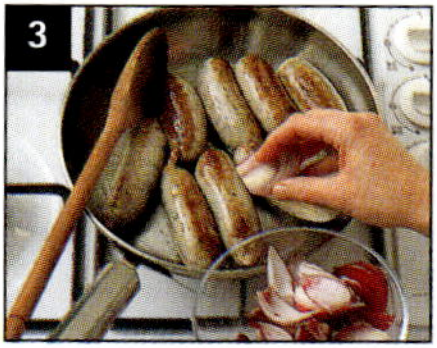

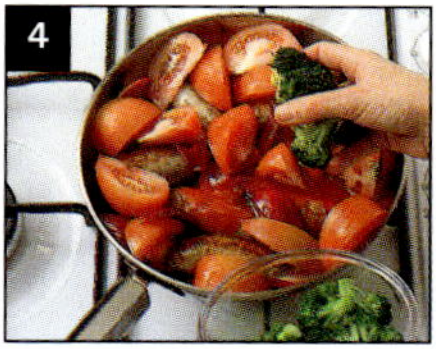

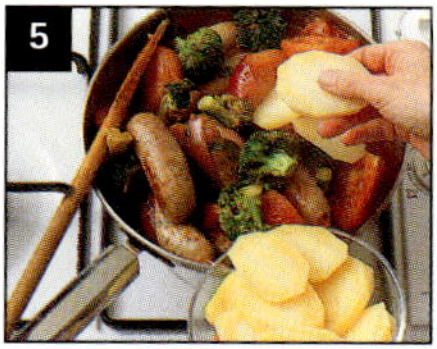

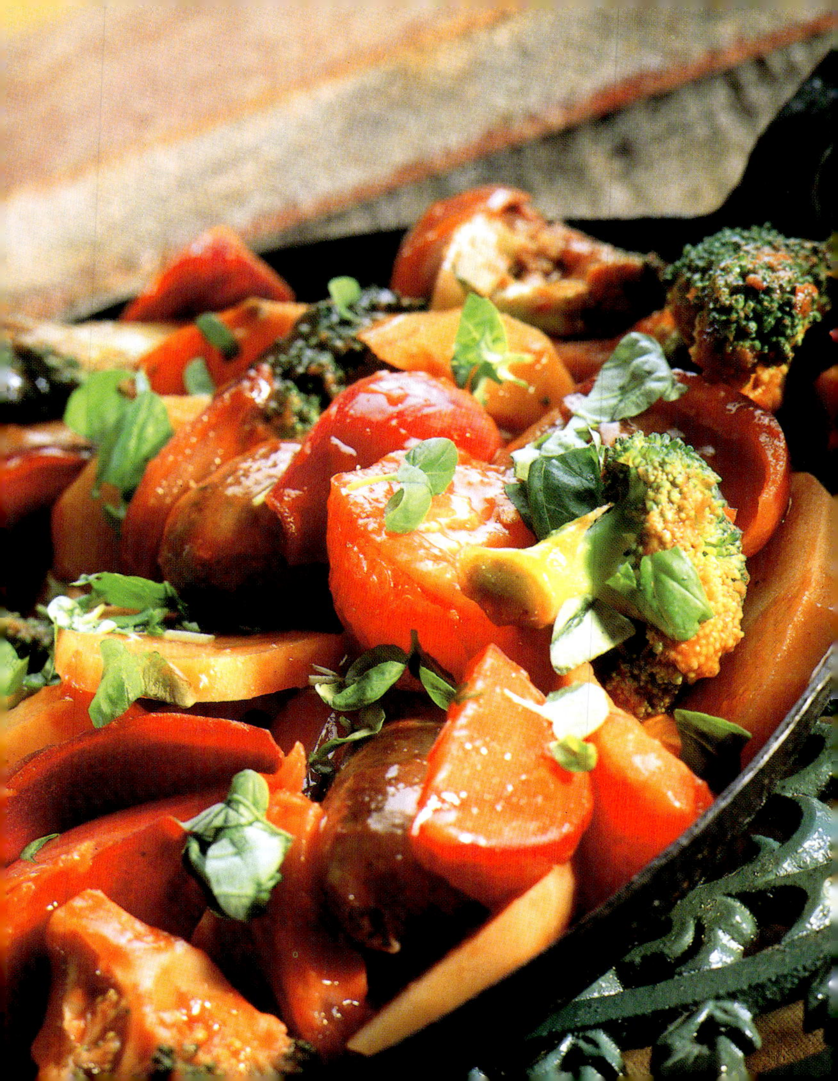

Puffer mit Hähnchen & Bananen

Für 4 Personen

ZUTATEN

450 g mehlig kochende Kartoffeln, gewürfelt
225 g Hähnchenfleisch, durch den Fleischwolf gedreht
1 große Banane
2 EL Mehl
1 TL Zitronensaft
1 Zwiebel, fein gehackt
2 EL frisch gehackter Salbei
25 g Butter
2 EL Pflanzenöl
150 ml süße Sahne
150 ml Hühnerbrühe
Salz und Pfeffer
frische Salbeiblätter, zum Garnieren

1 Die Kartoffeln in einem Topf mit kochendem Wasser 10 Minuten garen. Gründlich abgießen und zu Püree zerstampfen. Mit dem Hackfleisch verrühren.

2 Die Banane mit der Gabel zerdrücken und mit Mehl, Zitronensaft, Zwiebel und 1 Esslöffel Salbei unter die Kartoffelmasse rühren. Mit Salz und Pfeffer würzen und gut mischen.

3 Die Kartoffelmasse in 8 gleich große Portionen teilen. Mit leicht bemehlten Händen daraus Puffer formen.

4 Die Butter mit dem Öl erhitzen und die Puffer darin portionsweise 10–12 Minuten braten, dabei einmal wenden. Herausheben und warm stellen.

5 Sahne, Brühe und den restlichen Salbei in die Pfanne geben und bei schwacher Hitze 2–3 Minuten durchwärmen.

6 Puffer auf einer Platte anrichten, mit Salbei garnieren und servieren. Dazu die Sauce reichen.

TIPP

Die Sahnesauce nicht aufkochen, sondern bei schwacher Hitze sanft erwärmen, da sie sonst flockig wird.

2
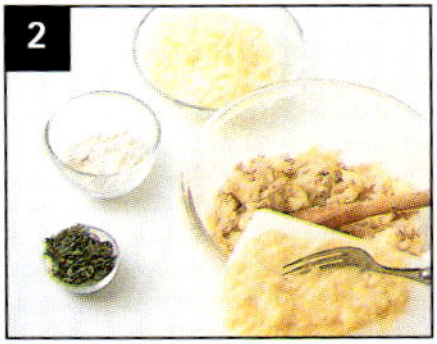

3
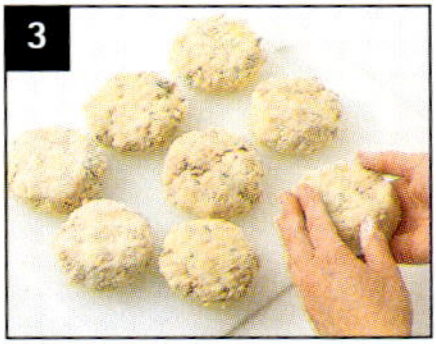

4
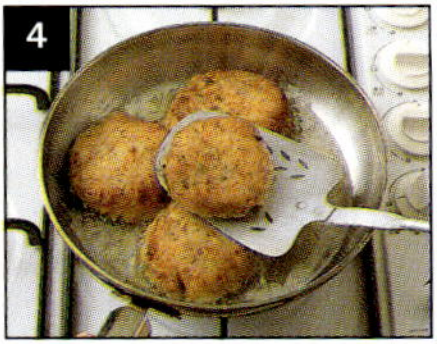

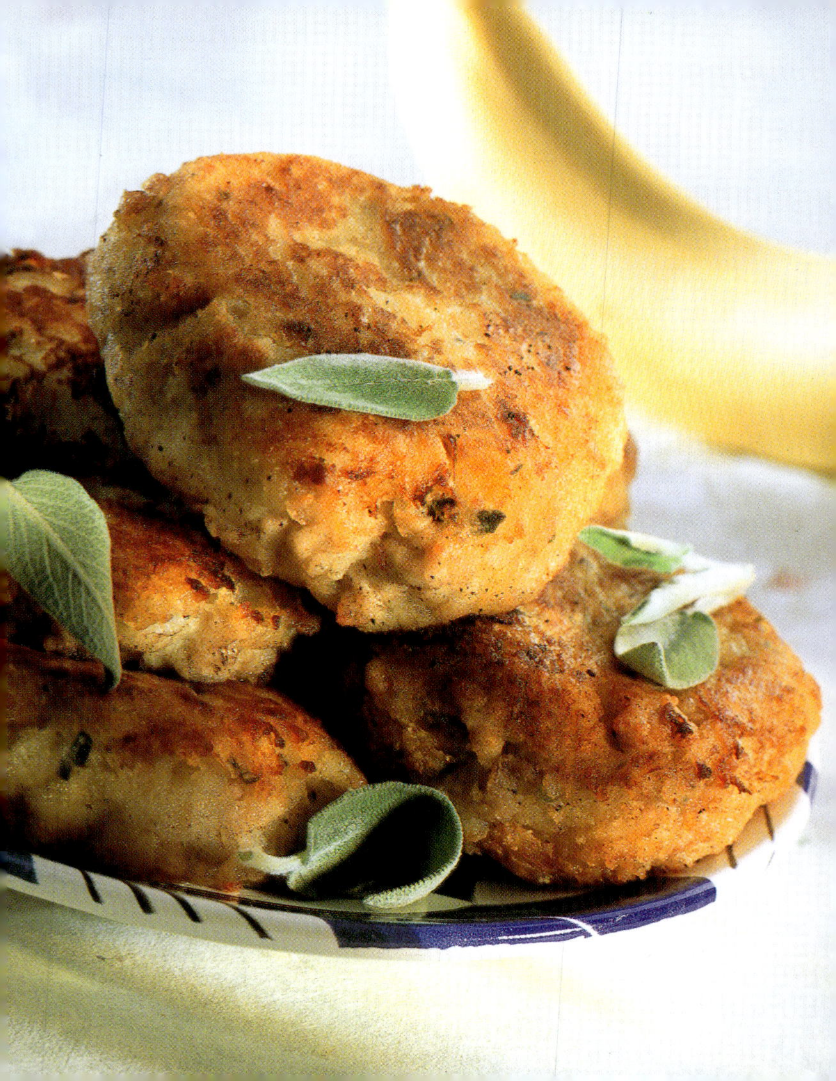

Hähnchen-Kartoffel-Pfanne

Für 4 Personen

ZUTATEN

- 2 EL Pflanzenöl
- 60 g Butter
- 4 Hähnchenstücke à ca. 225 g
- 2 Porreestangen, gehackt
- 1 Knoblauchzehe, zerdrückt
- 4 EL Mehl
- 900 ml Hühnerbrühe
- 300 ml trockener Weißwein
- Salz und Pfeffer
- 125 g Mohrrüben, längs halbiert
- 125 g Babymaiskolben, längs halbiert
- 450 g kleine neue Kartoffeln
- 1 Bouquet garni
- 150 ml Crème double

1 Öl und Butter in einer Pfanne erhitzen, das Fleisch zufügen und 10 Minuten scharf anbraten, dabei oft wenden. Mit einem Schaumlöffel heraus heben und in eine feuerfeste Kasserolle geben.

2 Porree und Knoblauch in die Pfanne geben und unter Rühren 2–3 Minuten dünsten. Mehl einrühren und 1 weitere Minute anschwitzen. Die Pfanne vom Herd nehmen; Brühe und Wein einrühren. Abschmecken.

3 Die Pfanne wieder auf den Herd stellen und die Flüssigkeit kurz aufkochen. Mohrrüben, Mais, Kartoffeln und das Kräutersträußchen zugeben.

4 Die Mischung in die Kasserolle füllen, Deckel auflegen und in den auf 180 °C vorgeheizten Backofen schieben.

5 Nach 1 Stunde Garzeit den Deckel entfernen, Crème double einrühren und weitere 15 Minuten schmoren. Das Kräutersträußchen herausnehmen und wegwerfen. Wenn nötig, erneut abschmecken. Die Kartoffelpfanne mit Reis oder gedünstetem Gemüse, z. B. Brokkoli, als Beilage servieren.

TIPP

Nehmen Sie statt des Hähnchens einmal Putenfleisch und variieren Sie das Gemüse je nach Geschmack.

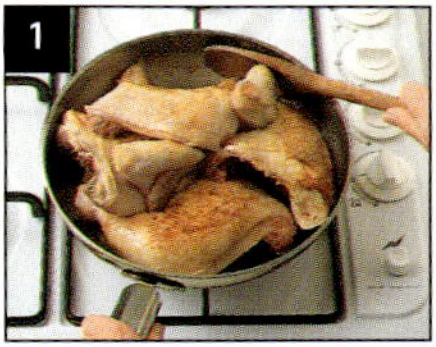
1

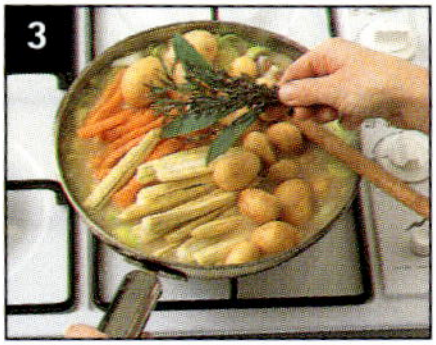
3

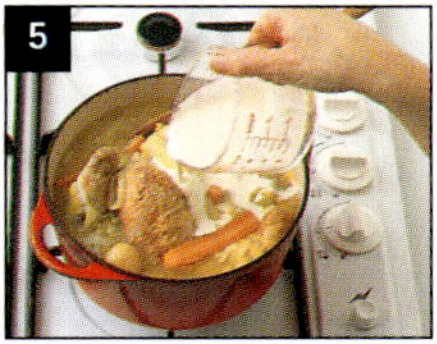
5

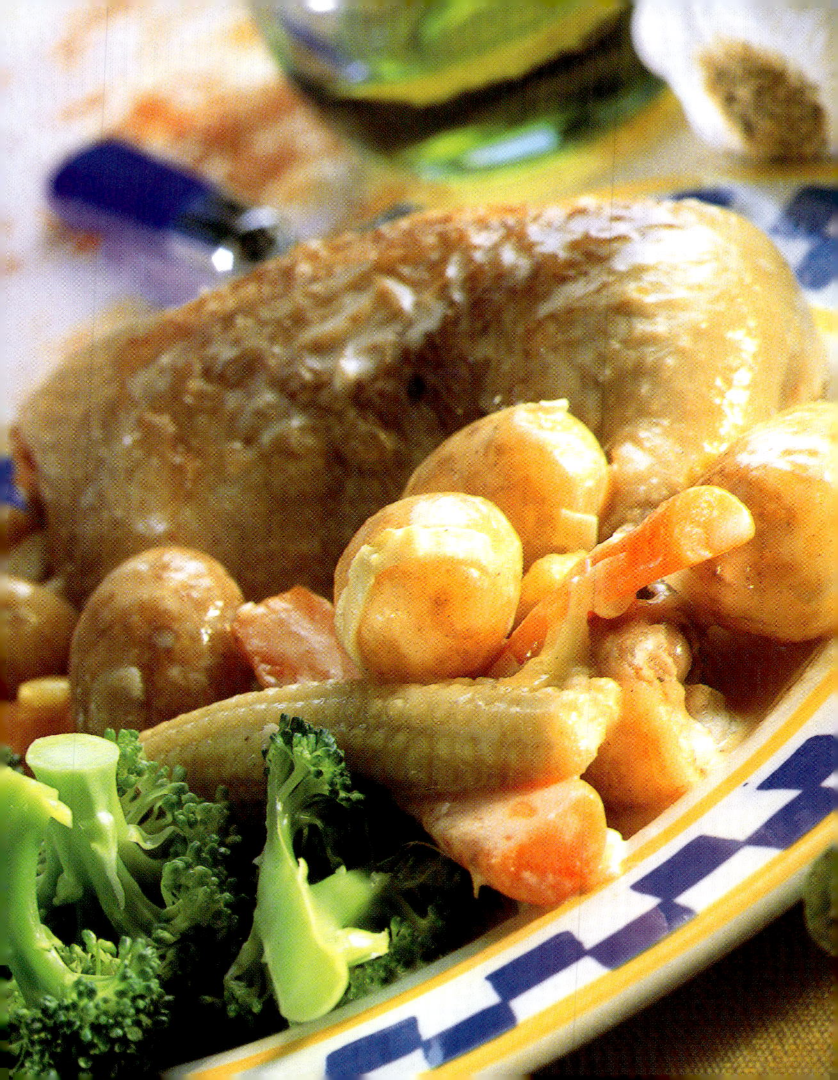

Kabeljau mit Kartoffelkruste

Für 4 Personen

ZUTATEN

60 g Butter
4 fest kochende Kartoffeln, in Scheiben
1 große Zwiebel, fein gehackt
1 TL körniger Senf
1 TL Garam Masala
1 Prise Chilipulver
1 EL frisch gehackter Dill
75 g frische Semmelbrösel
4 Kabeljaufilets à ca. 175 g
Salz und Pfeffer
50 g Gruyère, gerieben
frischer Dill, zum Garnieren

1 Die Hälfte der Butter in einer Pfanne zerlassen, die Kartoffeln zufügen und 5 Minuten braun braten, dabei häufig wenden. Mit einem Schaumlöffel herausheben.

2 Die restliche Butter, Zwiebel, Senf, Garam Masala, Chilipulver, Dill und Semmelbrösel zufügen und 1–2 Minuten unter ständigem Rühren erhitzen.

3 Die Hälfte der Kartoffelscheiben in eine Auflaufform schichten und die Kabeljaufilets darüber geben. Mit den restlichen Kartoffelscheiben bedecken und mit Salz und Pfeffer würzen.

4 Die Würzmischung aus der Pfanne über dem Auflauf verteilen und mit dem Käse bestreuen.

5 Im vorgeheizten Backofen bei 200 °C 20–25 Minuten backen, bis der Fisch gar und die Kartoffeln oben goldbraun sind. Mit frisch gehacktem Dill garnieren und servieren.

TIPP

Reichen Sie dazu Gemüse, das mit dem Auflauf zugleich im Ofen gebacken wurde.

VARIATION

Für besondere Anlässe schmeckt dieser Auflauf auch mit Lachs oder Seezunge.

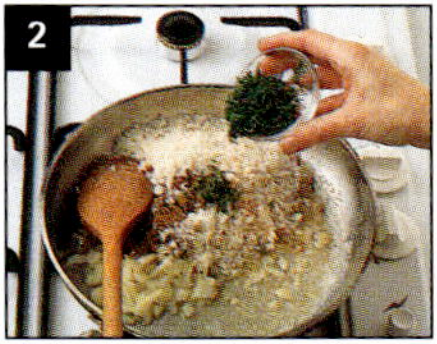

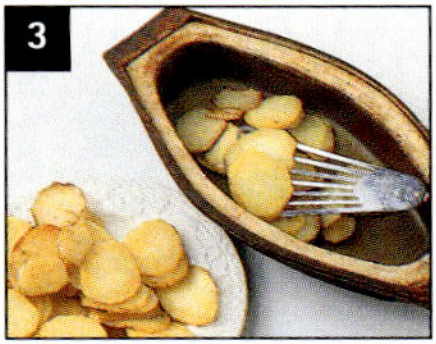

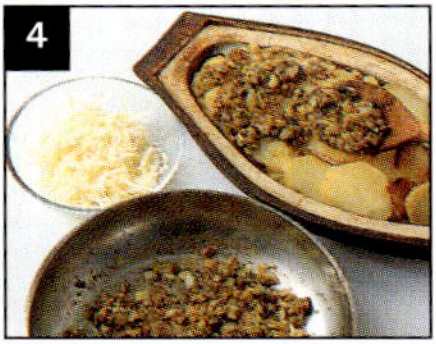

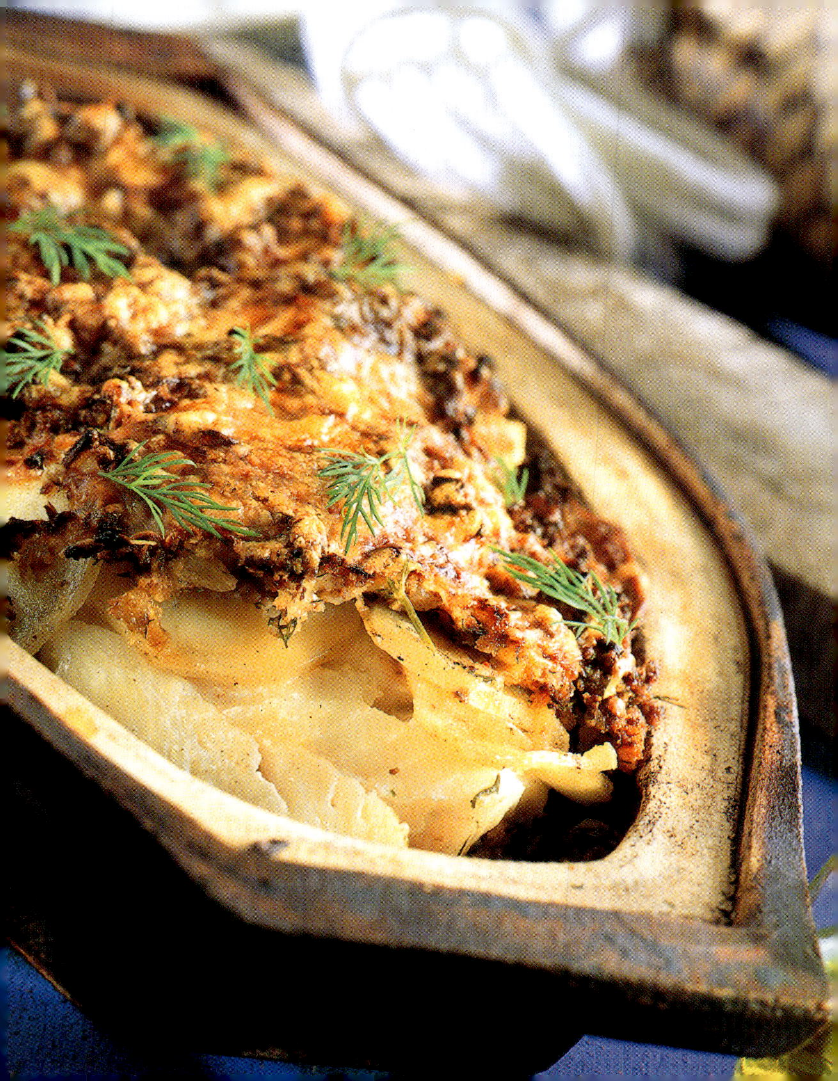

Kartoffel-Curry

Für 4 Personen

ZUTATEN

4 EL Pflanzenöl
675 g fest kochende Kartoffeln, grob gewürfelt
2 Zwiebeln, geviertelt
3 Knoblauchzehen, zerdrückt
1 TL Garam Masala
½ TL Kurkuma
½ TL gemahlener Kreuzkümmel
½ TL gemahlener Koriander
2,5-cm-Stück Ingwerwurzel, gerieben
1 rote Chilischote, gehackt
4 Tomaten, gehäutet und geviertelt
225 g Blumenkohlröschen
75 g tiefgefrorene Erbsen
2 EL frisch gehackter Koriander
300 ml Gemüsebrühe
frisch gezupfter Koriander, zum Garnieren

1 Das Öl in einer Pfanne erhitzen, Kartoffeln, Zwiebeln und Knoblauch zufügen und bei schwacher Hitze unter ständigem Rühren 2–3 Minuten andünsten.

2 Die Gewürze, Ingwer und Chili zufügen, gut unterrühren und noch 1 weitere Minute dünsten.

3 Tomaten, Blumenkohl, Erbsen, Koriander und Brühe einrühren.

4 Das Curry bei schwacher Hitze 30–40 Minuten köcheln, bis die Kartoffeln gar sind.

5 Mit frischem Koriander bestreuen und mit weißem Reis oder warmem Fladenbrot servieren.

TIPP

Verwenden Sie für dieses Curry eine große schwere Pfanne, damit die Kartoffeln nicht anbrennen oder am Pfannenboden anhaften.

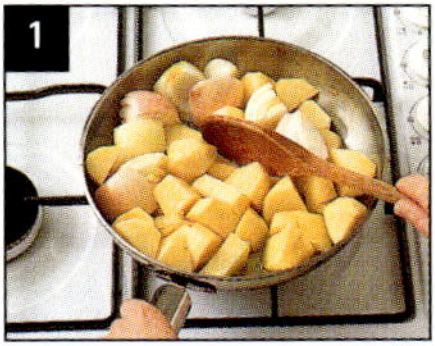

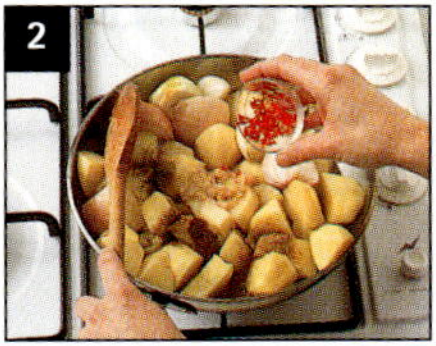

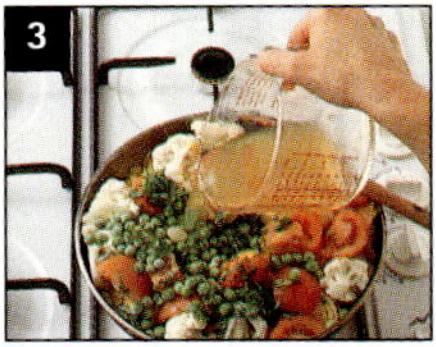

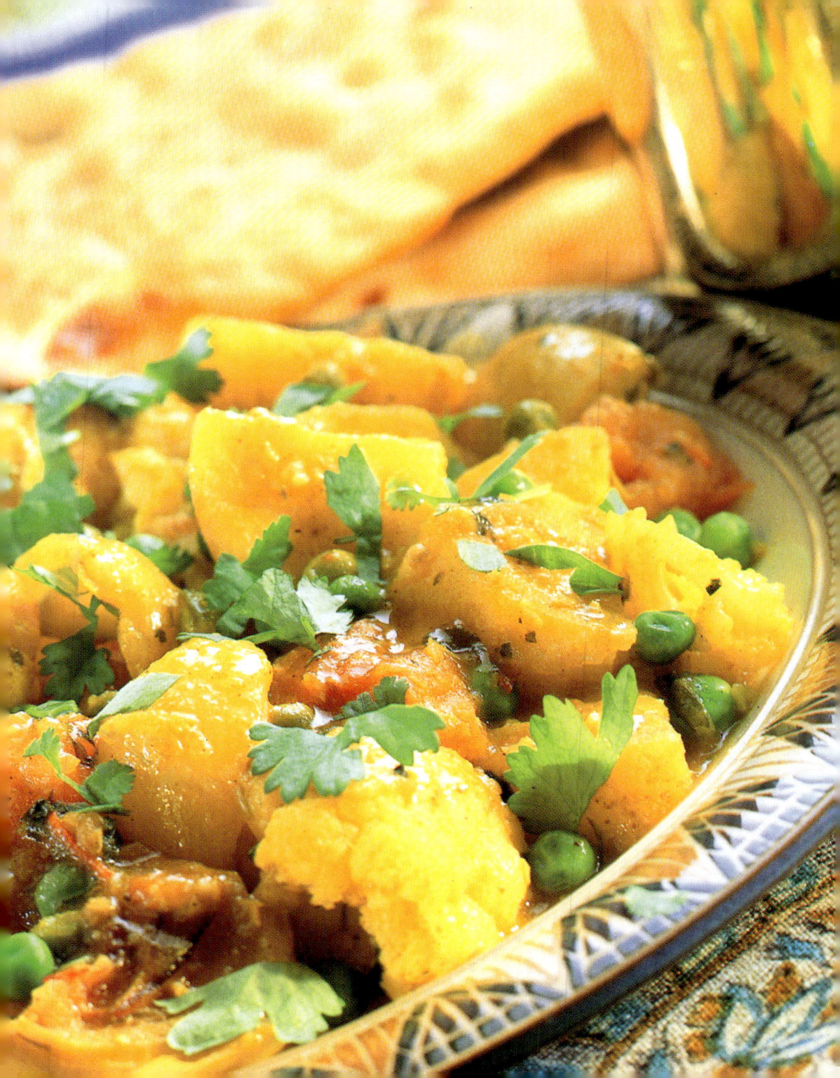

Spinat-Gnocchi

Für 4 Personen

ZUTATEN

300 g mehlig kochende Kartoffeln, gewürfelt
175 g junger Blattspinat
1 Eidotter
1 TL Olivenöl
125 g Mehl
Salz und Pfeffer
Spinatblätter, zum Garnieren

SAUCE:
1 EL Olivenöl
2 Schalotten, gehackt
1 Knoblauchzehe, zerdrückt
300 ml passierte Tomaten
2 TL hellbrauner Zucker

1 Die Kartoffeln in einem Topf mit kochendem Wasser 10 Minuten garen. Gründlich abgießen und zu Püree zerstampfen.

2 Unterdessen den Spinat in einem separaten Topf 1–2 Minuten in kochendem Wasser blanchieren, abgießen und hacken.

3 Das Kartoffelpüree auf eine leicht bemehlte Arbeitsfläche geben und eine Vertiefung in die Mitte drücken. Eidotter, Öl, Spinat und etwas Mehl hinein geben und mit der Kartoffelmasse verkneten. Dabei allmählich mehr Mehl zufügen, bis ein fester Teig entsteht. Mit Salz und Pfeffer abschmecken und kleine Klößchen formen.

4 Die Gnocchi portionsweise jeweils ca. 5 Minuten in kochendem Salzwasser garen, bis sie an die Oberfläche steigen.

5 Inzwischen die Sauce zubereiten. Öl, Schalotten, Knoblauch, passierte Tomaten und Zucker in einen Topf geben und bei schwacher Hitze 10–15 Minuten leise kochen, bis die Sauce eingedickt ist.

6 Die Gnocchi mit einem Schaumlöffel herausheben und auf Tellern verteilen. Mit der Sauce und garniert mit frischem Spinat servieren.

VARIATION

Mischen Sie statt des Spinats einmal frische Kräuter und Käse unter den Teig.

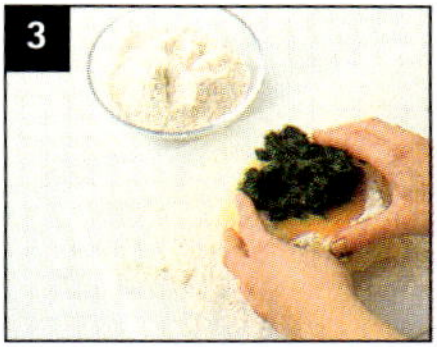

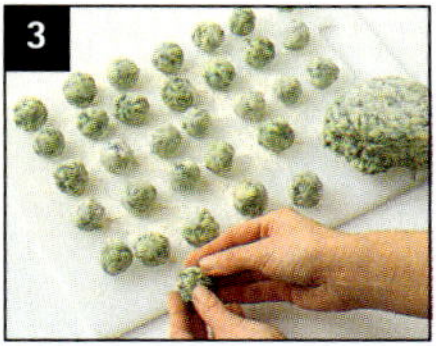

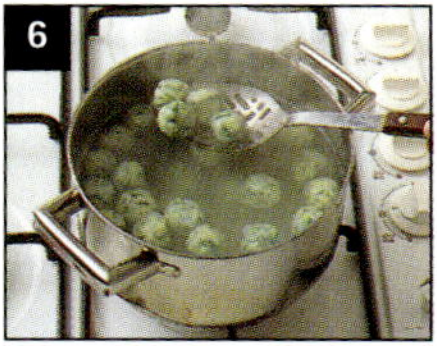

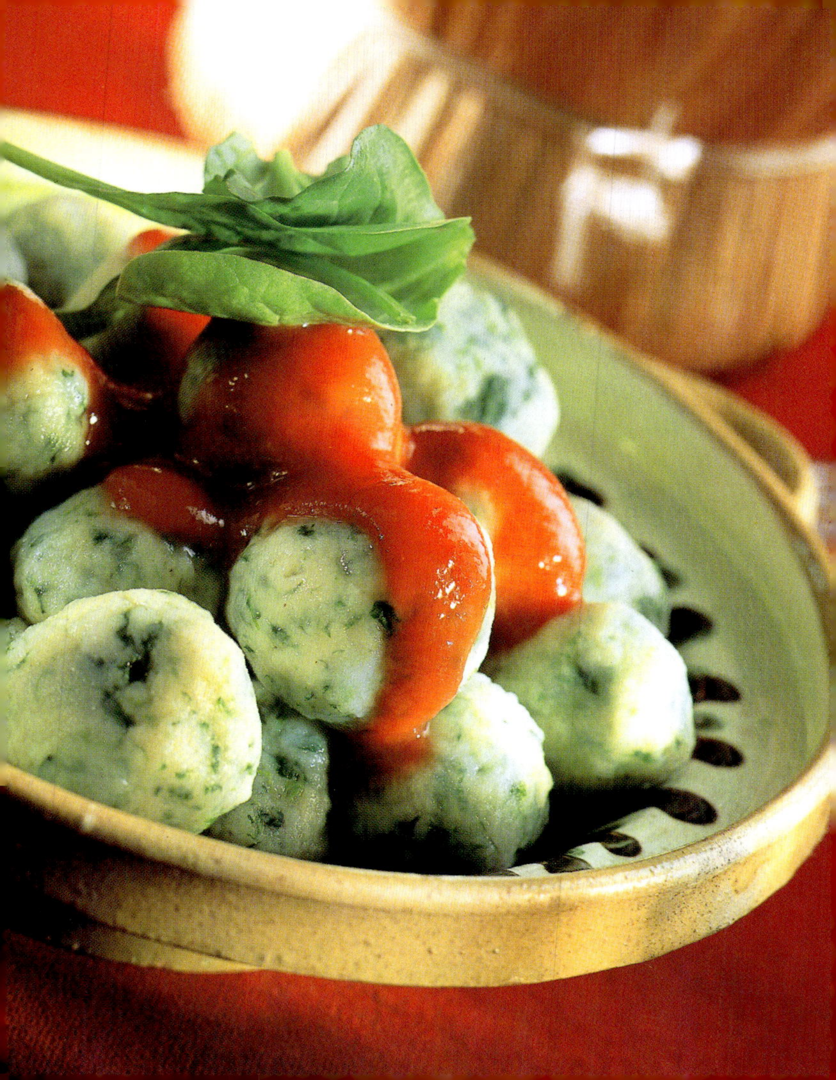

Gemüseauflauf mit Kartoffelkruste

Für 4 Personen

ZUTATEN

1 Mohrrübe, gewürfelt
175 g Blumenkohlröschen
175 g Brokkoliröschen
1 Fenchelknolle, in Scheiben
75 g grüne Bohnen, halbiert
25 g Butter
25 g Mehl
150 ml Gemüsebrühe
150 ml trockener Weißwein
150 ml Milch
2 EL frisch gehackter Salbei
175 g braune Champignons, geviertelt

KARTOFFELKRUSTE:
4 mehlig kochende Kartoffeln, gewürfelt
25 g Butter
4 EL Naturjoghurt
4 EL frisch geriebener Parmesan
1 TL Fenchelsamen
Salz und Pfeffer

1 Mohrrübe, Blumenkohl, Brokkoli, Fenchel und Bohnen in kochendem Wasser 10 Minuten blanchieren. Gründlich abgießen und beiseite stellen.

2 Die Butter zerlassen, das Mehl einrühren und 1 Minute unter Rühren erhitzen, vom Herd nehmen. Brühe, Wein und Milch einrühren und kurz aufkochen. Dabei ständig rühren, bis die Flüssigkeit eingedickt ist. Gemüse, Salbei und Pilze einrühren.

3 Unterdessen die Kartoffeln in einem Topf mit kochendem Wasser 10–15 Minuten gar kochen. Gründlich abgießen und mit der Butter, dem Joghurt und der Hälfte des Käses zu Püree zerstampfen. Fenchelsamen einrühren und abschmecken.

4 Die Gemüsemischung in eine 1-l-Auflaufform geben und mit dem Kartoffelpüree ganz bedecken. Mit dem restlichen Käse bestreuen und im vorgeheizten Backofen bei 190 °C 30–35 Minuten backen, bis die Kartoffeldecke oben goldbraun geworden ist. Sofort servieren.

TIPP

Für dieses Gericht eignet sich jede Art von Gemüse – wenn es schnell gehen soll, sogar aufgetautes Tiefkühlgemüse.

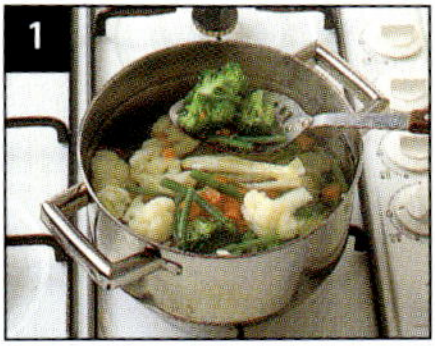

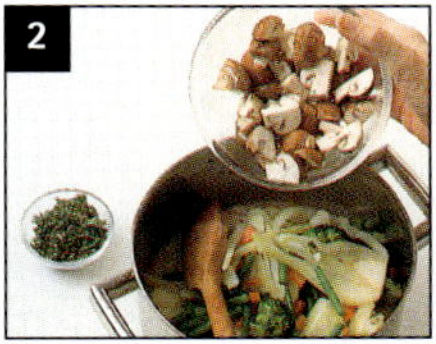

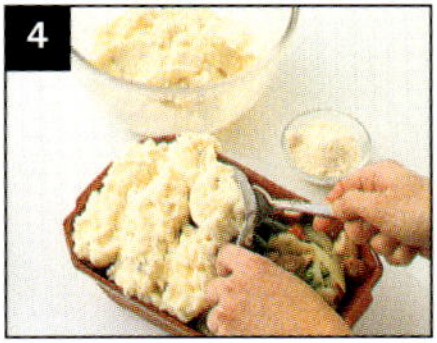

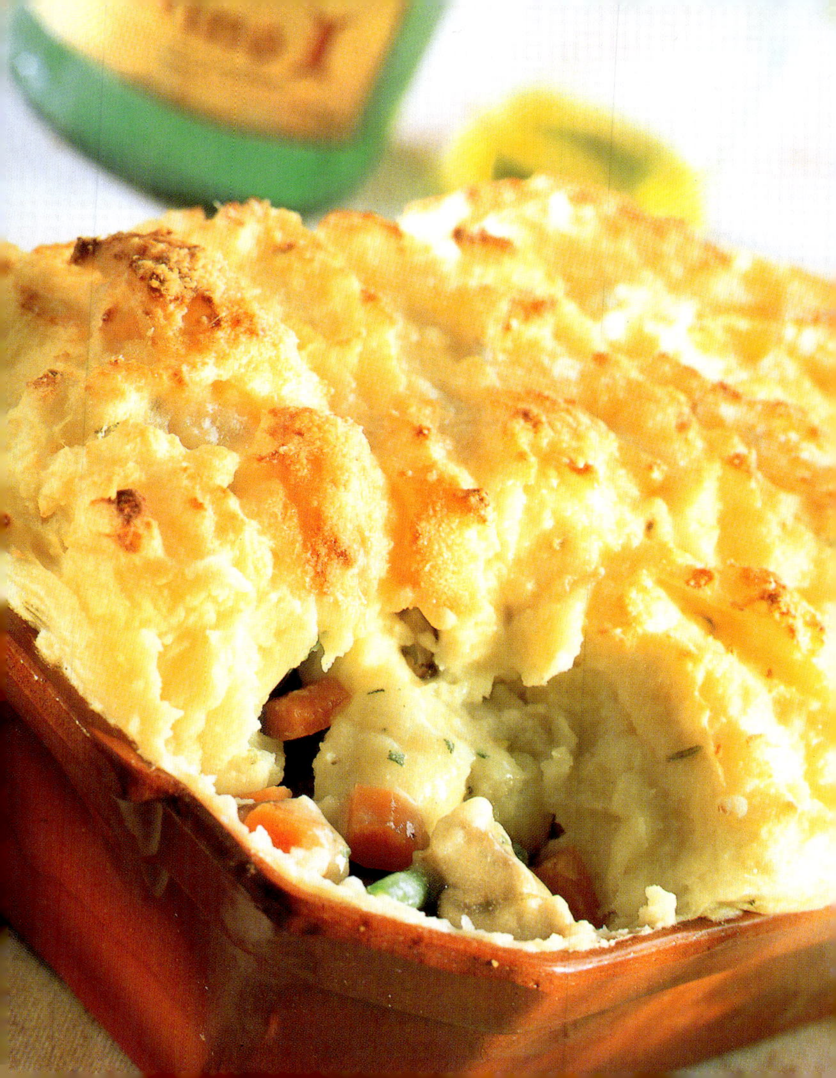

Drei-Käse-Kartoffel-Soufflé

Für 4 Personen

ZUTATEN

25 g Butter
2 TL Mehl
900 g mehlig kochende Kartoffeln
8 Eier, getrennt
25 g Gruyère, gerieben
25 g vollreifer Käse, gerieben
25 g Blauschimmelkäse, zerbröckelt
Salz und Pfeffer

1 Eine 2,5-l-Souffléform mit Butter einpinseln und mit Mehl bestäuben. Beiseite stellen.

2 Die Kartoffeln in einem Topf mit kochendem Wasser gar kochen. Zu einem sehr feinen, glatten Püree verarbeiten und in einer Schüssel abkühlen lassen.

3 Die Eidotter unter das Kartoffelpüree mischen, dann den Käse einrühren. Gut mit Salz und Pfeffer abschmecken.

4 Das Eiweiß in einer sauberen Schüssel steif schlagen und mit einem Metalllöffel vorsichtig unter die Kartoffelmasse heben.

5 Die Soufflémischung in die vorbereitete Form geben.

6 Im vorgeheizten Backofen bei 220 °C 35–40 Minuten backen, bis das Soufflé gut aufgegangen und fest geworden ist. Sofort servieren.

TIPP

Wenn ein in das Soufflé gestochener Fleischspieß sauber herauskommt, ist es fertig.

VARIATION

Herzhafter schmeckt das Soufflé, wenn Sie fein gewürfelten Schinken zufügen.

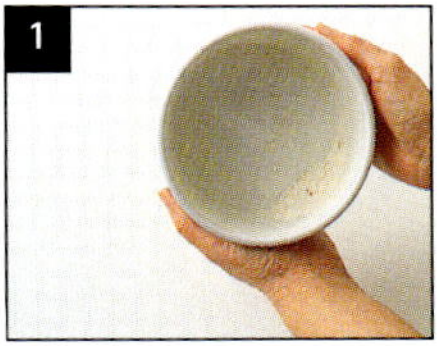

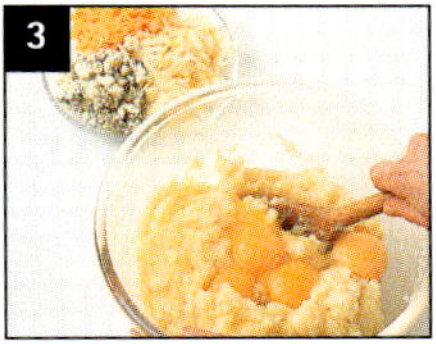

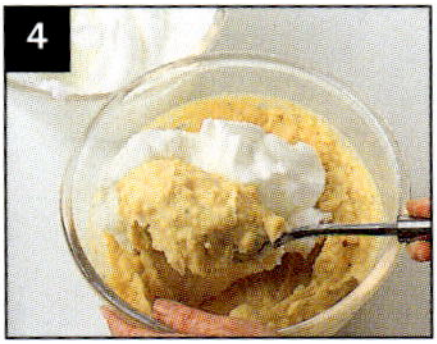

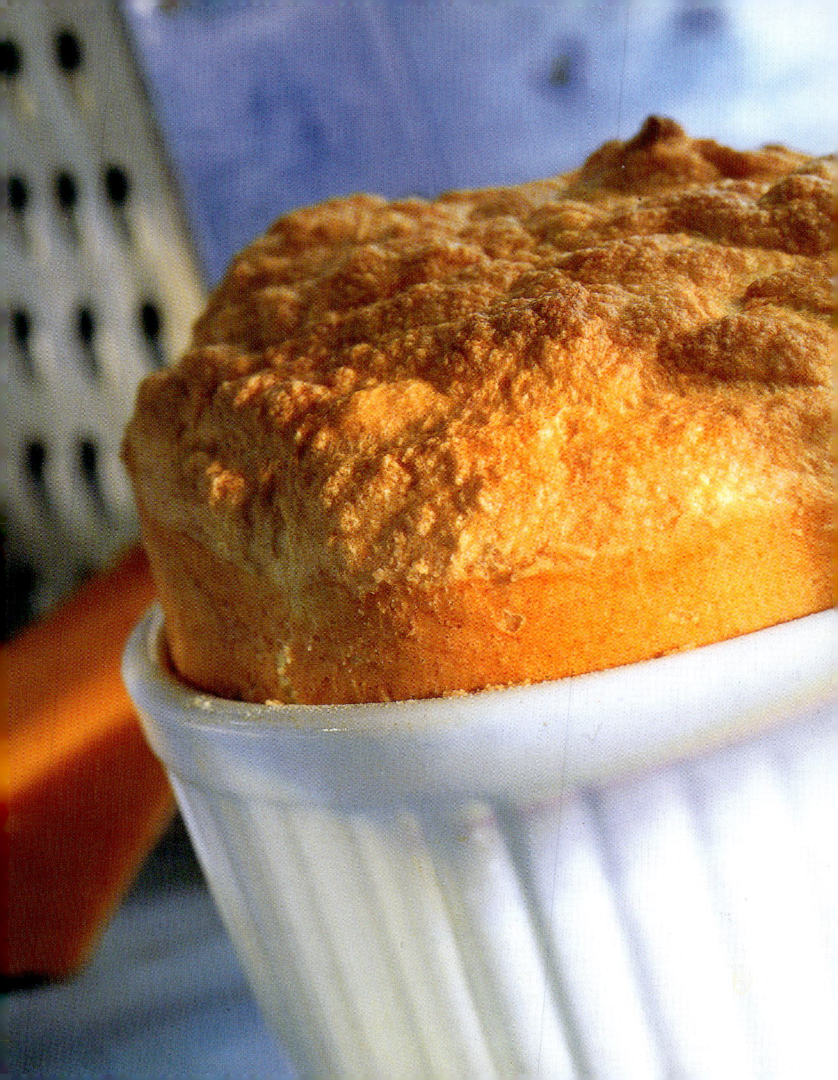

Herbstliches Kartoffel-Nuss-Brot

Für 4 Personen

ZUTATEN

450 g mehlig kochende Kartoffeln, gewürfelt
25 g Butter
1 Zwiebel, gehackt
2 Knoblauchzehen, zerdrückt
125 g ungesalzene Erdnüsse
75 g frische Semmelbrösel
1 Ei, verquirlt
2 EL frisch gehackter Koriander
150 ml Gemüsebrühe
75 g Champignons, in Scheiben
50 g getrocknete Tomaten, in Streifen
Salz und Pfeffer

SAUCE:
150 ml Crème fraîche
2 TL Tomatenmark
2 TL klarer Honig
2 EL frisch gehackter Koriander

1 Eine kleine Kastenform einfetten. Die Kartoffeln in einem Topf mit kochendem Wasser 10 Minuten garen. Abgießen, zu Püree zerstampfen und beiseite stellen.

2 Die Hälfte der Butter in einer Pfanne zerlassen, Zwiebel und Knoblauch zufügen und 2–3 Minuten glasig dünsten. Die Erdnüsse fein hacken oder für 30 Sekunden mit den Semmelbröseln in den Mixer geben.

3 Erdnüsse, Semmelbrösel, Ei, Koriander und Brühe unter das Kartoffelpüree rühren. Zwiebel und Knoblauch zufügen und gut mischen.

4 Die restliche Butter zerlassen, die Pilze zugeben und 2–3 Minuten dünsten.

5 Die Hälfte der Kartoffelmischung in die Form geben und gut andrücken. Die Pilze und dann die getrockneten Tomaten darüber geben und mit der restlichen Kartoffelmasse abdecken. Die Oberfläche glätten. Mit Alufolie abdecken und im vorgeheizten Backofen bei 190 °C ca. 1 Stunde backen, bis sich das Kartoffelbrot fest anfühlt.

6 Unterdessen die Zutaten für die Sauce in einer Schüssel verrühren. Das Kartoffelbrot in Scheiben schneiden, mit der Sauce übergießen und servieren.

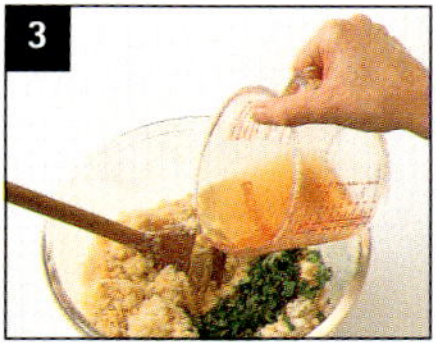

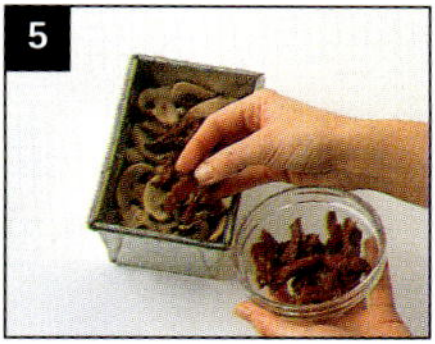

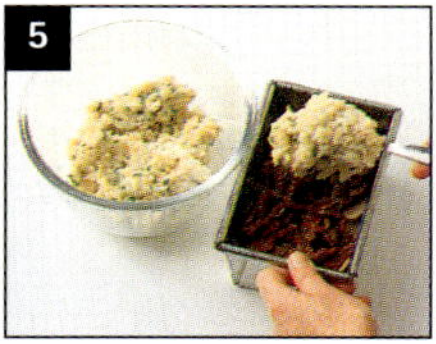

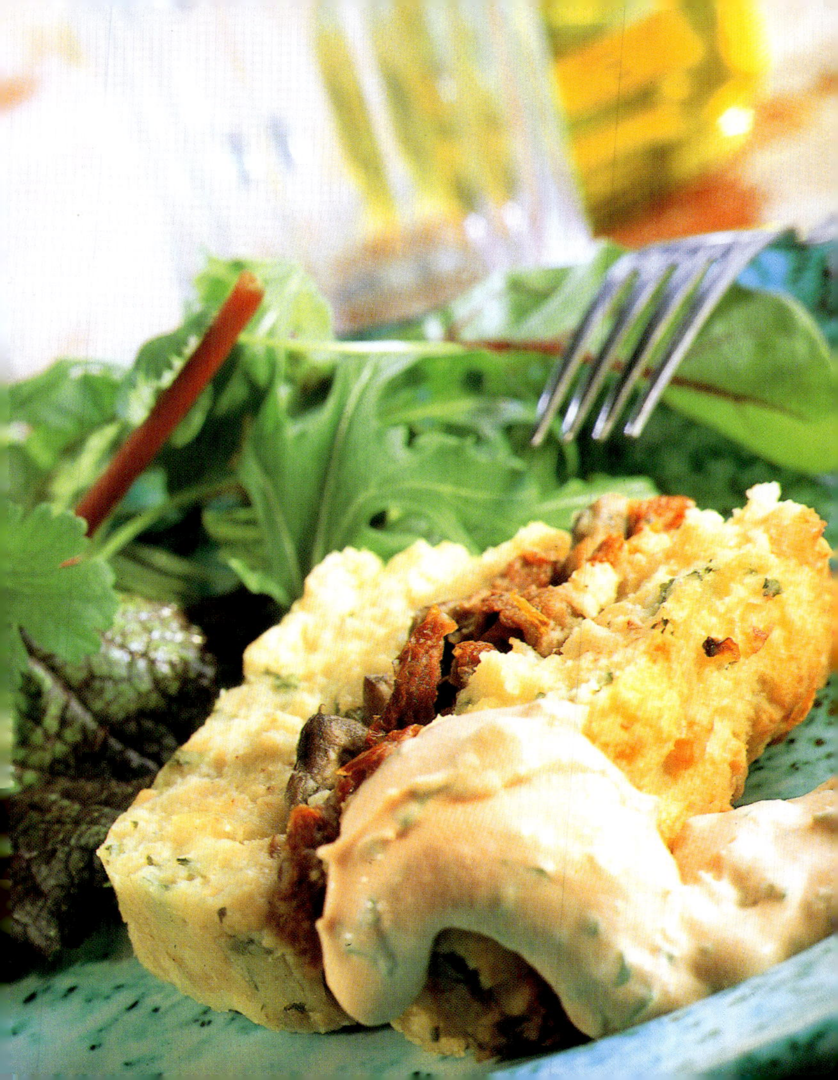

Gemüsetorte

Für 4 Personen

ZUTATEN

BODEN:
4 große fest kochende Kartoffeln
2 EL Pflanzenöl

BELAG:
1 EL Pflanzenöl
1 Porreestange, gehackt
1 Zucchini, geraspelt
1 rote Paprika, gewürfelt
1 grüne Paprika, gewürfelt
1 Mohrrübe, geraspelt
1 TL frisch gehackte Petersilie
225 g vollfetter Butterkäse
25 g vollreifer Käse, gerieben
2 Eier, verquirlt
Salz und Pfeffer
Porree, gekocht und in Streifen geschnitten, zum Garnieren

1 Eine 20-cm-Springform einfetten.

2 Kartoffel in Scheiben schneiden, das Öl in einer Pfanne erhitzen, die Kartoffelscheiben zufügen und bei mittlerer Hitze portionsweise goldbraun braten. Gründlich auf Küchenpapier abtropfen lassen und auf dem Boden der Springform verteilen.

3 Für den Belag das Öl in einer separaten Pfanne erhitzen, den Porree zufügen und bei schwacher Hitze 3–4 Minuten weich dünsten.

4 Zucchini, Paprika, Mohrrübe und Petersilie zufügen und 5–7 Minuten weich dünsten.

5 Unterdessen den Käse mit den Eiern verrühren, das gedünstete Gemüse zufügen und nach Geschmack mit Salz und Pfeffer abschmecken. Die Mischung über den Kartoffelbelag geben.

6 Im vorgeheizten Backofen bei 190 °C 20–25 Minuten backen, bis die Gemüsetorte fest geworden ist.

7 Die Torte aus der Form lösen und mit den Porreestreifen garnieren. Mit einem knackigen grünen Salat servieren.

TIPP

Sie können der Gemüsemischung auch Tofu oder Fleischwürfel zufügen, die Sie in Schritt 4 zusammen mit dem Gemüse andünsten.

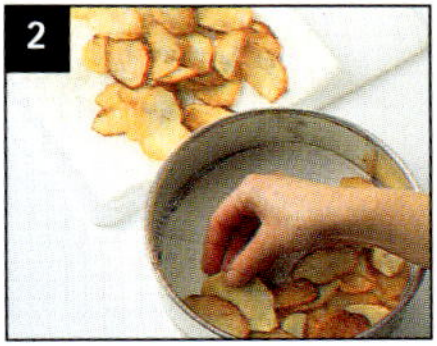

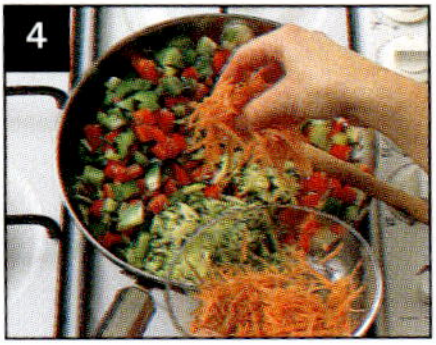

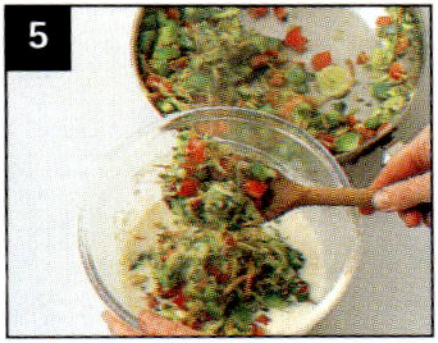

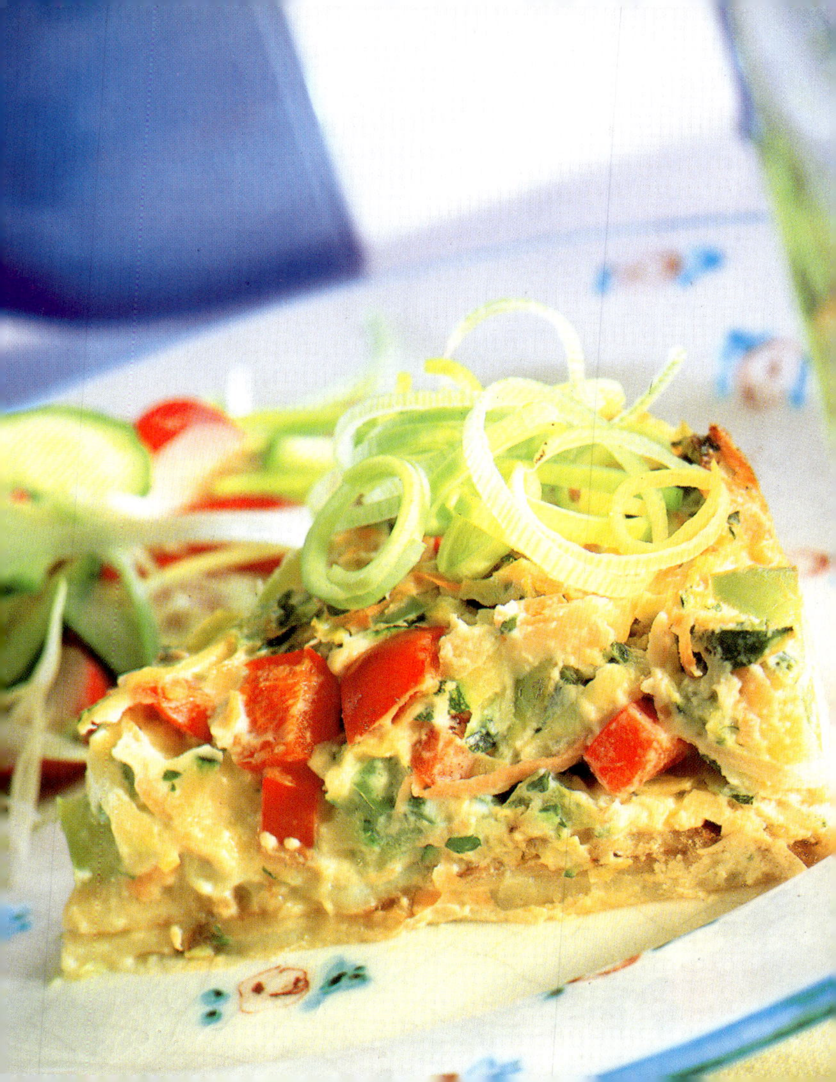

Bubble & Squeak

Für 4 Personen

ZUTATEN

450 g mehlig kochende Kartoffeln, gewürfelt
225 g Spitzkohl oder Wirsing, grob gehackt
5 EL Pflanzenöl
2 Porreestangen, gehackt
1 Knoblauchzehe, zerdrückt
225 g geräucherter Tofu, gewürfelt
Salz und Pfeffer
Porree, blanchiert und in Ringen, zum Garnieren

1 Die Kartoffeln in einem Topf mit kochendem Wasser 10 Minuten garen, bis sie weich sind. Gründlich abgießen und zu Püree zerstampfen.

2 Unterdessen den Kohl in einem separaten Topf mit kochendem Wasser 5 Minuten blanchieren, abgießen und zu den Kartoffeln geben.

3 Das Öl in einer großen Pfanne erhitzen, Porree und Knoblauch zufügen und 2–3 Minuten bei schwacher Hitze dünsten. Unter die Kartoffel-Kohl-Mischung rühren.

4 Den Tofu zufügen und gut mit Salz und Pfeffer abschmecken. Alles in die Pfanne geben und bei schwacher Hitze 10 Minuten garen.

5 Die Mischung vorsichtig im Ganzen wenden und noch einmal 5–7 Minuten garen, bis sie unten knusprig geworden ist. Mit dem gehackten Porree garnieren und sofort servieren.

VARIATION

Traditionell wird der Mischung statt des Tofus gekochtes Fleisch, z. B. Huhn oder Rind, beigegeben. Auch Bratensauce passt gut hinein – achten Sie jedoch darauf, dass die Mischung nicht zu feucht wird.

TIPP

Diese vegetarische Version des klassischen englischen „Bubble & Squeak" wird durch Tofu so gehaltvoll, dass sie ein ausgezeichnetes Hauptgericht ergibt.

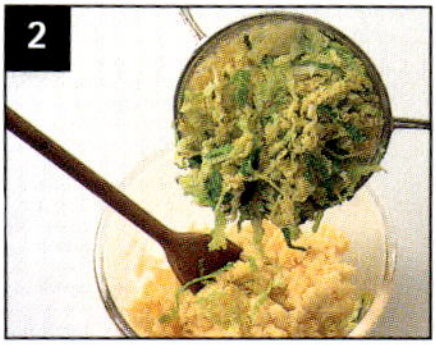

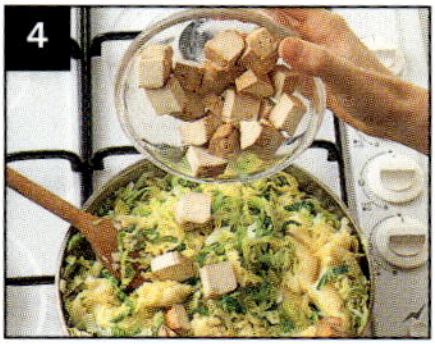

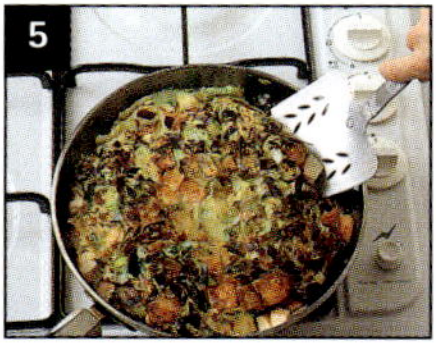

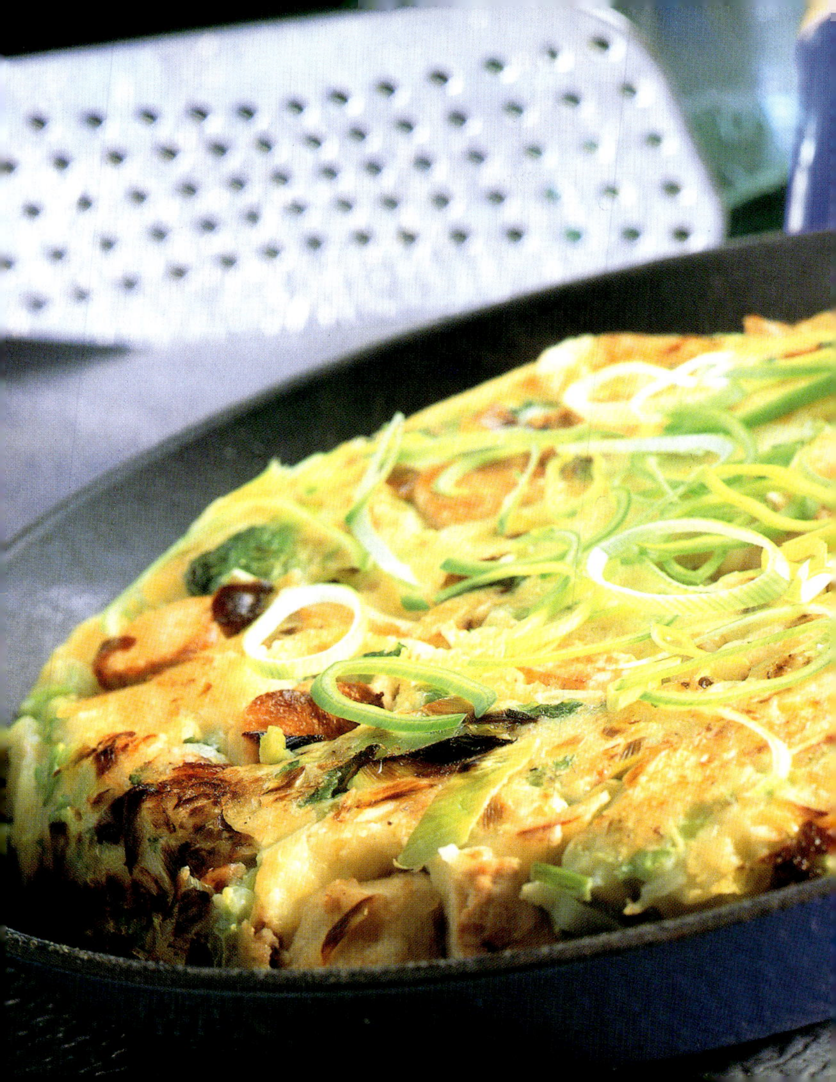

Tofu-Kartoffel-Pfanne

Für 4 Personen

ZUTATEN

25 g Butter
1 rote Zwiebel, halbiert und in Ringen
1 Mohrrübe, gewürfelt
25 g grüne Bohnen, halbiert
3 große fest kochende Kartoffeln, gewürfelt
2 EL Mehl
600 ml Gemüsebrühe
225 g Tofu, gewürfelt
Salz und Pfeffer
frisch gehackte Petersilie, zum Garnieren

1 Die Butter in einer Pfanne zerlassen. Zwiebel, Mohrrübe, Bohnen und Kartoffeln zufügen und 5–7 Minuten leicht braun dünsten. Dabei vorsichtig umrühren.

2 Das Mehl zufügen und 1 Minute unter ständigem Rühren weiter dünsten. Nach und nach die Brühe zugießen.

3 Die Mischung bei schwacher Hitze 15 Minuten köcheln, bis die Kartoffeln gar sind.

4 Tofu zufügen und weitere 5 Minuten garen. Mit Salz und Pfeffer abschmecken.

5 Mit der gehackten Petersilie bestreuen und direkt aus der Pfanne servieren.

VARIATION

Nicht-Vegetarier können dieses Gericht auch mit gekochtem und gewürfeltem Fleisch zubereiten.

TIPP

Diese Art von Pfannengericht ist typisch für die USA. Dort nimmt man üblicherweise Corned Beef, Paprika, Zwiebeln und Stangensellerie und serviert es häufig noch mit Bratensauce.

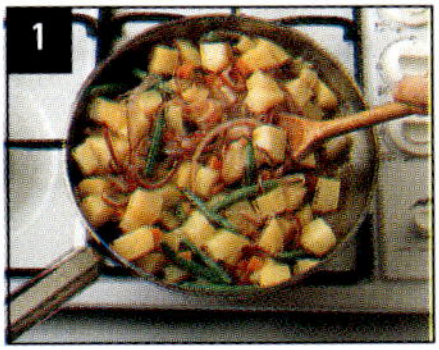

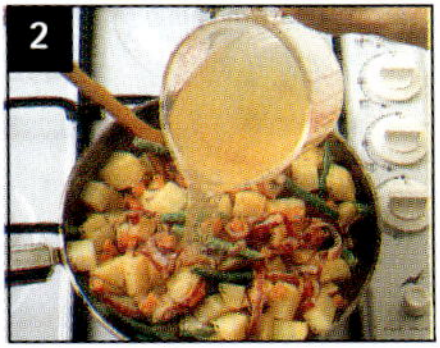

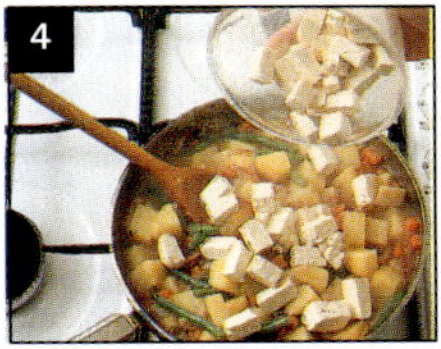

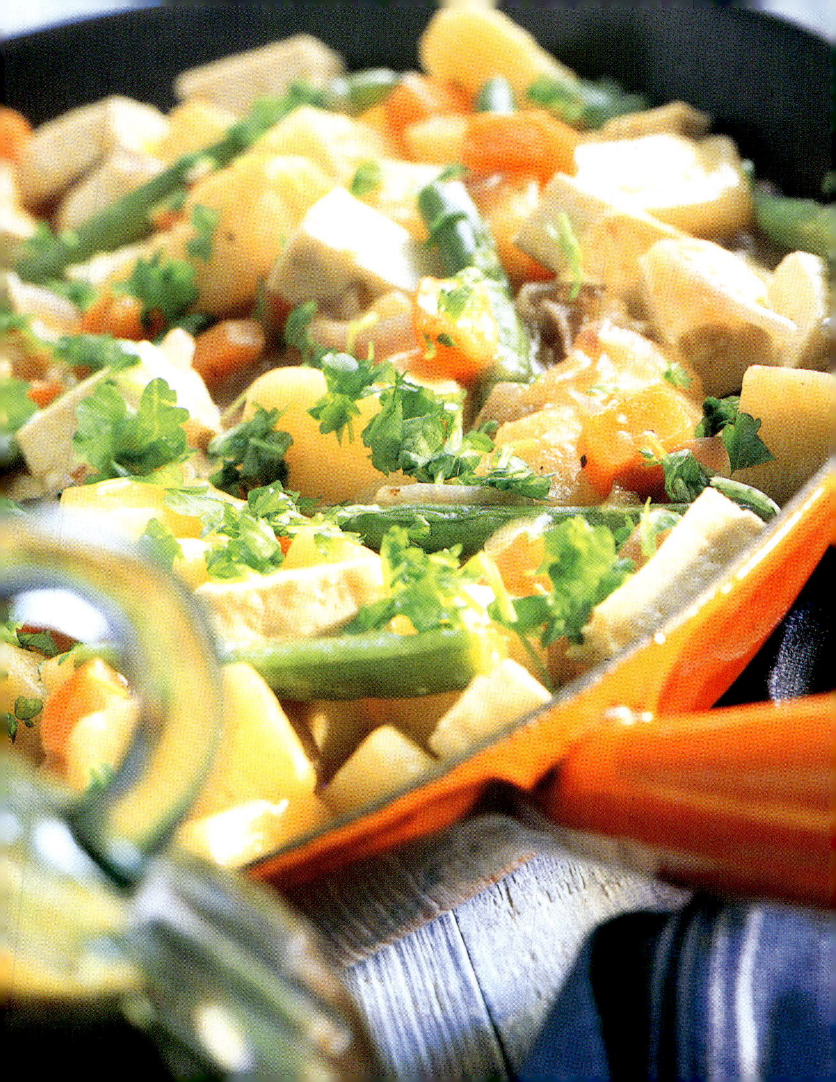

Gefüllte Kartoffeln mit Pesto

Für 4 Personen

ZUTATEN

4 Backkartoffeln à ca. 225 g
150 ml Crème double
85 ml Gemüsebrühe
1 EL Zitronensaft
2 Knoblauchzehen, zerdrückt
3 EL frisch gehacktes Basilikum
2 EL Pinienkerne
Salz und Pfeffer
2 EL frisch geriebener Parmesan

1 Die Kartoffeln gut waschen, rundum mit einer Gabel einstechen und die Schale mit etwas Salz einreiben. Auf ein Backblech legen.

2 Im vorgeheizten Backofen bei 190 °C ca. 1 Stunde backen.

3 Die Kartoffeln aus dem Ofen nehmen und der Länge nach halbieren. Die Kartoffelhälften mit einem Löffel aushöhlen, das Kartoffelinnere in eine Schüssel geben und zu Püree zerstampfen.

4 Inzwischen die Crème double mit der Brühe in einem Topf 8–10 Minuten köcheln, bis die Flüssigkeit auf die Hälfte reduziert ist.

5 Zitronensaft, Knoblauch und Basilikum einrühren und mit Salz und Pfeffer abschmecken. Kartoffelpüree in den Topf geben, Pinienkerne zufügen und verrühren. Mit Salz und Pfeffer abschmecken.

6 Die Füllung in die Kartoffelhälften löffeln und mit Parmesan bestreuen. Zurück in den Ofen geben und noch einmal 10 Minuten backen, bis der Käse oben goldbraun geworden ist. Mit frischem grünem Salat servieren.

VARIATION

Geben Sie in Schritt 5 geriebenen vollfetten Schnittkäse oder fein gehackte Pilze in die Füllung.

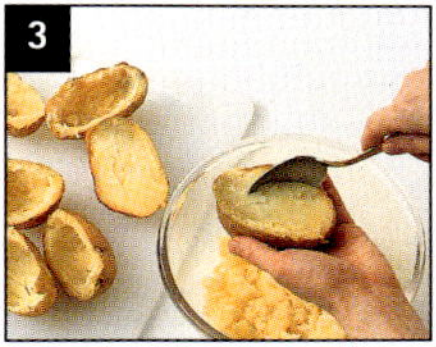
3

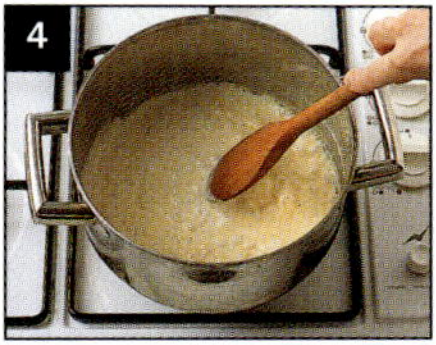
4

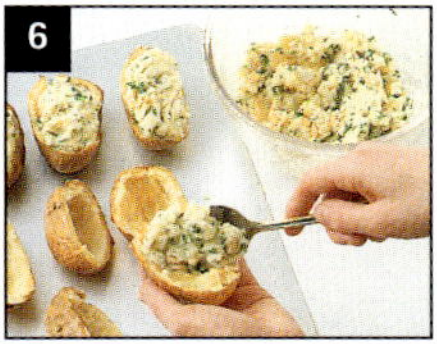
6

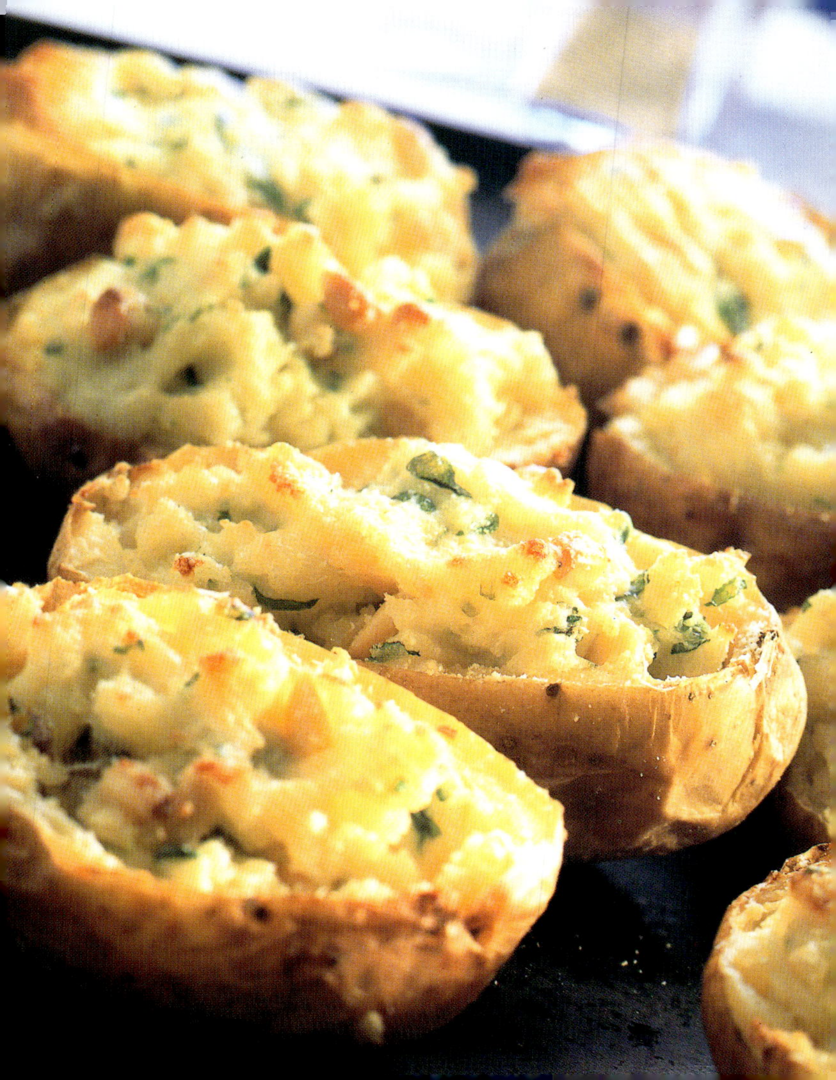

Backkartoffeln mit Guacamole & Salsa

Für 4 Personen

ZUTATEN

4 Backkartoffeln à ca. 225 g
1 große reife Avocado
1 TL Zitronensaft
175 g geräucherter Tofu, gewürfelt
2 Knoblauchzehen, zerdrückt
1 Zwiebel, fein gehackt
1 Tomate, fein gehackt
125 g gemischter grüner Salat
frischer Koriander, zum Garnieren

SALSA:
2 reife Tomaten, entkernt und gewürfelt
1 EL frisch gehackter Koriander
1 Schalotte, fein gehackt
1 grüne Chilischote, gehackt
1 EL Zitronensaft
Salz und Pfeffer

1 Kartoffeln waschen, rundum mit einer Gabel einstechen und etwas Salz auf die Schale reiben. Auf ein Backblech legen.

2 Im vorgeheizten Backofen bei 190 °C ca. 1 Stunde backen, bis die Kartoffeln gar sind und die Schale knusprig ist.

3 Die Kartoffeln aus dem Ofen nehmen und der Länge nach halbieren. Die Kartoffelhälften mit einem Löffel aushöhlen und das Fleisch in eine Schüssel geben.

4 Die Avocado halbieren, den Stein entfernen und das Fruchtfleisch mit einem Löffel herausheben. Mit dem Zitronensaft zu den Kartoffeln geben und mit einer Gabel zu Püree verarbeiten, dann Tofu, Knoblauch, Zwiebel und Tomate einrühren. Jeweils eine Kartoffelhälfte mit der Mischung füllen.

5 Die Salatblätter über der Füllung anrichten und die andere Kartoffelhälfte aufsetzen.

6 Die Zutaten für die Salsa in einer Schüssel gut verrühren und mit Salz und Pfeffer abschmecken. Etwas Salsa zu den Kartoffeln geben und mit Koriander garniert servieren.

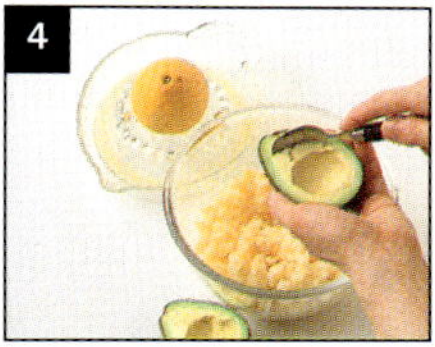

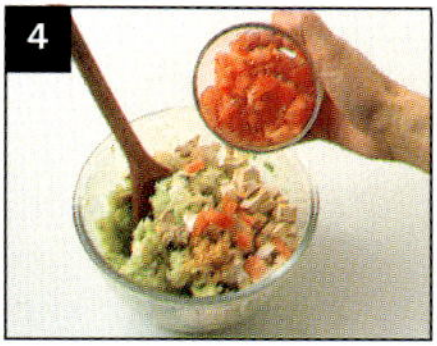

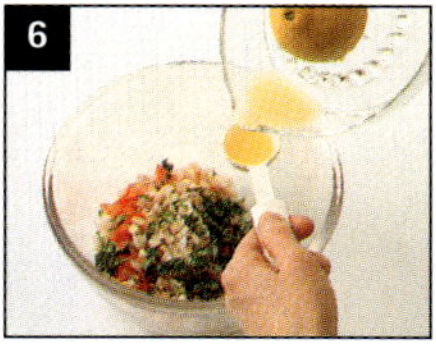

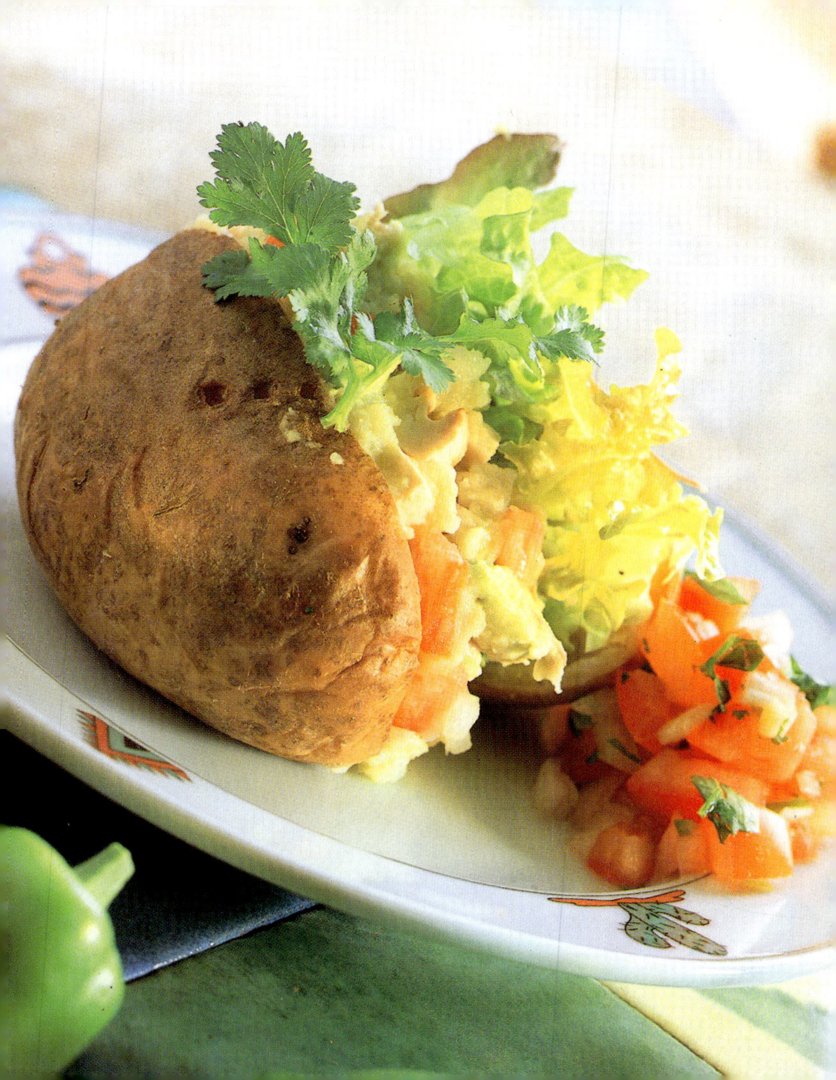

Gemüse-Kartoffel-Pfanne

Für 4 Personen

ZUTATEN

675 g fest kochende Kartoffeln, ungeschält und in Scheiben
1 Mohrrübe, gewürfelt
225 g kleine Brokkoliröschen
60 g Butter
2 EL Pflanzenöl
1 rote Zwiebel, geviertelt
2 Knoblauchzehen, zerdrückt
175 g Tofu, gewürfelt
2 EL frisch gehackter Salbei
75 g vollreifer, pikanter Hartkäse, gerieben

1 Die Kartoffeln in einem Topf mit kochendem Wasser 10 Minuten garen. Gründlich abgießen.

2 Inzwischen Mohrrübe und Brokkoli in einem separaten Topf mit kochendem Wasser 5 Minuten blanchieren. Mit einem Schaumlöffel herausheben.

3 Butter und Öl in einer Pfanne erhitzen, Zwiebel und Knoblauch zufügen und 2–3 Minuten dünsten. Die Hälfte der Kartoffeln zufügen und den Pfannenboden gleichmäßig mit ihnen bedecken.

4 Mohrrübe, Brokkoli und Tofu darauf verteilen und mit der Hälfte des Salbeis bestreuen. Mit den restlichen Kartoffelscheiben bedecken und den Käse darüber streuen.

5 Bei schwacher Hitze ca. 8–10 Minuten garen, dann für 2–3 Minuten unter den vorgeheizten Grill legen, bis der Käse geschmolzen und oben leicht braun geworden ist.

6 Mit dem restlichen Salbei garnieren und direkt aus der Pfanne servieren.

TIPP

Die Pfanne muss bis zum Rand ausgefüllt sein, damit der „Kuchen" beim Garen nicht zerfällt.

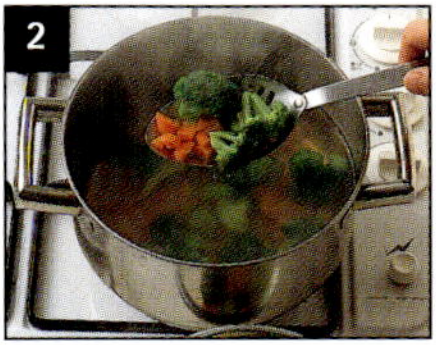

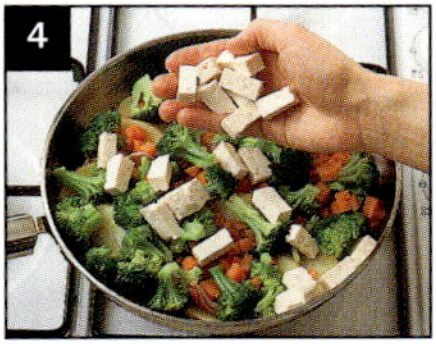

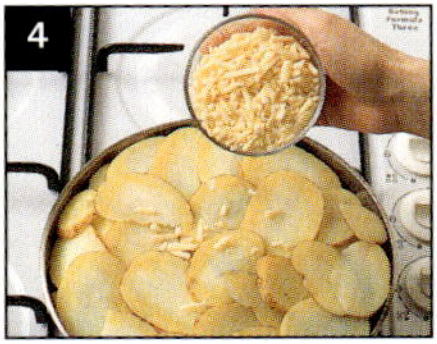

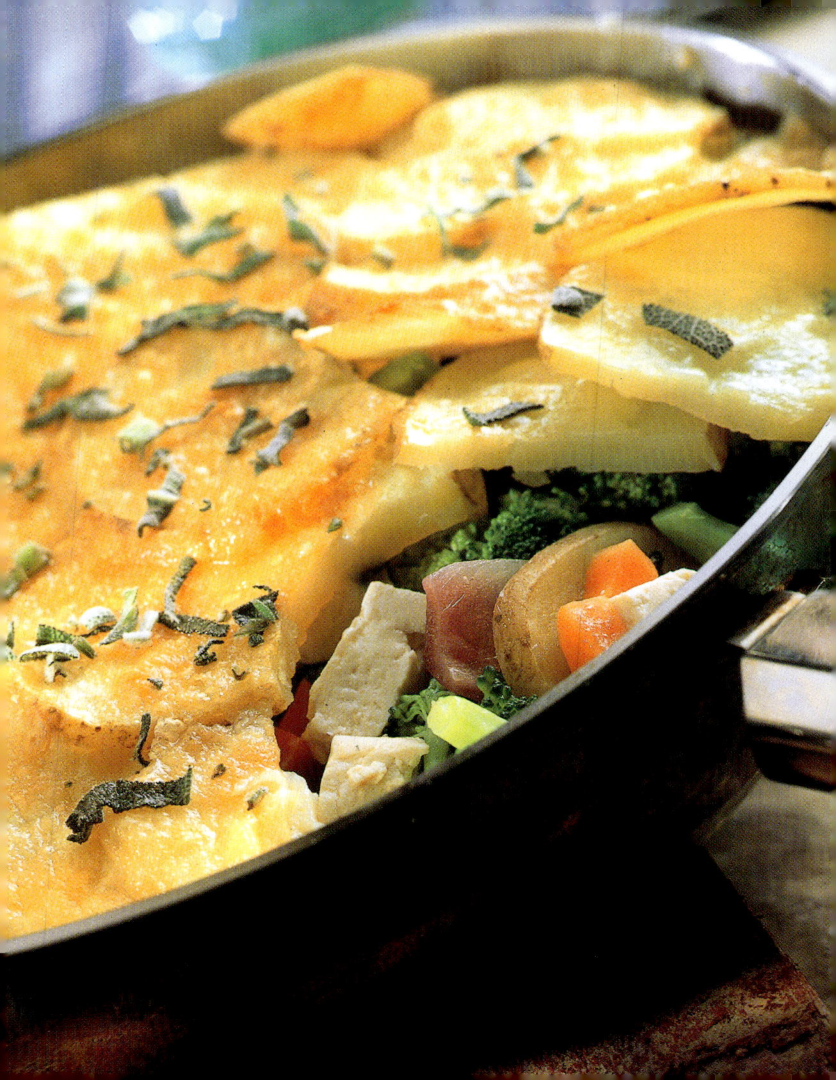

Vier-Käse-Kartoffel-Auflauf

Für 4 Personen

ZUTATEN

900 g fest kochende Kartoffeln, ungeschält und in Schnitzen
25 g Butter
1 rote Zwiebel, halbiert und in Ringen
2 Knoblauchzehen, zerdrückt
25 g Mehl
600 ml Milch
400 g eingelegte Artischockenherzen (Dose), abgetropft und halbiert
150 g tiefgefrorenes Mischgemüse, aufgetaut
125 g Gruyère, gerieben
125 g vollreifer Hartkäse, gerieben
50 g Gorgonzola, zerbröckelt
25 g frisch geriebener Parmesan
225 g Tofu, in Scheiben
2 EL frisch gehackter Thymian
Salz und Pfeffer
Thymianstängel, zum Garnieren

1 Die Kartoffeln in einem Topf mit kochendem Wasser 10 Minuten garen. Gründlich abgießen.

2 Unterdessen die Butter in einer Pfanne zerlassen, Zwiebel und Knoblauch zufügen und 2–3 Minuten dünsten.

3 Das Mehl einrühren und 1 Minute weiter dünsten, dann unter ständigem Rühren nach und nach die Milch zugießen und kurz aufkochen.

4 Die Hitze reduzieren. Artischockenherzen, Mischgemüse, jeweils die Hälfte der 4 Käsesorten und den Tofu zugeben. Gut umrühren. Thymian einstreuen und mit Salz und Pfeffer abschmecken.

5 Den Boden einer ofenfesten Form mit einer Schicht Kartoffeln auslegen. Die Gemüsemischung darauf verteilen und mit den restlichen Kartoffeln bedecken. Den restlichen Käse darüber streuen.

6 Im vorgeheizten Backofen bei 200 °C 30 Minuten backen, bis die Kartoffeln gar sind und der Auflauf oben goldbraun geworden ist. Mit frischem Thymian garnieren und servieren.

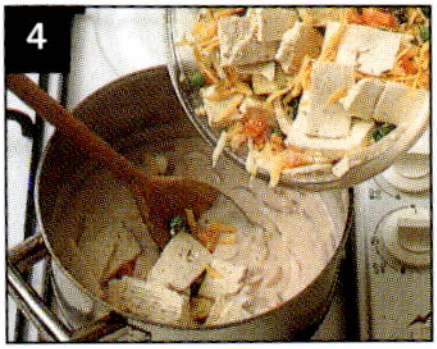
4

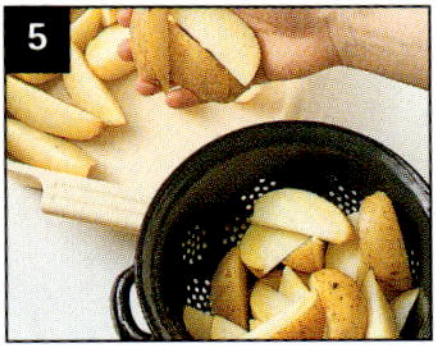
5

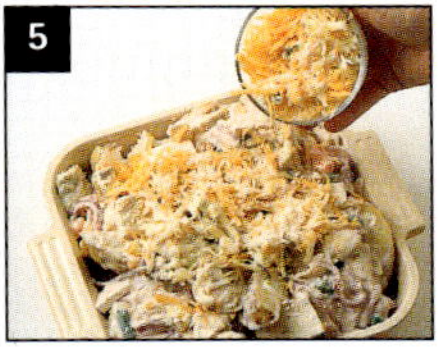
5

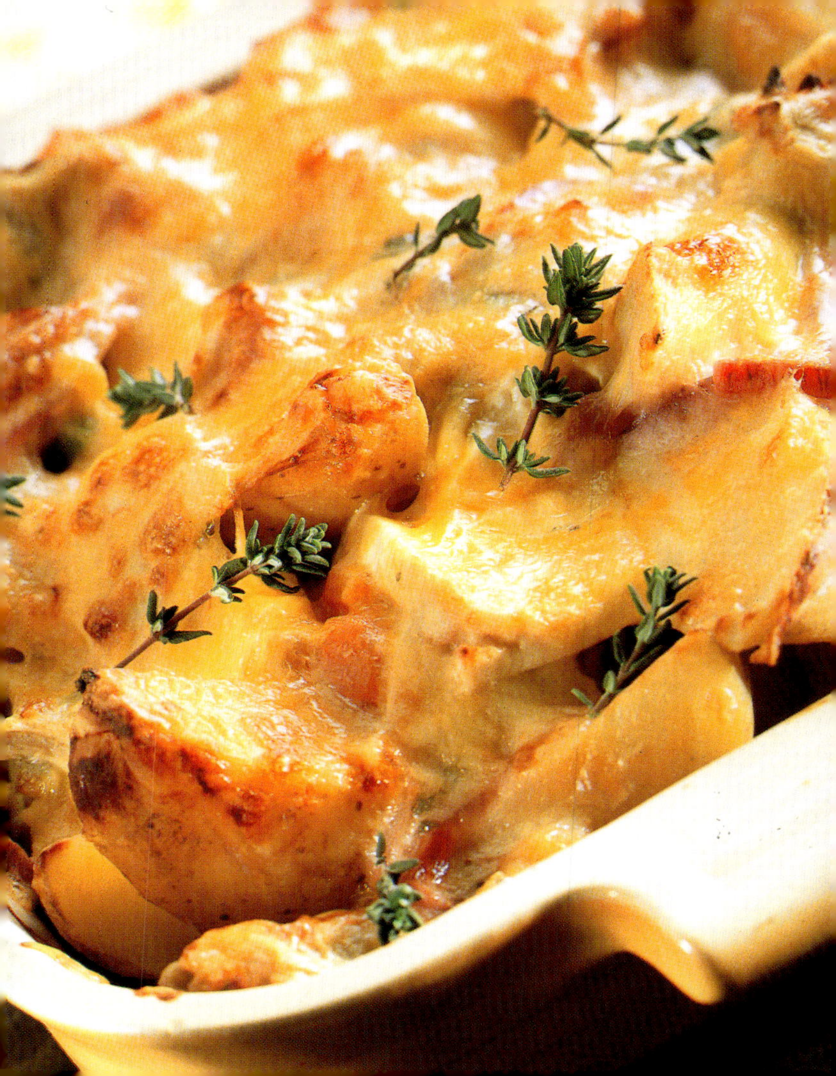

Kartoffelgratin mit Auberginen

Für 4 Personen

ZUTATEN

450 g fest kochende Kartoffeln, in Scheiben
1 EL Pflanzenöl
1 Zwiebel, gehackt
2 Knoblauchzehen, zerdrückt
450 g Tofu, gewürfelt
2 EL Tomatenmark
2 EL Mehl
300 ml Gemüsebrühe
2 große Tomaten, in Scheiben
1 Aubergine, in Scheiben
2 EL frisch gehackter Thymian
450 g Naturjoghurt
2 Eier, verquirlt
Salz und Pfeffer

1 Die Kartoffeln in einem Topf mit kochendem Wasser ca. 10 Minuten gar, jedoch nicht zu weich kochen. Gründlich abgießen und beiseite stellen.

2 Das Öl in einer Pfanne erhitzen, Zwiebel und Knoblauch zufügen und 2–3 Minuten dünsten.

3 Tofu, Tomatenmark und Mehl zufügen und 1 Minute dünsten. Nach und nach unter ständigem Rühren die Brühe zugießen und kurz aufkochen. Die Hitze reduzieren und 10 Minuten köcheln.

4 Den Boden einer Auflaufform mit einer Schicht Kartoffeln bedecken. Die Tofumischung darauf verteilen.

5 Tomaten und Auberginen darüber schichten, dann die restlichen Kartoffeln. Darauf achten, dass der Tofu ganz bedeckt ist.

6 Joghurt und Eier verrühren und mit Salz und Pfeffer abschmecken. Über dem Gratin verteilen.

7 Im vorgeheizten Backofen bei 190 °C 35–45 Minuten backen, bis das Gratin oben leicht gebräunt ist. Sofort servieren und frischen grünen Salat dazu reichen.

VARIATION

Einen intensiven Geschmack bekommt das Gratin mit geräuchertem Tofu.

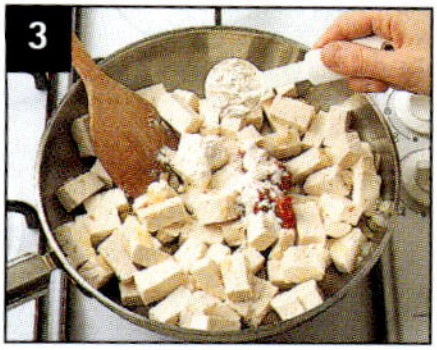

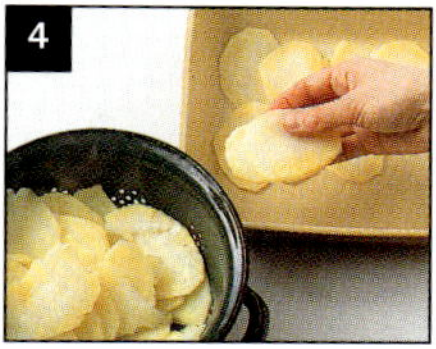

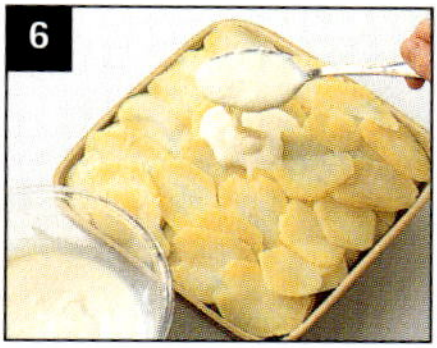

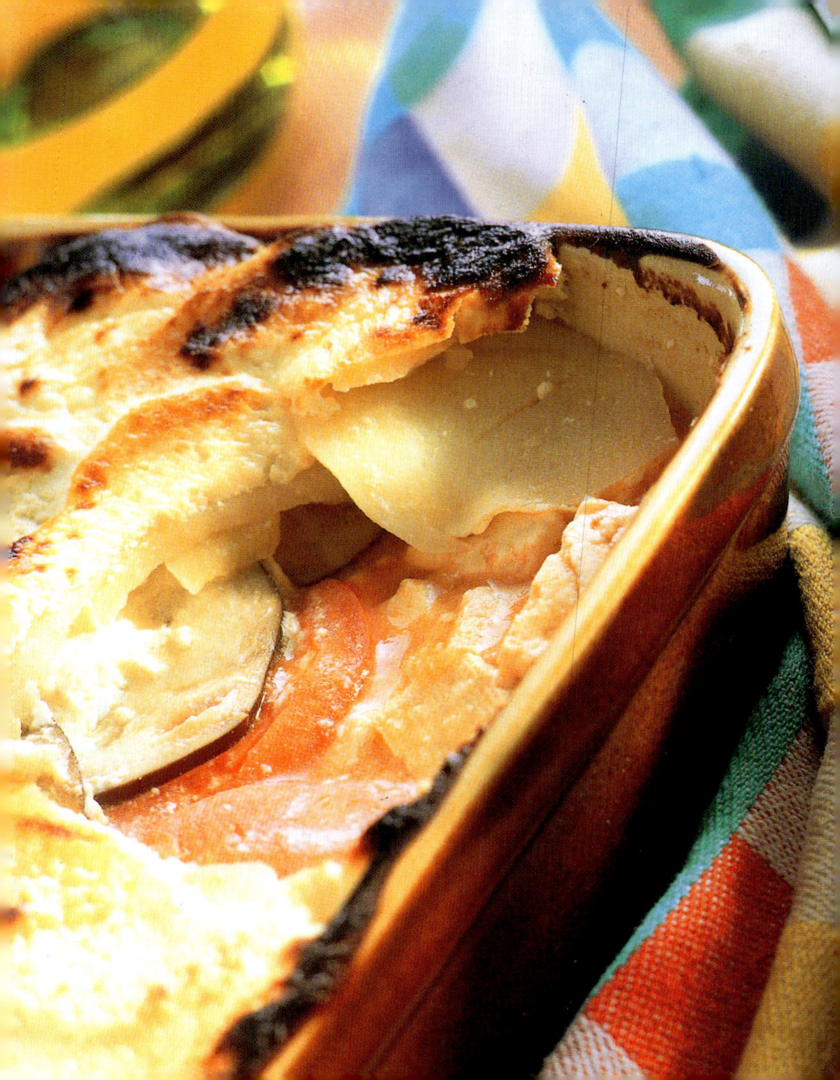

Pikante Kartoffel-Nuss-Terrine

Für 4 Personen

ZUTATEN

225 g mehlig kochende Kartoffeln, gewürfelt
225 g Pecannüsse
225 g ungesalzene Cashewkerne
1 Zwiebel, fein gehackt
2 Knoblauchzehen, zerdrückt
125 g große Champignons, gewürfelt
25 g Butter
2 EL frisch gehackte Kräuter
1 TL Paprikapulver
1 TL gemahlener Kreuzkümmel
1 TL gemahlener Koriander
4 Eier, verquirlt
125 g vollfetter Weichkäse
50 g frisch geriebener Pamesan
Salz und Pfeffer

SAUCE:
3 große Tomaten, gehäutet, entkernt und gehackt
2 EL Tomatenmark
85 ml Rotwein
1 EL Rotweinessig
1 Prise feiner Zucker

1 Eine leicht gefettete kleine Kastenform mit Backpapier auslegen.

2 Die Kartoffeln in einem Topf mit kochendem Wasser 10 Minuten garen. Abgießen und zu Püree zerstampfen.

3 Die Nüsse in der Küchenmaschine zerkleinern und mit Zwiebel, Knoblauch und Pilzen gut vermischen. Die Butter in einer Pfanne zerlassen und die Mischung darin 5–7 Minuten dünsten. Kräuter und Gewürze zufügen. Eier, Käse und Kartoffeln gründlich einrühren. Mit Salz und Pfeffer abschmecken.

4 Alles in die Kastenform füllen und fest andrücken. Im vorgeheizten Backofen bei 190 °C 1 Stunde backen.

5 Die Zutaten für die Sauce in einen Topf geben, gut verrühren und unter Rühren kurz aufkochen. 10 Minuten kochen, bis die Tomaten eingedickt sind. Alles durch ein Sieb streichen oder im Mixer fein pürieren. Die Terrine stürzen und in Scheiben schneiden. Mit der Tomatensauce übergießen und servieren.

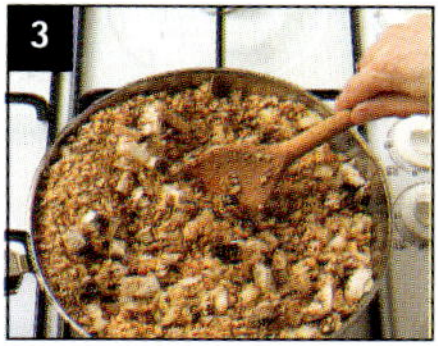

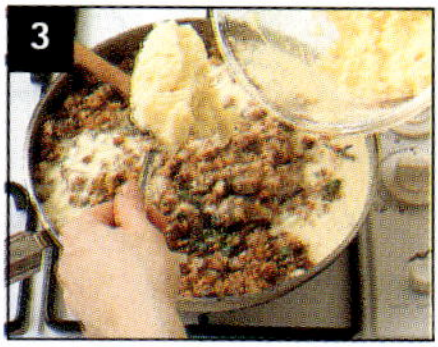

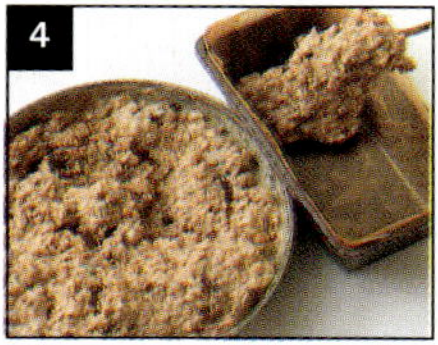

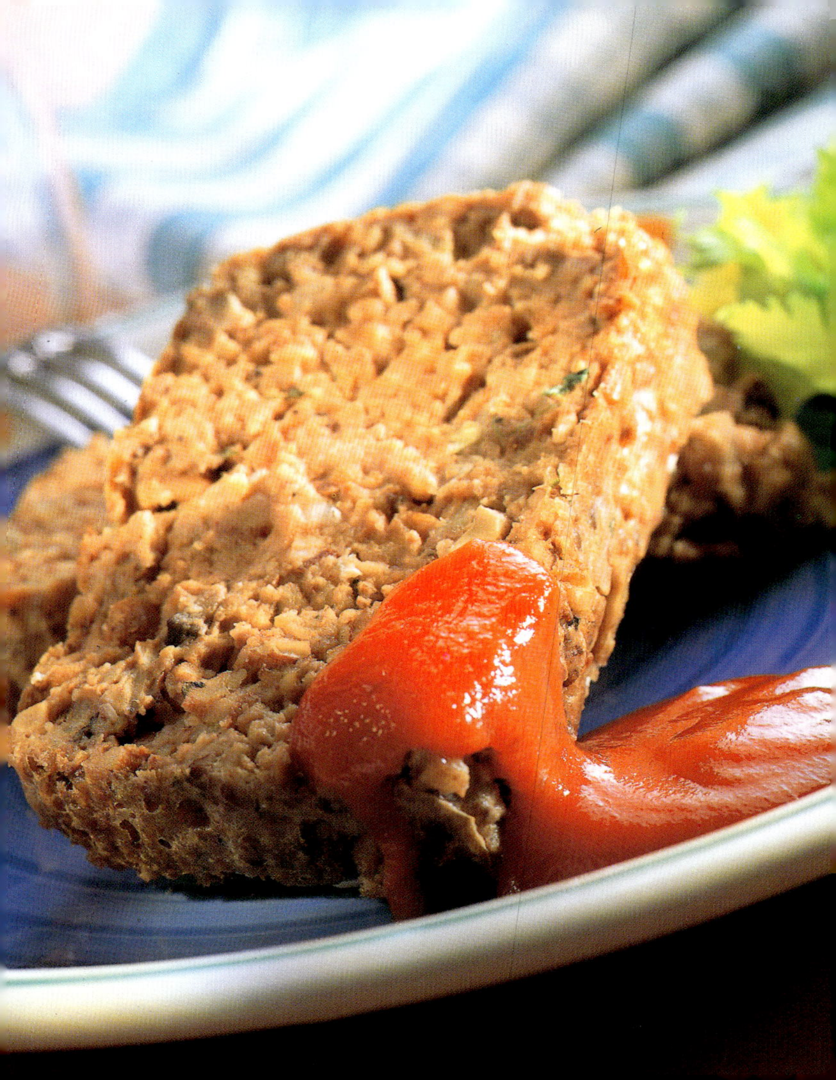

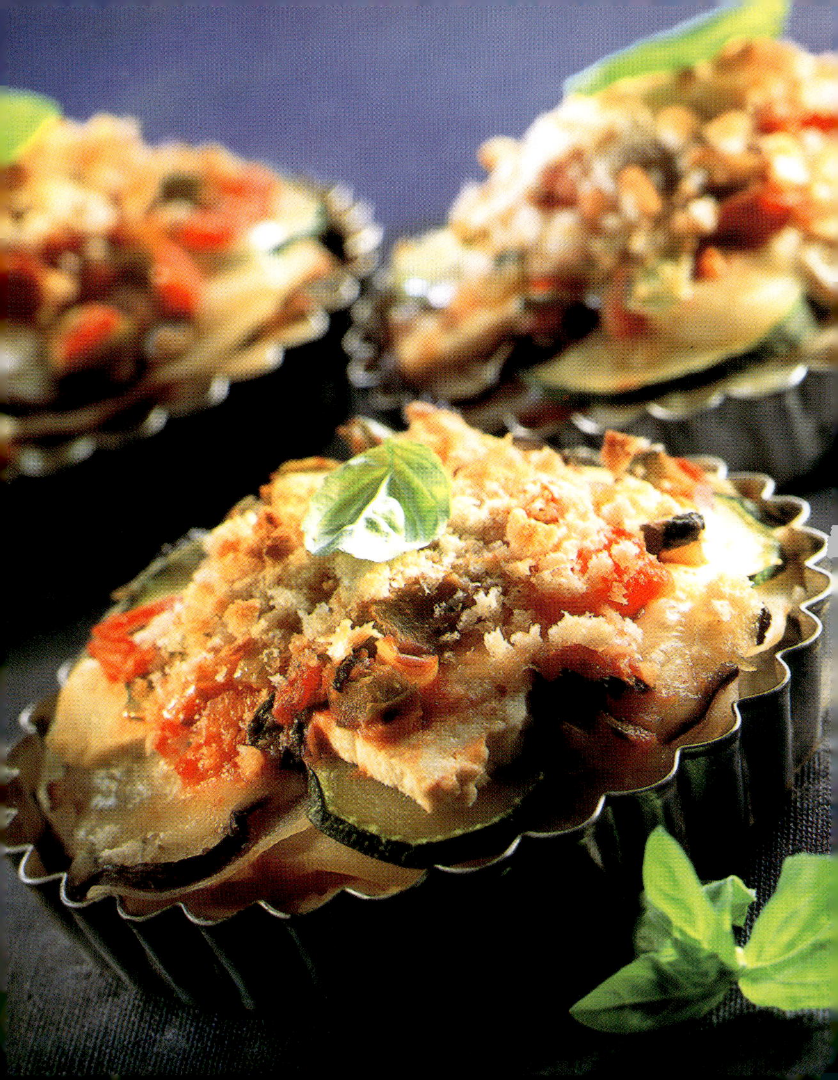

Pasteten & Aufläufe

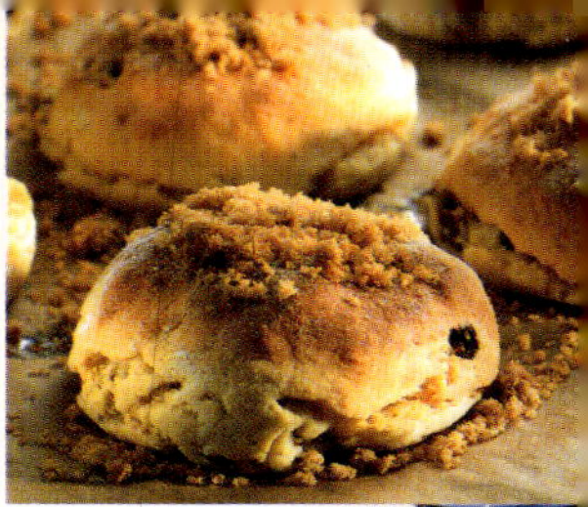

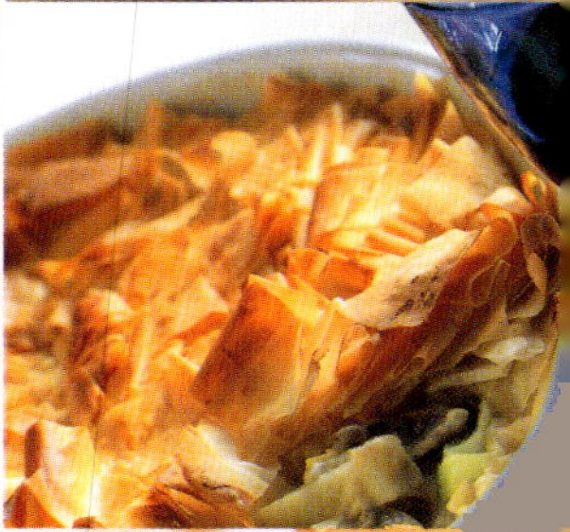

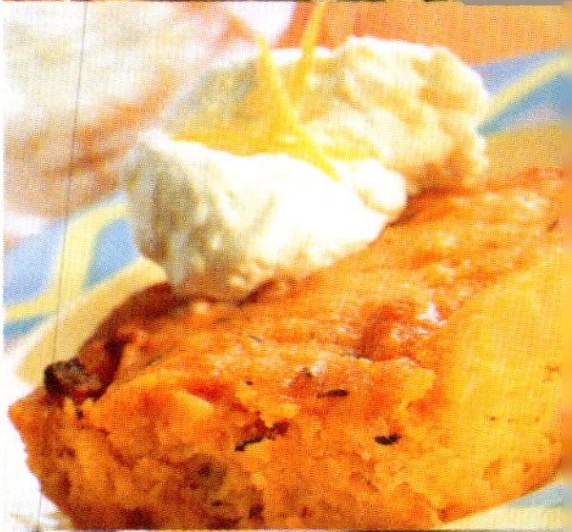

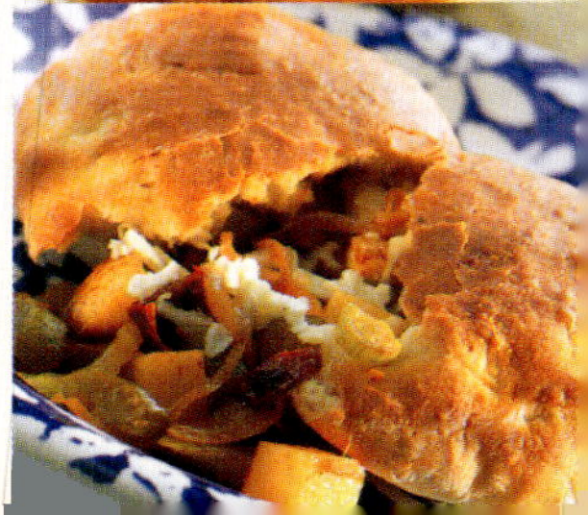

Im folgenden Kapitel finden Sie eine ganze Reihe von herzhaften Pasteten und Aufläufen, die für kalte Herbst- und Winterabende geradezu ideal sind. Doch wir haben auch eine Auswahl von Rezepten zusammengestellt, die sich für leichtere Mahlzeiten in den wärmeren Jahreszeiten eignen. Die meisten dieser Rezepte sind nur Vorschläge, die Sie je nach persönlicher Vorliebe und aktuellem Marktangebot leicht abwandeln können.

Von süß bis scharf sind hier alle Geschmacksrichtungen vertreten. So ist beispielsweise die Süßkartoffel ideal für süße Gerichte mit Früchten und Gewürzen geeignet. Es gibt sogar ein paar Brotrezepte, denn man kann mit Kartoffeln tatsächlich sehr gutes Brot backen. Außerdem finden Sie hier wunderbare Pasteten mit verschiedenen Teigvarianten und kleine Teigtaschen. So gibt es in diesem Kapitel Rezeptvorschläge für jeden Anlass, was wieder einmal beweist, wie einmalig vielseitig die Kartoffel doch ist!

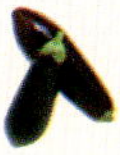 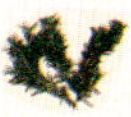 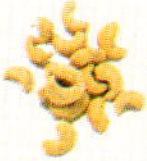 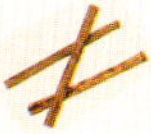

Gefüllte Pasteten

Ergibt 4 Stück

ZUTATEN

225 g fest kochende Kartoffeln, gewürfelt
1 kleine Mohrrübe, gewürfelt
225 g Rindersteak, gewürfelt
1 Porreestange, gehackt
Salz und Pfeffer
225 g fertiger Mürbeteig
15 g Butter
1 Ei, verquirlt

1 Ein Backblech leicht einfetten.

2 Kartoffeln, Mohrrübe, Fleisch und Porree in einer Schüssel gut mischen. Mit Salz und Pfeffer abschmecken.

3 Den Mürbeteig in 4 gleich große Portionen aufteilen und auf einer leicht bemehlten Arbeitsfläche zu 4 runden Fladen von ca. 20 cm Durchmesser ausrollen.

4 Die Füllung jeweils auf den Fladen verteilen, dabei einen ca. 1 cm breiten Rand lassen. Auf jeden Fladen ein Viertel der Butter geben. Den Teigrand mit etwas verquirltem Ei einpinseln.

5 Den Teig über der Füllung zusammenklappen und an den Rändern gut andrücken.

6 Die Pasteten auf das Backblech legen und mit dem restlichen Ei einpinseln.

7 Im vorgeheizten Backofen bei 200 °C 20 Minuten backen, dann die Temperatur auf 160 °C reduzieren und weitere 30 Minuten backen.

8 Die Pasteten mit Zwiebelsauce oder einem grünen Salat servieren.

TIPP

Diese Pasteten lassen sich auch gut einfrieren.

VARIATION

Verwenden Sie statt des Rindersteaks z. B. Schweine- oder Hähnchenfleisch oder geben Sie in Schritt 2 gewürfelte Äpfel zu.

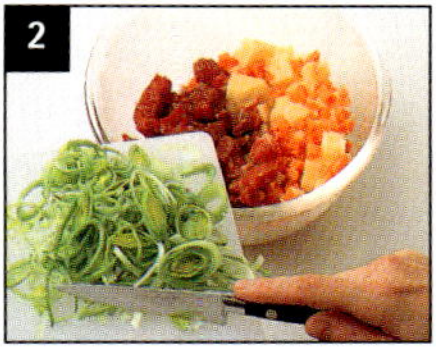
2

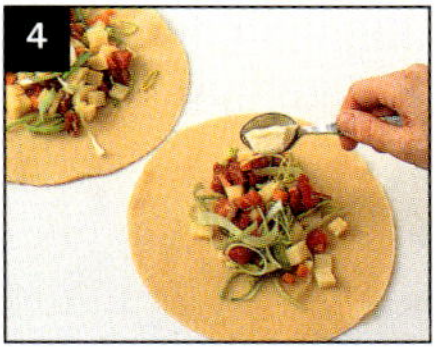
4

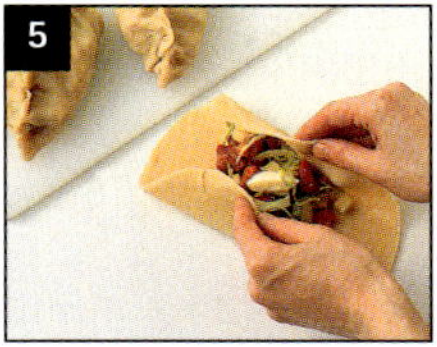
5

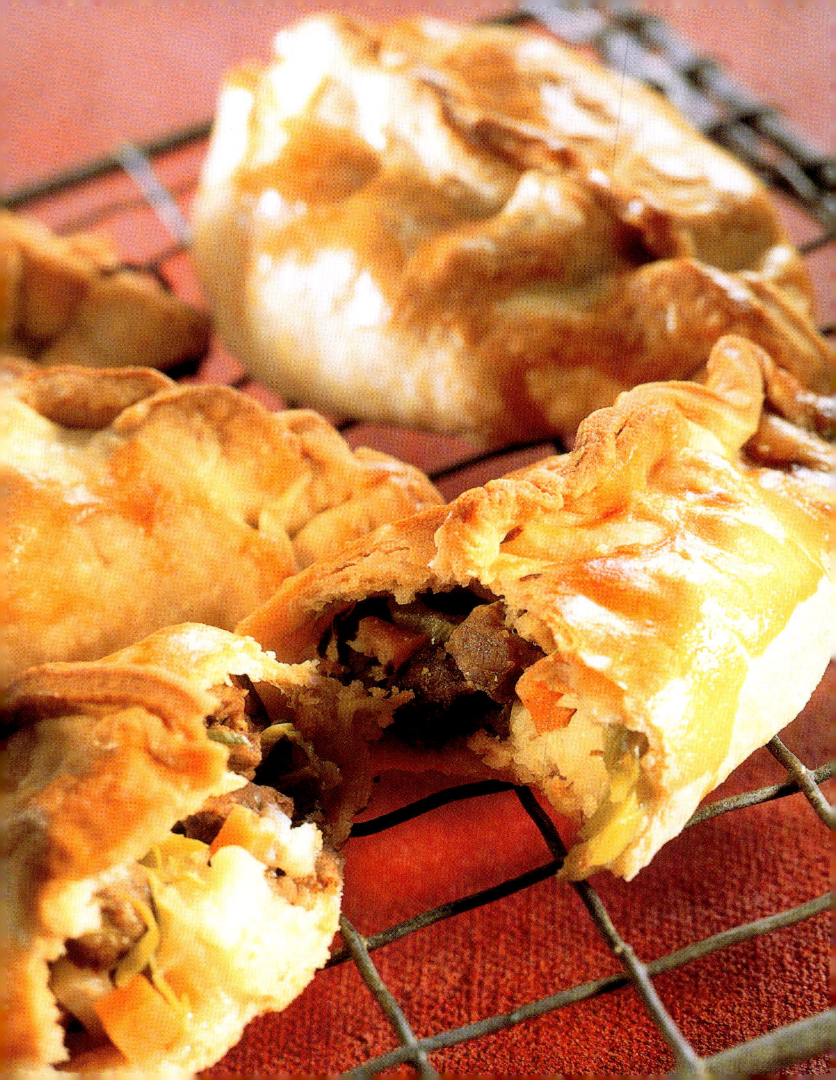

Kartoffel-Tomaten-Calzone

Ergibt 4 Stück

ZUTATEN

TEIG:
450 g Mehl
1 TL Trockenhefe
300 ml Gemüsebrühe
1 EL klarer Honig
1 TL Kümmelsamen
Milch, zum Einpinseln

FÜLLUNG:
1 EL Pflanzenöl
225 g fest kochende Kartoffeln, gewürfelt
1 Zwiebel, halbiert und in Ringen
2 Knoblauchzehen, zerdrückt
40 g getrocknete Tomaten
2 EL frisch gehacktes Basilikum
2 EL Tomatenmark
2 Selleriestangen, gehackt
50 g Mozzarella, geraspelt

1 Für den Teig das Mehl in eine Schüssel sieben und die Hefe einrühren. In die Mitte eine Vertiefung drücken.

2 Gemüsebrühe, Honig und Kümmel in die Vertiefung geben und alles zu einem Teig verkneten.

3 Den Teig auf einer leicht bemehlten Arbeitsflache ca. 8 Minuten durchkneten, bis er ganz glatt geworden ist. Zugedeckt in einer leicht mit Öl ausgepinselten Schüssel an einem warmen Ort ca. 1 Stunde gehen lassen, bis sich das Volumen etwa verdoppelt hat.

4 Für die Füllung das Öl in einer Pfanne erhitzen und alle Zutaten bis auf den Käse zufügen. Unter Rühren 5 Minuten dünsten.

5 Den aufgegangenen Teig in 4 Portionen aufteilen. Auf einer leicht bemehlten Arbeitsfläche zu runden Fladen von ca. 18 cm Durchmesser ausrollen. Die Füllung darauf verteilen, dabei einen Rand lassen.

6 Mit Mozzarella bestreuen und die Teigränder mit der Milch einpinseln. Dann die Fladen zuklappen und an den Rändern gut andrücken.

7 Auf ein beschichtetes Backblech legen und mit Milch einpinseln. Im vorgeheizten Backofen bei 220 °C 30 Minuten backen, bis der Teig aufgegangen ist und sich goldgelb gefärbt hat.

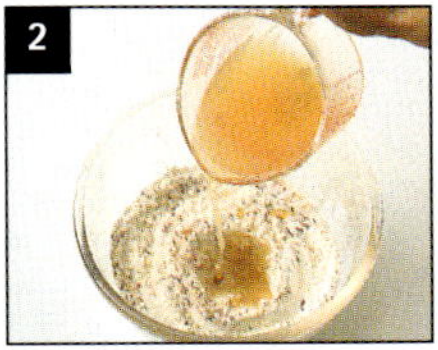
2

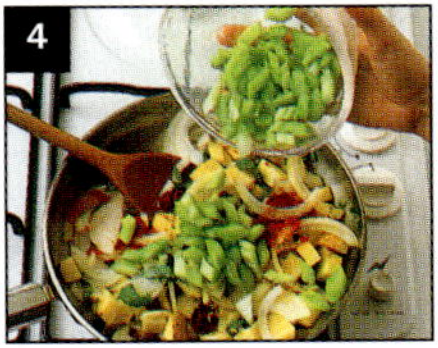
4

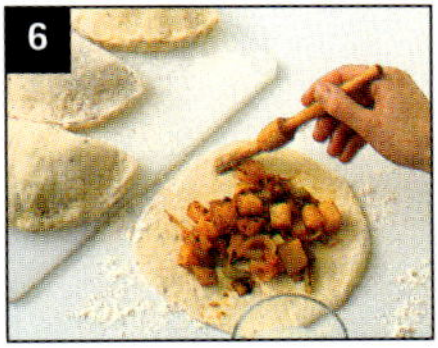
6

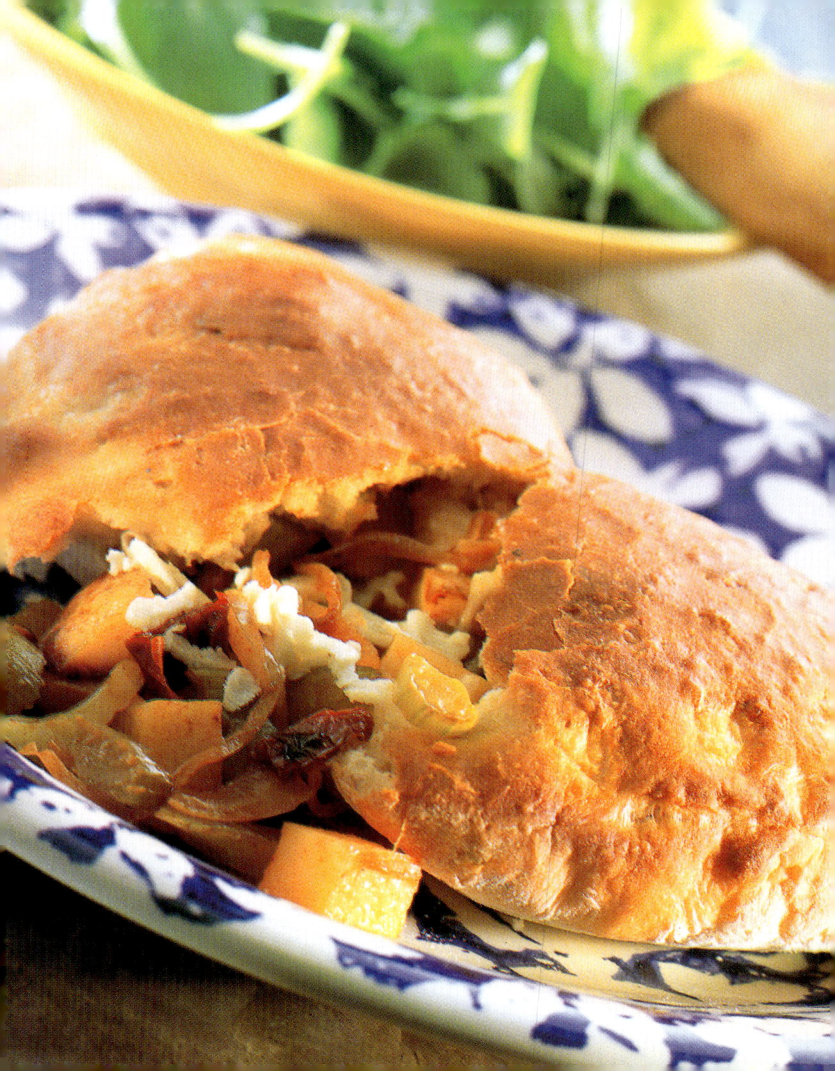

Fleisch-Kartoffel-Päckchen

Für 4 Personen

ZUTATEN

225 g fest kochende Kartoffeln, fein gewürfelt
1 EL Pflanzenöl
125 g Rinderhack
1 Porreestange, gehackt
1 kleine gelbe Paprika, fein gewürfelt
125 g Champignons, in Scheiben
1 EL Mehl
1 EL Tomatenmark
85 ml Rotwein
85 ml Rinderbrühe
1 EL frisch gehackter Rosmarin
Salz und Pfeffer
225 g Frühlingsrollenteig, Tiefkühlware auftauen
2 EL Butter, zerlassen

1 Die Kartoffeln in einem Topf mit kochendem Wasser 5 Minuten garen. Gründlich abgießen und beiseite stellen.

2 Unterdessen das Öl in einer Pfanne erhitzen, Hackfleisch, Porree, Paprika und Pilze zufügen und bei schwacher Hitze 5 Minuten dünsten.

3 Mehl und Tomatenmark einrühren und 1 weitere Minute dünsten. Nach und nach Wein und Brühe zugießen und gut umrühren, bis die Flüssigkeit abbindet. Rosmarin einstreuen, mit Salz und Pfeffer abschmecken und abkühlen lassen.

4 Frühlingsrollenteig in 4 Lagen auf einer Arbeitsfläche ausbreiten und mit Butter einpinseln. Je eine weitere Teigschicht auflegen und den Teig zu Quadraten von 20 cm Seitenlänge zurechtschneiden.

5 Jeweils ein Viertel der Füllung in die Mitte der Teigquadrate legen und die Ränder mit Butter einpinseln. Dann den Teig über der Füllung zu einem Paket zusammendrehen und gut versiegeln, damit die Füllung beim Backen nicht herausläuft.

6 Die Päckchen auf ein Backblech legen, mit Butter einpinseln und im vorgeheizten Backofen bei 180 °C 20 Minuten backen. Sofort servieren.

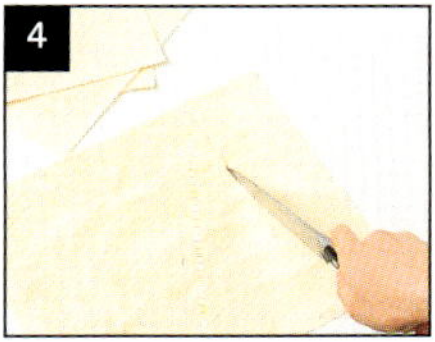
4

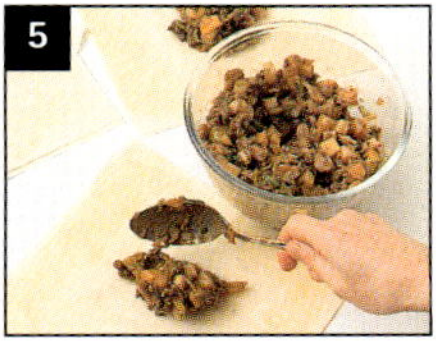
5

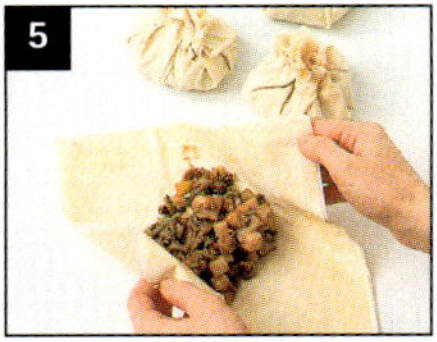
5

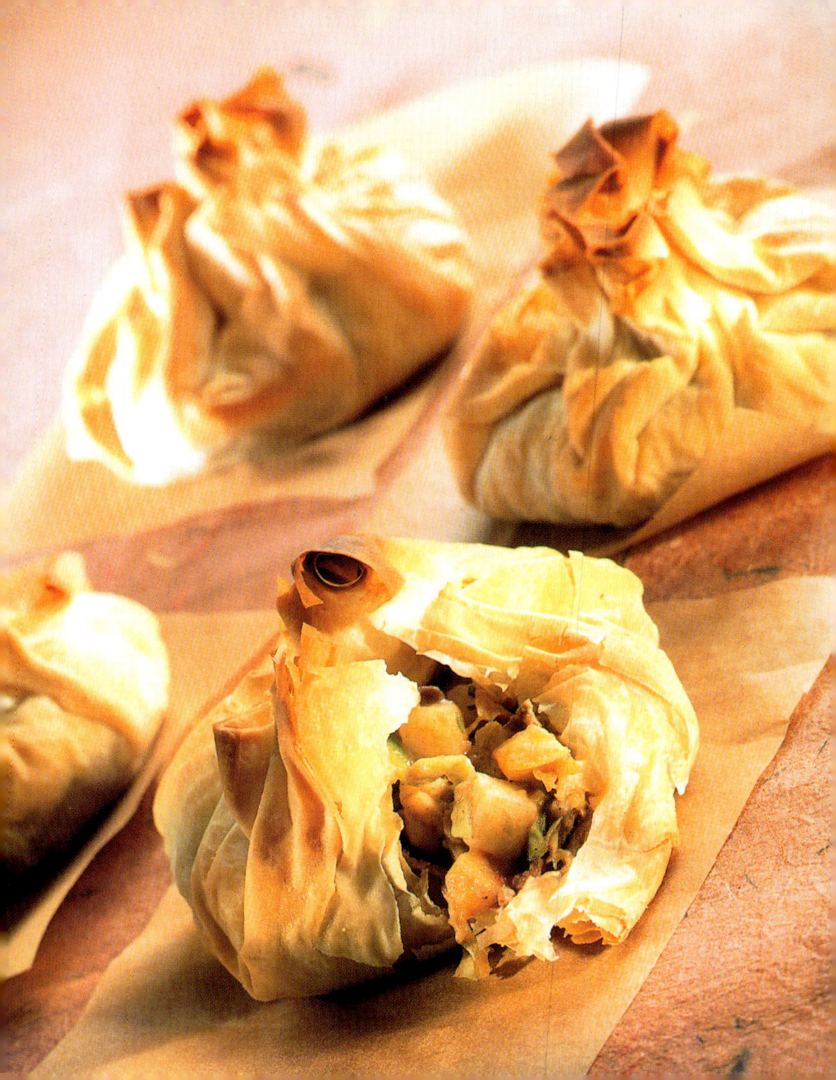

Auflauf mit Fleisch & Mohrrüben

Für 4 Personen

ZUTATEN

450 g Rinderhack	2 EL Tomatenmark	675 g mehlig kochende Kartoffeln, gewürfelt
1 Zwiebel, gehackt	1 Selleriestange, gehackt	2 große Mohrrüben, gewürfelt
1 Knoblauchzehe, zerdrückt	3 EL frisch gehackte Petersilie	25 g Butter
1 EL Mehl	1 EL Worcestersauce	3 EL Milch
300 ml Rinderbrühe	Salz und Pfeffer	

1 Das Hackfleisch bei starker Hitze ca. 3–4 Minuten ohne Fettzugabe scharf anbraten. Zwiebel und Knoblauch zufügen und weitere 5 Minuten dünsten, dabei umrühren.

2 Das Mehl einrühren und 1 weitere Minute dünsten. Nach und nach Brühe und Tomatenmark zugeben, dann Sellerie, 1 Esslöffel Petersilie und die Worcestersauce. Mit Salz und Pfeffer abschmecken.

3 Die Mischung aufkochen, dann die Hitze reduzieren und 20–25 Minuten auf niedriger Stufe köcheln. Alles in eine Auflaufform mit 1 Liter Fassungsvermögen geben.

4 Unterdessen Kartoffeln und Mohrrüben in einem Topf mit kochendem Wasser 10 Minuten garen. Gründlich abgießen und zu Püree zerstampfen.

5 Butter, Milch und die restliche Petersilie in das Kartoffel-Karotten-Püree geben, verrühren und abschmecken. Über das Fleisch löffeln oder mit einem Spritzbeutel aufspritzen.

6 Im vorgeheizten Backofen bei 190 °C ca. 45 Minuten backen, bis der Auflauf durchgegart ist. Heiß servieren.

VARIATION

Statt des Rinderhacks kann man auch Hackfleisch von Lamm, Pute oder Schwein verwenden und andere Kräuter zugeben.

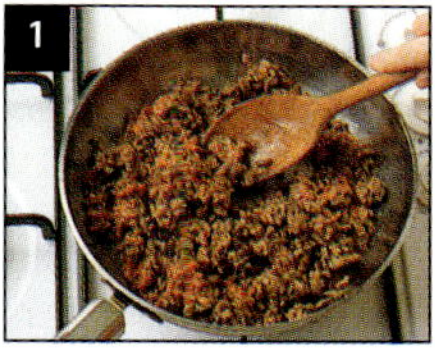

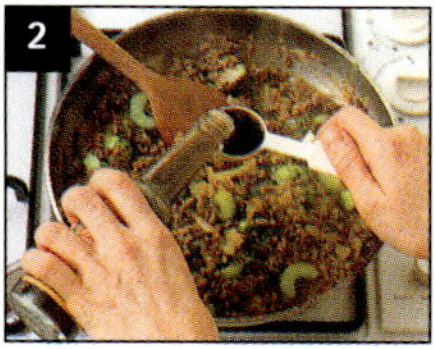

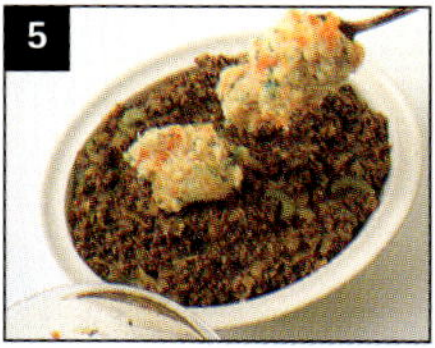

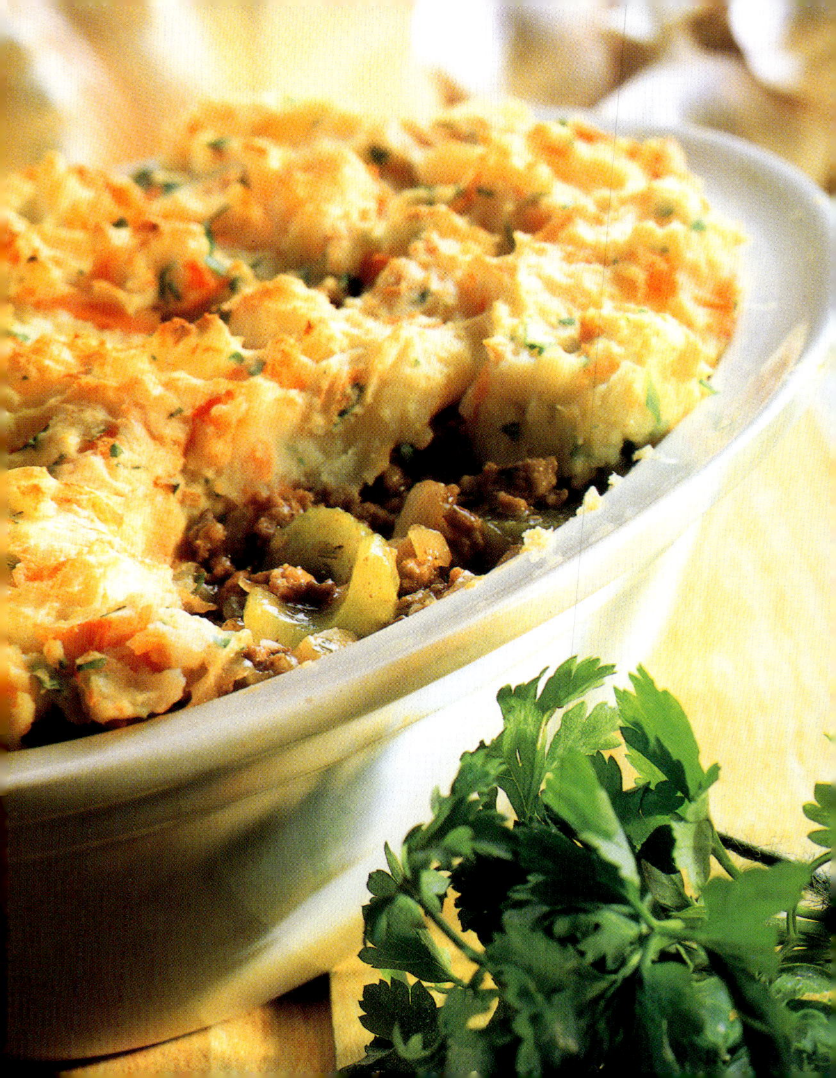

Pastete mit Fleisch & Nierchen

Für 4 Personen

ZUTATEN

- 225 g fest kochende Kartoffeln, gewürfelt
- 25 g Butter
- 450 g mageres Rindersteak, gewürfelt
- 150 g Rinderniere, geputzt und gewürfelt
- 12 Schalotten
- 25 g Mehl
- 150 ml Rinderbrühe
- 150 ml Bock- oder Altbier
- Salz und Pfeffer
- 225 g Blätterteig (Fertigprodukt)
- 1 Ei, verquirlt

1 Die Kartoffeln in einem Topf mit kochendem Wasser 10 Minuten garen. Gründlich abgießen.

2 Unterdessen die Butter in einem Topf zerlassen und unter ständigem Rühren Fleisch und Nieren zufügen und ca. 5 Minuten anbraten.

3 Die Schalotten zugeben und weitere 3–4 Minuten dünsten. Das Mehl einrühren und 1 Minute weiter dünsten. Unter ständigem Rühren nach und nach Brühe und Bier zugießen und kurz aufkochen.

4 Die Kartoffeln zugeben und abschmecken. Die Hitze reduzieren, bis die Mischung leicht köchelt, dann zugedeckt 1 Stunde ziehen lassen. Gelegentlich umrühren.

5 Die Mischung in eine Pastetenform geben. Den Blätterteig auf einer leicht bemehlten Arbeitsfläche ausrollen, bis er rundum ca. 1 cm breiter ist als die Form.

6 Einen Teigstreifen zuschneiden, der um den Rand der Form passt. Den Rand der Form mit verquirltem Ei einpinseln, den Teigstreifen rund um den oberen Innenrand der Form legen und andrücken. Dann die Teigplatte darüber legen und am Rand gut andrücken. Mit dem Ei einpinseln.

7 Im vorgeheizten Backofen bei 230 °C 15–20 Minuten backen, bis der Teig aufgegangen und goldbraun ist. Direkt aus der Form servieren.

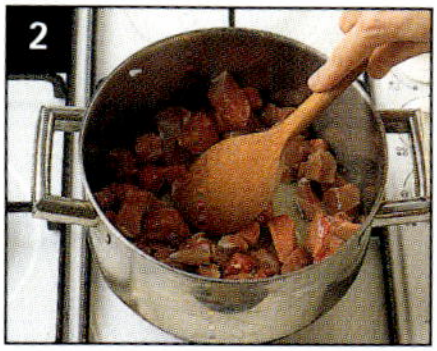

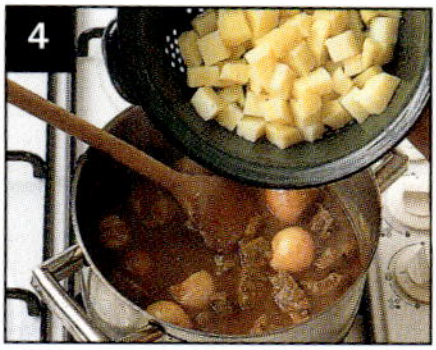

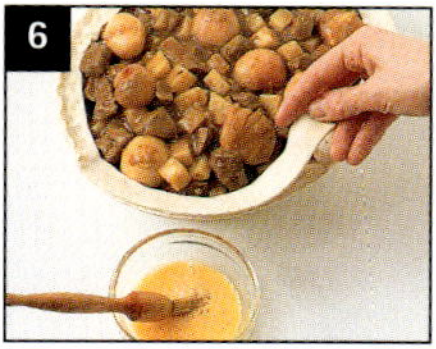

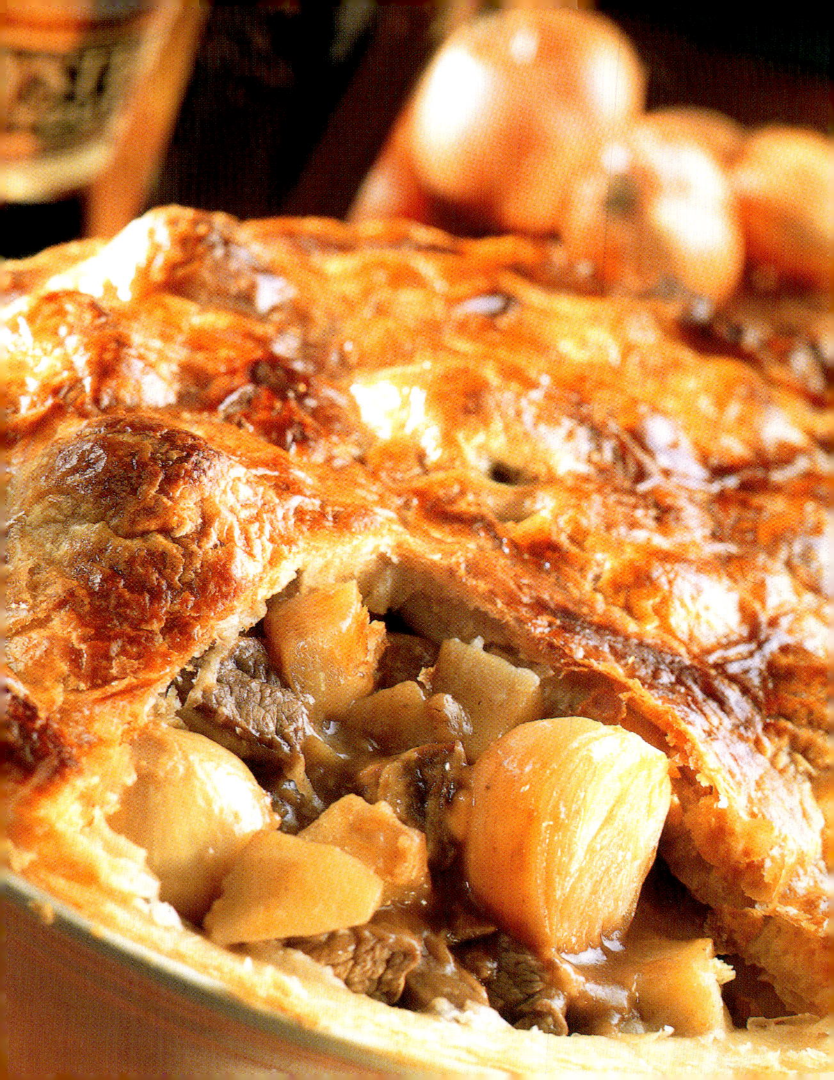

Apfel-Kartoffel-Kuchen mit Schweinefleisch

Für 8 Personen

ZUTATEN

FÜLLUNG:
900 g fest kochende Kartoffeln, in Scheiben
25 g Butter
2 EL Pflanzenöl
450 g mageres Schweinefleisch, gewürfelt
2 Zwiebeln, in Ringen
4 Knoblauchzehen, zerdrückt
4 EL Tomatenmark
600 ml Brühe
2 EL frisch gehackter Salbei
2 süße Äpfel, geschält und in Scheiben
Salz und Pfeffer

TEIG:
675 g Mehl
1 Prise Salz
50 g Butter
125 g Schmalz
300 ml Wasser
1 Ei, verquirlt
1 TL Gelatine

1 Die Kartoffeln in kochendem Wasser 10 Minuten garen, abgießen und beiseite stellen. Butter und Öl in einer Kasserolle erhitzen und das Fleisch scharf anbraten. Zwiebeln und Knoblauch zufügen und 5 Minuten dünsten. Die restlichen Zutaten für die Füllung bis auf Äpfel und Kartoffeln einrühren. Hitze reduzieren und zugedeckt ca. 1½ Stunden köcheln. Fleischsaft abgießen und beiseite stellen. Füllung abkühlen lassen.

2 Für den Teig das Mehl in eine Schüssel sieben, Salz zugeben und eine Vertiefung in die Mitte drücken. Butter und Schmalz mit dem Wasser in einem Topf zerlassen und kurz aufkochen. In die Vertiefung gießen, alles zu einem Kloß vermengen und auf einer bemehlten Arbeitsfläche zu einem glatten Teig verkneten. Ein Viertel des Teiges zurückbehalten, mit dem restlichen Teig eine große Pastetenform oder eine Springform auslegen.

3 Fleischmischung, Kartoffeln und Äpfel in die Form schichten. Den oberen Teigrand mit Wasser anfeuchten. Restlichen Teig zu einer Platte ausrollen und den Kuchen damit abdecken. Mit Ei einpinseln und in die Mitte ein Loch stechen. Im vorgeheizten Backofen bei 200 °C 30 und weitere 45 Minuten bei 160 °C backen. Die Gelatine in dem restlichen Fleischsaft auflösen und durch das Loch in den Kuchen gießen. Gekühlt servieren.

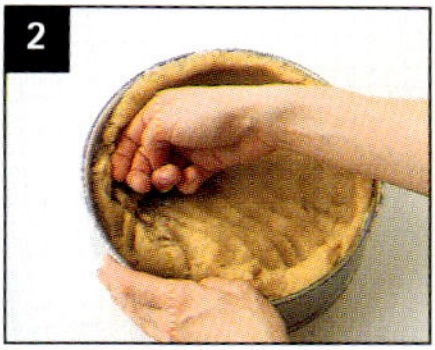

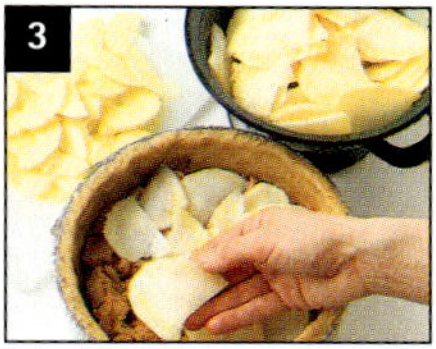

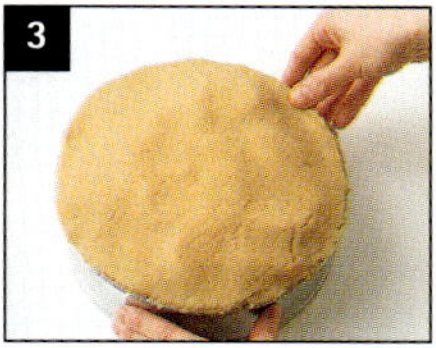

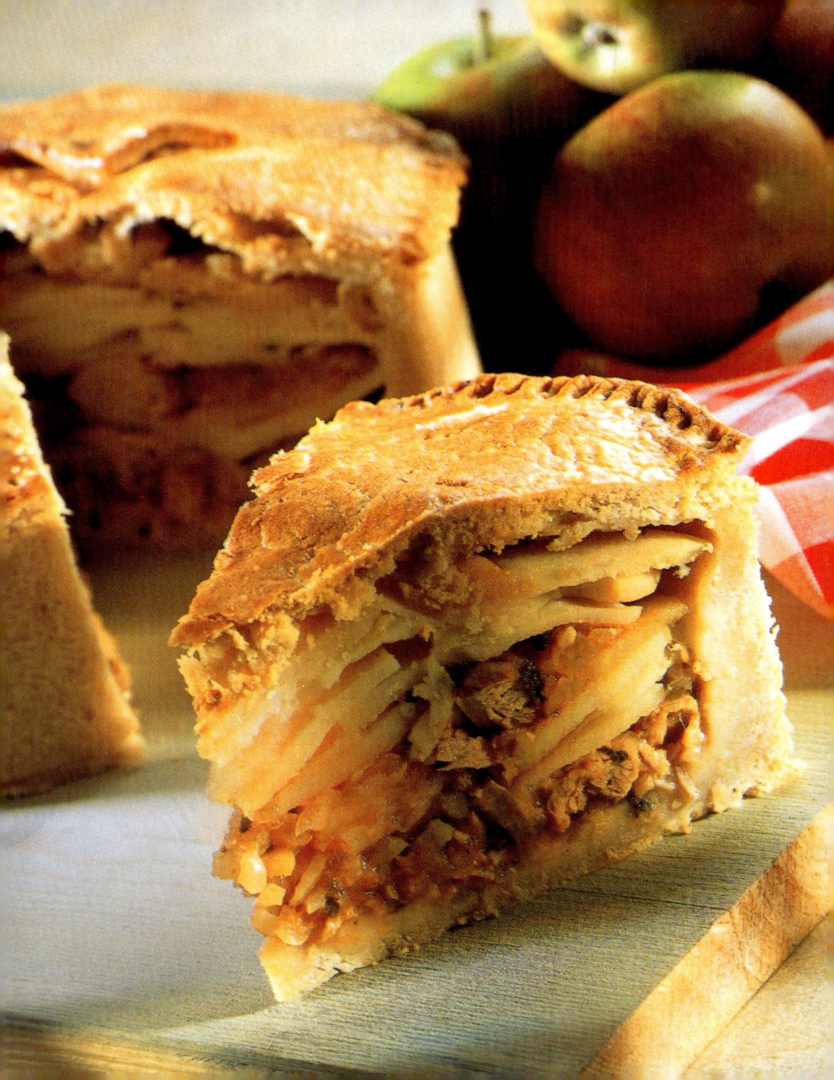

Auflauf mit Bratwurst & Porree

Für 4 Personen

ZUTATEN

2 große fest kochende Kartoffeln, ungeschält und in Scheiben
25 g Butter
4 große Schweinswürste mit Kräutern
1 Porreestange, gehackt
2 Knoblauchzehen, zerdrückt
150 ml Gemüsebrühe
150 ml trockener Cidre oder Apfelsaft
2 EL frisch gehackter Salbei
Salz und Pfeffer
2 EL Speisestärke
4 EL Wasser
75 g reifer, scharfer Käse, gerieben

1 Die Kartoffeln in einem Topf mit kochendem Wasser 10 Minuten garen. Gründlich abgießen und beiseite stellen.

2 Unterdessen die Butter in einer Pfanne zerlassen und die Würste darin 8–10 Minuten von allen Seiten braun braten. Aus der Pfanne heben und in dicke Scheiben schneiden.

3 Porree, Knoblauch und Wurstscheiben in die Pfanne geben und 2–3 Minuten dünsten.

4 Brühe, Apfelsaft oder Cidre zugießen und mit Salbei, Salz und Pfeffer abschmecken. Die Speisestärke mit dem Wasser verrühren, in die Pfanne geben und unter Rühren aufkochen, bis die Sauce eingedickt ist. Die Mischung in eine große Auflaufform geben.

5 Die Kartoffelscheiben darüber schichten, bis das Fleisch ganz bedeckt ist. Mit Salz und Pfeffer abschmecken und mit Käse bestreuen.

6 Im vorgeheizten Backofen bei 190 °C 25–30 Minuten backen, bis die Kartoffeln gar sind und die Pastete oben goldbraun ist. Heiß servieren.

VARIATION

Auch anderes Gemüse, z. B. Brokkoli oder Blumenkohl, passt gut in diese Füllung. Nehmen Sie auch einmal Weißwein statt Cidre oder Apfelsaft.

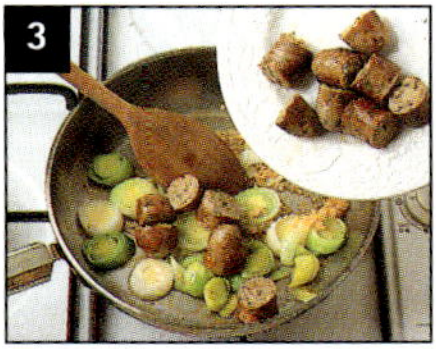

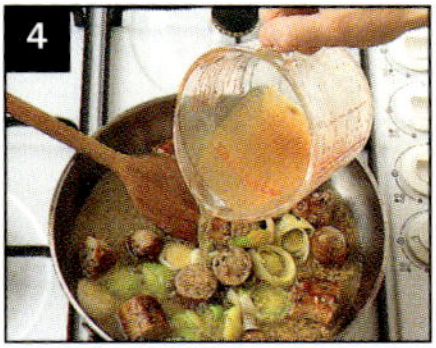

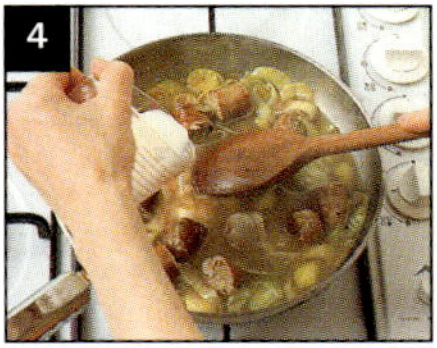

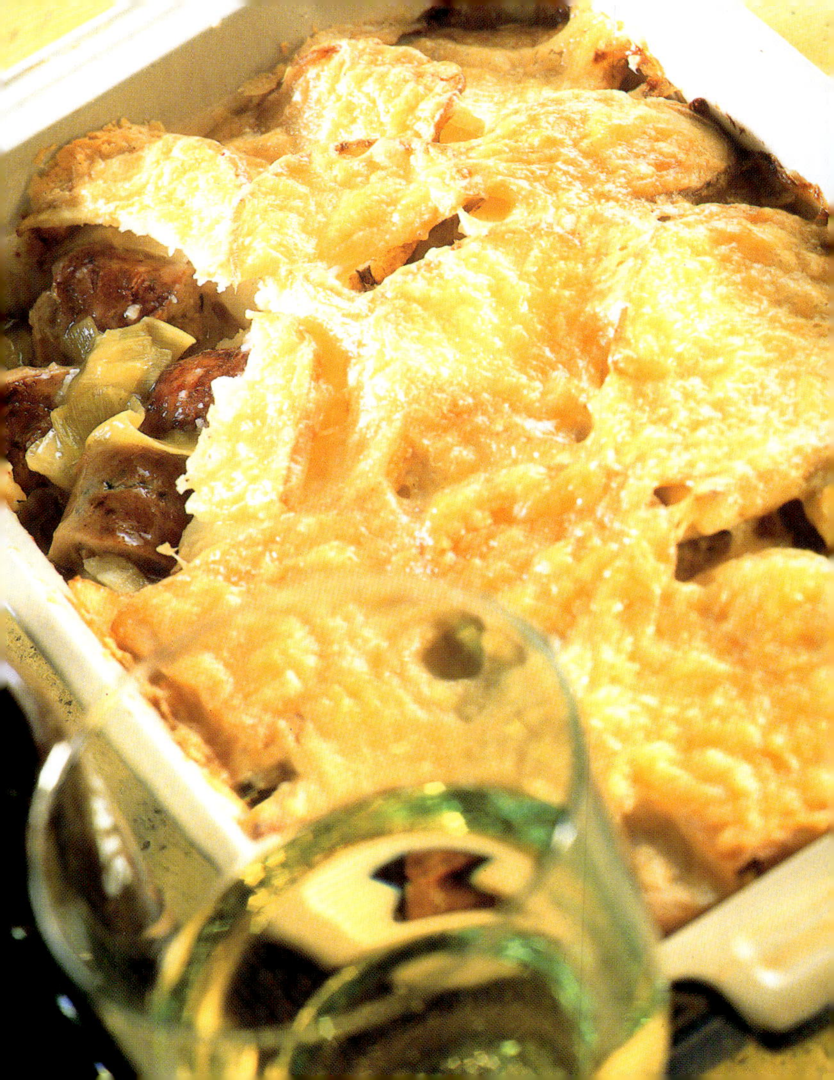

Kartoffel-Brokkoli-Pastete

Für 4 Personen

ZUTATEN

450 g fest kochende Kartoffeln, in groben Stücken
25 g Butter
1 EL Pflanzenöl
175 g mageres Schweinefleisch, gewürfelt
1 rote Zwiebel, in Achteln
25 g Mehl
150 ml Gemüsebrühe
150 ml Milch
75 g Dolcelatte oder ein anderer milder Käse
175 g Brokkoliröschen
25 g Walnüsse
Salz und Pfeffer
225 g Blätterteig (Fertigprodukt)
Milch, zum Einpinseln

1 Die Kartoffeln in kochendem Wasser 5 Minuten garen, abgießen und beiseite stellen.

2 Unterdessen Butter und Öl in einer Pfanne erhitzen und das Fleisch darin 5 Minuten von allen Seiten braun braten.

3 Die Zwiebel zufügen und weitere 2 Minuten dünsten, dann das Mehl einrühren und noch 1 Minute dünsten. Nach und nach Brühe und Milch zugießen und unter ständigem Rühren aufkochen.

4 Käse, Brokkoli, Kartoffeln und Nüsse einrühren und 5 Minuten köcheln. Mit Salz und Pfeffer abschmecken und in eine Auflaufform geben.

5 Den Teig auf einer bemehlten Arbeitsfläche ausrollen, bis er auf allen Seiten 1,5 cm breiter ist als die Form. Einen Teigstreifen zuschneiden, der um den Rand der Form passt. Diesen leicht anfeuchten, den Teigstreifen rund um den oberen Innenrand legen und andrücken. Dann die Teigplatte darüber legen und am Rand gut andrücken.

6 Den Teig rundum fest drücken und zwei Schlitze in die Deckplatte schneiden. Mit Milch einpinseln und im vorgeheizten Backofen 25 Minuten backen, bis der Teig aufgegangen und goldbraun ist.

TIPP

Anstatt des Dolcelattes können Sie auch einen vollreifen, pikanten Käse verwenden, z. B. Cheddar oder Gouda.

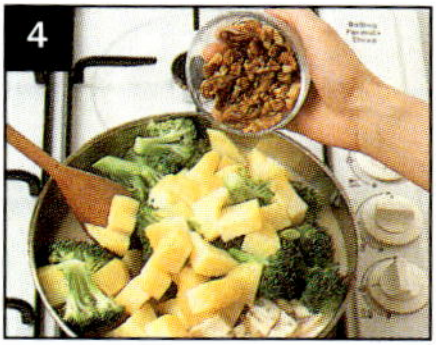
4

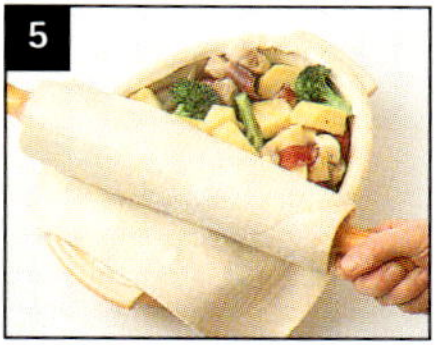
5

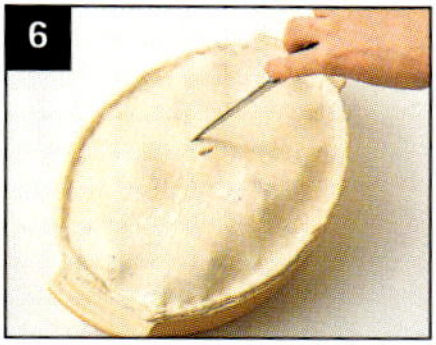
6

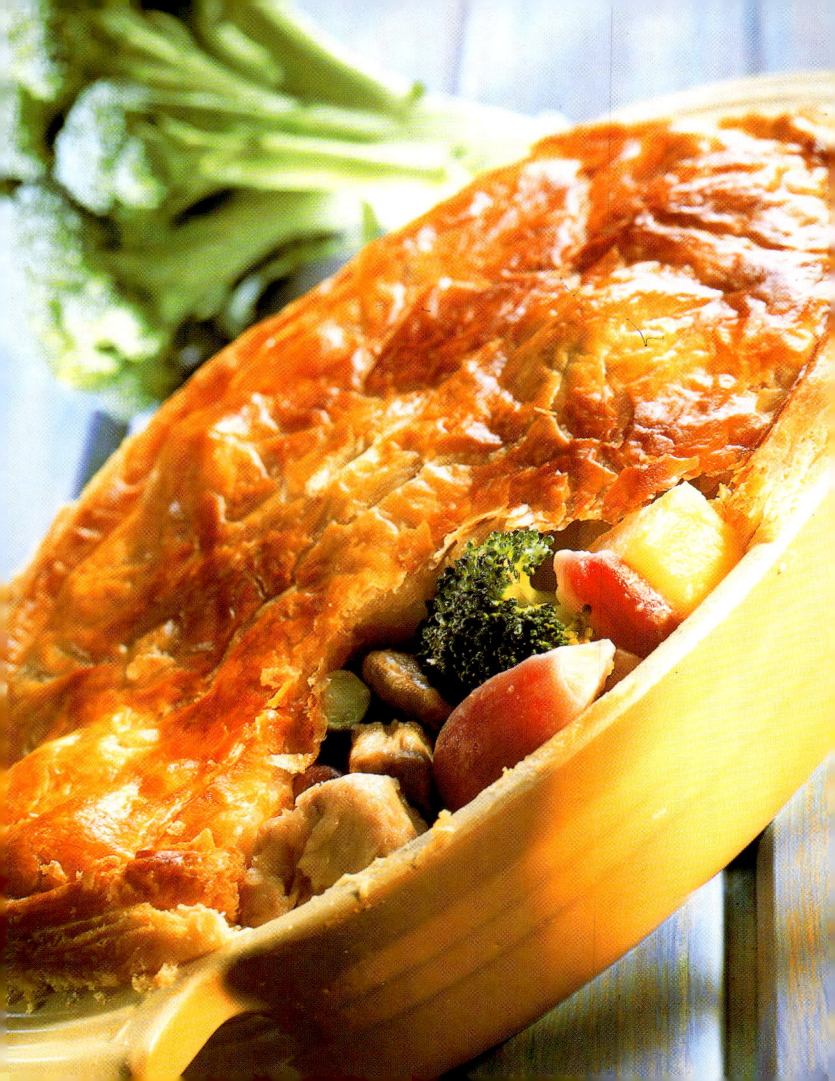

Schinken-Kartoffel-Pastete

Für 4 Personen

ZUTATEN

225 g fest kochende Kartoffeln, gewürfelt
25 g Butter
8 Schalotten, halbiert
225 g Räucherschinken, gewürfelt
25 g Mehl
300 ml Milch
2 EL körniger Senf
50 g Ananas, gewürfelt
Salz und Pfeffer

TEIG:
225 g Mehl
1 Prise Salz
½ TL Senfpulver
1 Prise Cayennepfeffer
150 g Butter
125 g pikanter Käse, gerieben
2 Eidotter, plus etwas mehr zum Einpinseln
4–6 TL kaltes Wasser

1 Die Kartoffeln in kochendem Wasser 10 Minuten garen. Gut abgießen und beiseite stellen.

2 Unterdessen die Butter in einer Pfanne zerlassen und die Schalotten darin 3–4 Minuten leicht andünsten, bis sie zu bräunen beginnen.

3 Den Schinken zufügen und weitere 2–3 Minuten dünsten, dann das Mehl einrühren und noch 1 Minute dünsten. Nach und nach die Milch zugießen, dann Senf und Ananas einrühren. Unter Rühren aufkochen, mit Salz und Pfeffer abschmecken und die Kartoffeln zugeben.

4 Für den Teig das Mehl mit Salz und Gewürzen in eine Schüssel sieben. Die Butter sorgfältig einarbeiten. Den Käse zufügen und mit Eidottern und Wasser zu einem Teig verkneten.

5 Die Hälfte des Teiges auf einer bemehlten Arbeitsfläche ausrollen und eine flache Auflaufform damit auslegen, überstehende Ränder abschneiden.

6 Die Füllung in die Form geben. Den Teig am oberen Rand mit Wasser einpinseln.

7 Restlichen Teig ausrollen und die Füllung damit abdecken. An den Rändern gut andrücken. Aus den Resten des Teiges Verzierungen ausschneiden, auf der Deckplatte anbringen und alles mit Ei einpinseln. Im vorgeheizten Backofen bei 190 °C 40–45 Minuten backen.

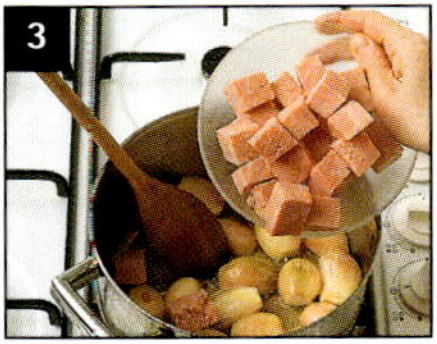

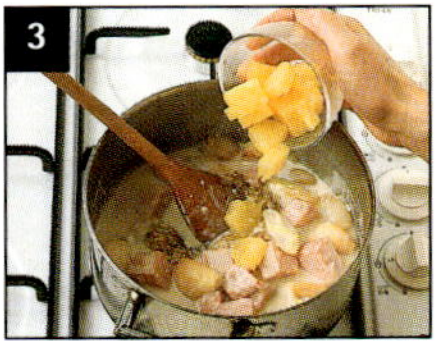

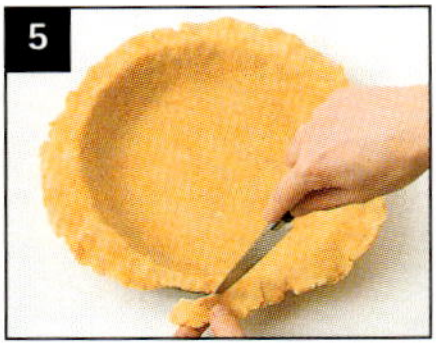

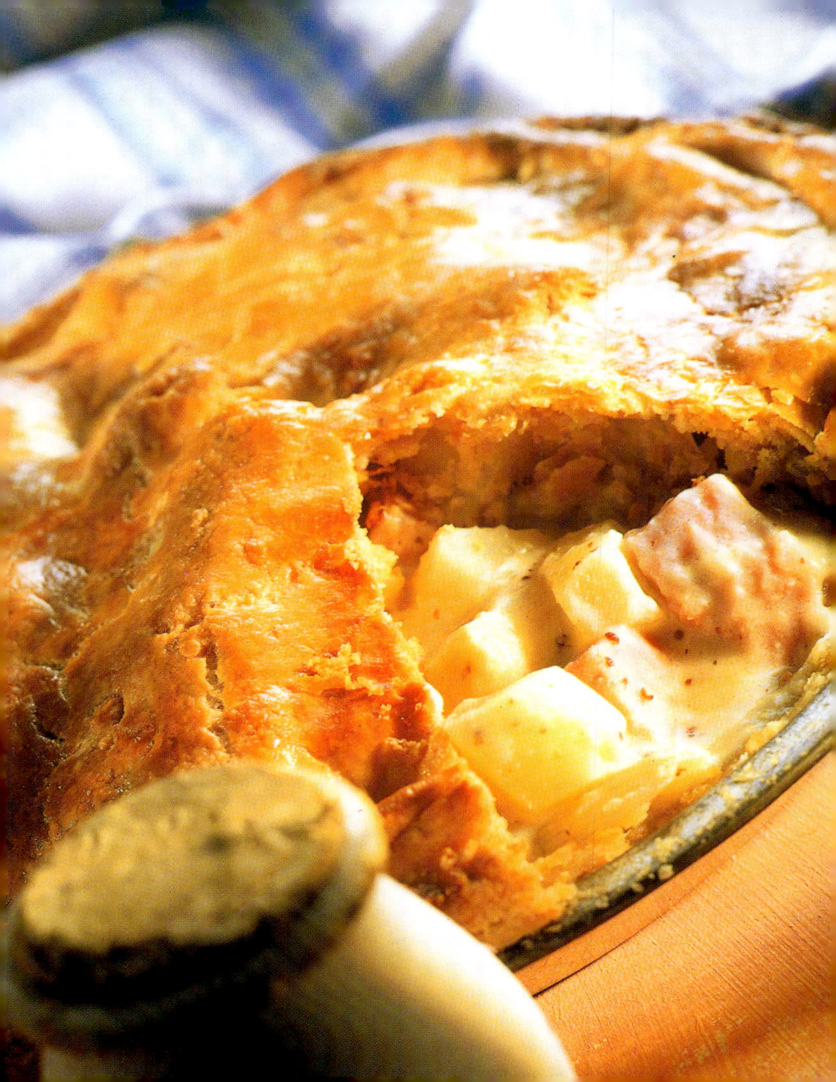

Puten-Kartoffel-Pastete

Für 4 Personen

ZUTATEN

300 g fest kochende Kartoffeln, gewürfelt
1 EL Pflanzenöl
25 g Butter
300 g mageres Putenfleisch, gewürfelt

1 rote Zwiebel, halbiert und in Scheiben
25 g Mehl
300 ml Milch
150 ml Crème double
2 Selleriestangen, gehackt

75 g getrocknete Aprikosen, gehackt
25 g Walnüsse
2 EL frisch gehackte Petersilie
Salz und Pfeffer
225 g fertiger Mürbeteig
1 Ei, verquirlt, zum Einpinseln

1 Die Kartoffeln in einem Topf mit kochendem Wasser 10 Minuten garen. Gründlich abgießen und beiseite stellen.

2 Unterdessen Öl und Butter in einer Pfanne erhitzen und das Putenfleisch darin ca. 5 Minuten unter Rühren scharf anbraten.

3 Die Zwiebel zugeben und 2–3 Minuten dünsten, das Mehl einrühren und 1 weitere Minute dünsten. Nach und nach Milch und Crème double zugießen, unter Rühren aufkochen. Die Hitze reduzieren, bis die Mischung nur noch schwach kocht.

4 Sellerie, Aprikosen, Nüsse, Petersilie und Kartoffeln zugeben. Mit Salz und Pfeffer abschmecken. Alles in eine Auflaufform mit 1 Liter Fassungsvermögen geben.

5 Den Teig auf einer leicht bemehlten Arbeitsfläche ausrollen, bis er die Auflaufform rundum um ca. 1,5 cm überragt. Einen 2,5 cm breiten Teigstreifen zuschneiden und diesen rund um den leicht angefeuchteten oberen Innenrand der Form legen und andrücken. Dann die Teigplatte darüber legen und am Rand gut andrücken.

6 Mit dem Ei einpinseln und im vorgeheizten Backofen bei 200 °C 25–30 Minuten goldbraun backen. Sofort servieren.

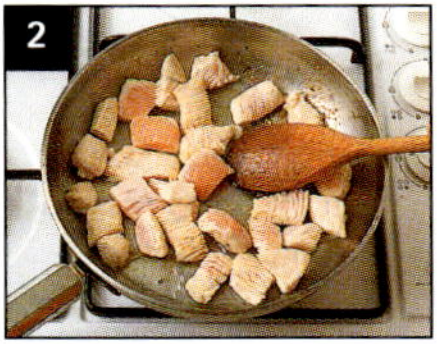

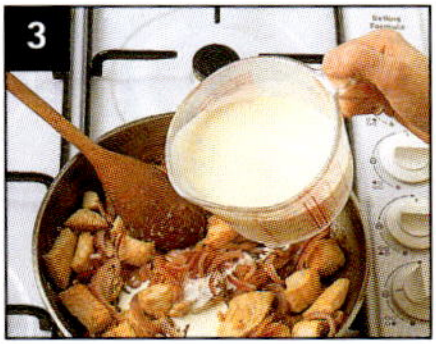

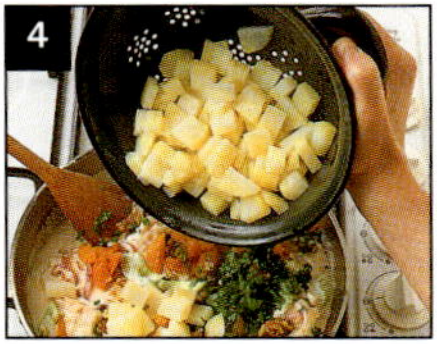

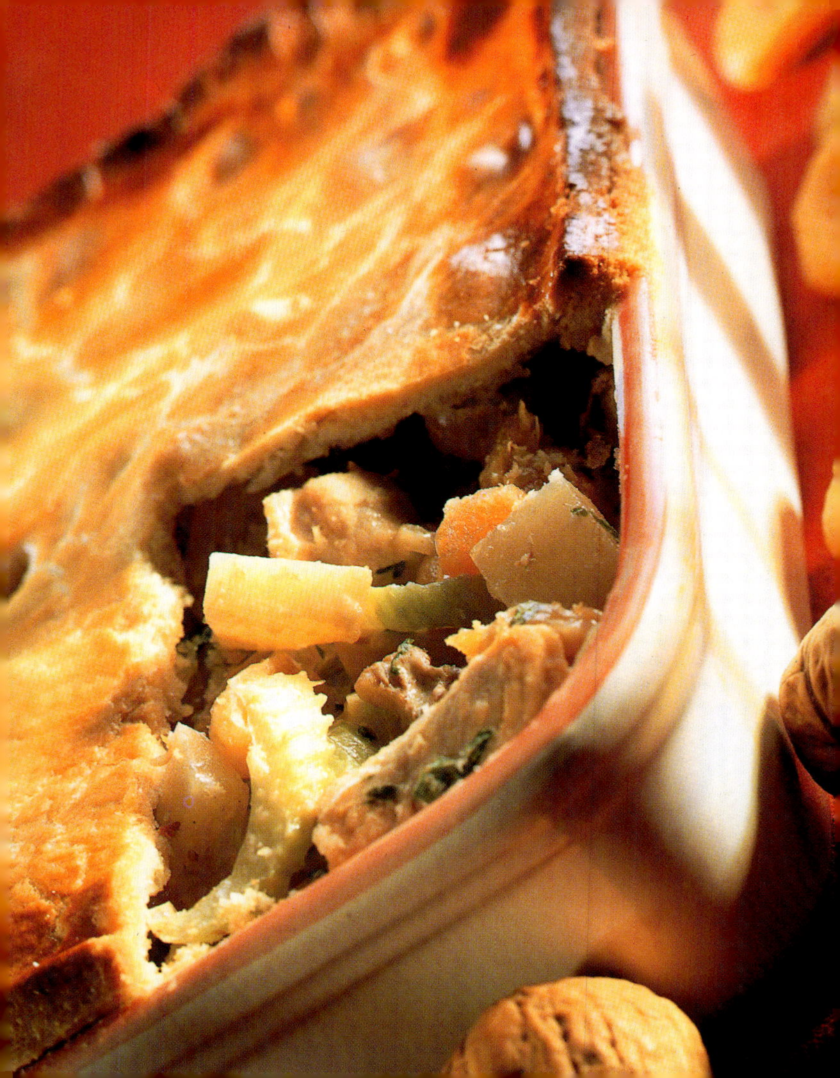

Knuspriger Kartoffelauflauf

Für 4 Personen

ZUTATEN

2 große fest kochende Kartoffeln, in Scheiben
60 g Butter
1 Hähnchenbrustfilet ohne Haut, ca. 175 g
2 Knoblauchzehen, zerdrückt
4 Frühlingszwiebeln, gehackt
25 g Mehl
150 ml trockener Weißwein
150 ml Crème double
225 g Brokkoliröschen
4 große Tomaten, in Scheiben
75 g Gruyère, in Scheiben
225 ml Naturjoghurt
25 g Haferflocken, geröstet

1 Die Kartoffeln in kochendem Wasser 10 Minuten garen. Abgießen und beiseite stellen.

2 Unterdessen die Butter zerlassen. Die Hähnchenbrust in Streifen schneiden und 5 Minuten unter Rühren anbraten. Knoblauch und Frühlingszwiebeln zufügen und 2 Minuten weiter dünsten.

3 Das Mehl einrühren und 1 Minute dünsten, nach und nach Wein und Crème double zugießen. Unter Rühren aufkochen, die Hitze reduzieren und 5 Minuten köcheln.

4 Inzwischen den Brokkoli in kochendem Wasser blanchieren, abtropfen lassen und unter kaltem Wasser abschrecken.

5 Mit der Hälfte der Kartoffeln den Boden einer Auflaufform auslegen, die Hälfte des Brokkolis und der Tomaten darüber schichten.

6 Die Hühnersauce mit Fleisch darauf verteilen und je eine weitere Schicht Kartoffeln und Gemüse in die Form geben.

7 Den Käse darauf auslegen und mit Joghurt übergießen. Mit Haferflocken bestreuen und im vorgeheizten Backofen bei 200 °C 25 Minuten backen. Sofort servieren.

TIPP

Noch knuspriger wird der Auflauf, wenn Sie Pinienkerne in die Füllung geben.

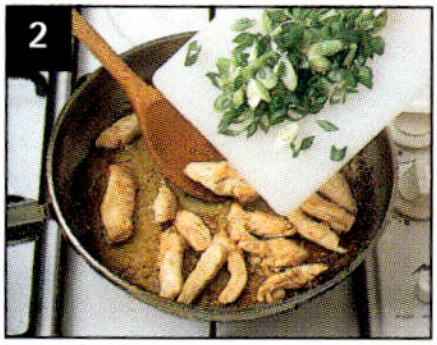

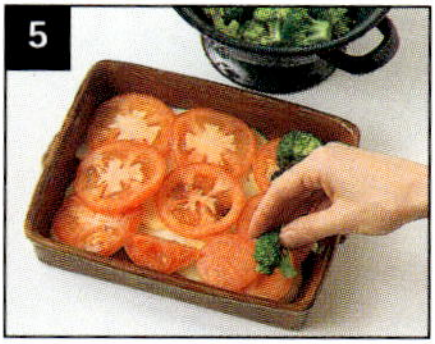

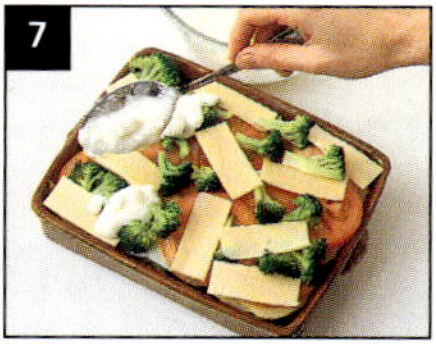

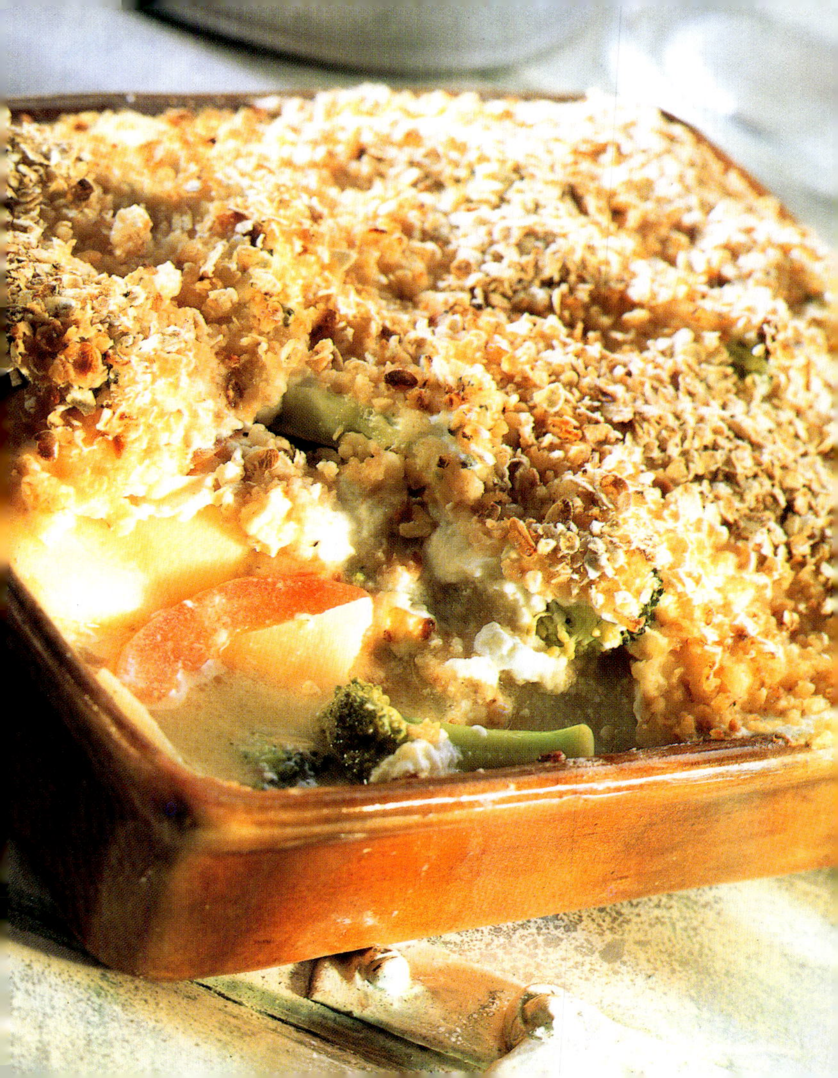

Pastete mit Porree & Hähnchen

Für 4 Personen

ZUTATEN

225 g fest kochende Kartoffeln, gewürfelt
60 g Butter
1 Hähnchenbrustfilet ohne Haut, gewürfelt, ca. 175 g
1 Porreestange, in Ringen
150 g braune Champignons, in Scheiben
25 g Mehl
300 ml Milch
1 EL Dijonsenf
2 EL frisch gehackter Salbei
225 g Frühlingsrollenteig, Tiefkühlware auftauen
40 g Butter, zerlassen
Salz und Pfeffer

1 Die Kartoffeln in einem Topf mit kochendem Wasser 5 Minuten garen, abgießen und beiseite stellen.

2 Die Butter in einer Pfanne zerlassen und die Fleischwürfel darin 5 Minuten bräunen.

3 Porree und Pilze zufügen und weitere 3 Minuten dünsten, dabei umrühren. Das Mehl einrühren und 1 weitere Minute dünsten, dann nach und nach die Milch zugießen. Unter Rühren aufkochen. Die Hitze reduzieren, Senf, Salbei und Kartoffeln einrühren und alles 10 Minuten köcheln.

4 Unterdessen eine tiefe Auflaufform mit der Hälfte des Teiges auslegen. Die Mischung hineingeben, mit einer Lage Teig abdecken und diese mit der zerlassenen Butter einpinseln. Eine weitere Lage Teig darüber legen und ebenfalls mit Butter einpinseln.

5 Den restlichen Teig in Streifen schneiden und in rüschenartig gefalteten Lagen auf die Pastete legen. Mit der Butter einpinseln und im vorgeheizten Backofen bei 180 °C 45 Minuten goldgelb und knusprig backen. Heiß servieren.

TIPP

Wenn die Oberfläche zu schnell braun wird, decken Sie die Pastete nach der halben Backzeit oben mit Alufolie ab. Dadurch kann sie durchgaren, ohne oben anzubrennen.

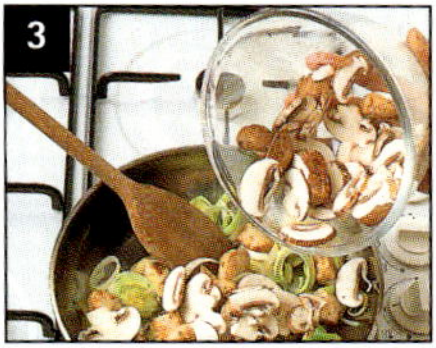

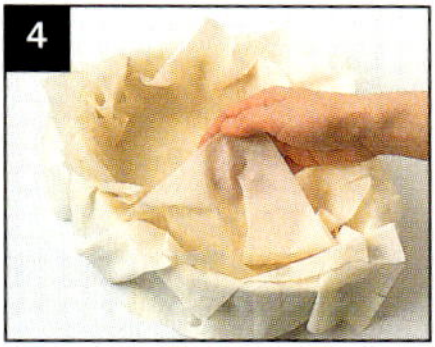

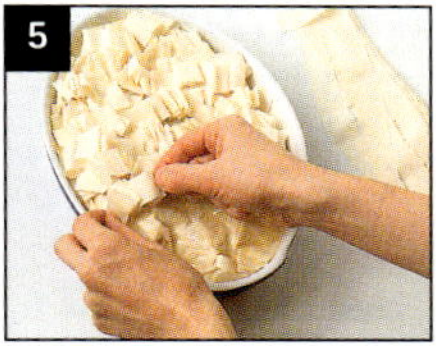

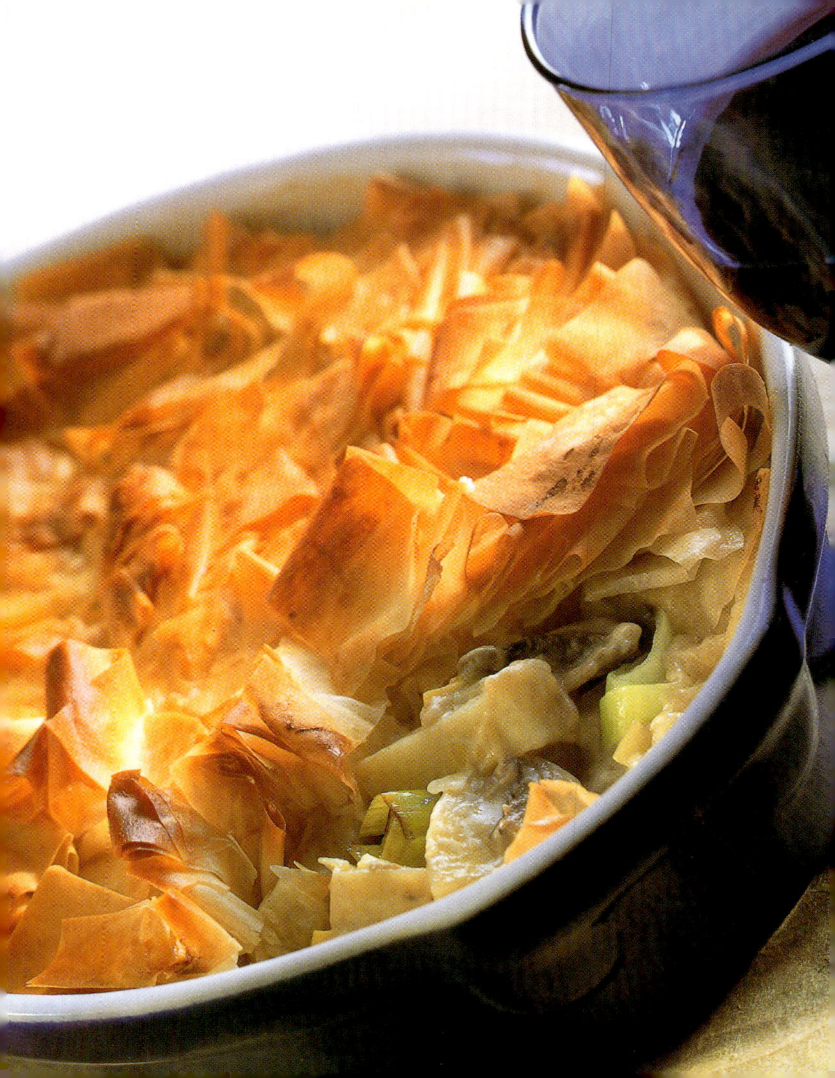

Kartoffel-Fisch-Auflauf

Für 4 Personen

ZUTATEN

900 g mehlig kochende Kartoffeln, in Scheiben
60 g Butter
1 rote Zwiebel, halbiert und in Ringen
50 g Mehl
450 ml Milch
150 ml Crème double
225 g geräuchertes Heilbuttfilet, gewürfelt
225 g Kabeljaufilet, gewürfelt
1 rote Paprika, gewürfelt
125 g Brokkoliröschen
Salz und Pfeffer
50 g frisch geriebener Parmesan

1 Die Kartoffeln in kochendem Wasser 10 Minuten garen. Abgießen und beiseite stellen.

2 Die Butter zerlassen und die Zwiebel darin 3–4 Minuten andünsten.

3 Das Mehl zufügen und unter Rühren 1 weitere Minute dünsten. Nach und nach Milch und Crème double zugießen und unter Rühren aufkochen.

4 Die Hälfte der Kartoffelscheiben in eine Auflaufform geben.

5 Fisch, Paprika und Brokkoli in die Sauce geben und bei schwacher Hitze 10 Minuten ziehen lassen. Mit Salz und Pfeffer abschmecken und über den Kartoffeln verteilen.

6 Die Fischfüllung mit den restlichen Kartoffeln abdecken und mit dem Parmesan bestreuen.

7 Im vorgeheizten Backofen bei 180 °C 30 Minuten backen, bis die Kartoffeln durchgegart sind und die Kruste goldbraun ist. Heiß servieren.

TIPP

Es eignet sich jeder Fisch – köstlich ist z. B. Lachs, und auch mit Muscheln schmeckt der Auflauf sehr fein!

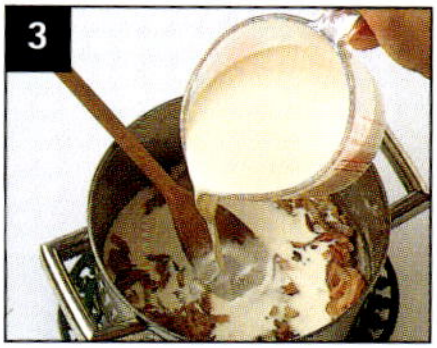

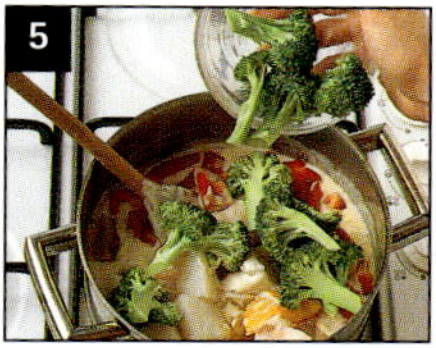

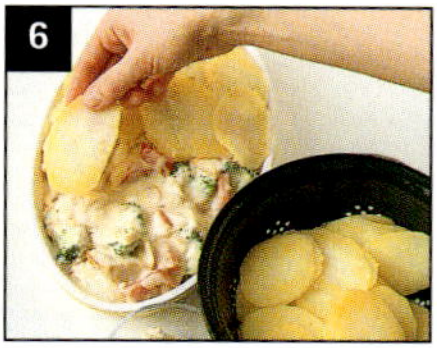

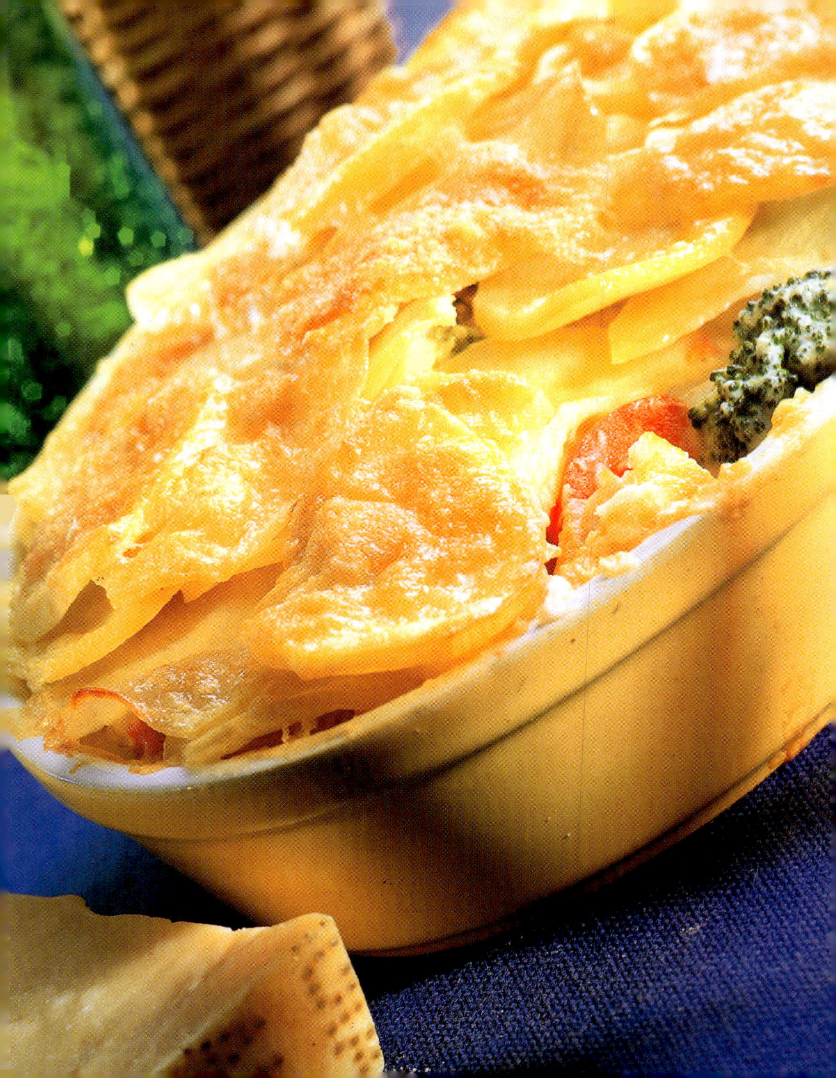

Räucherfisch-Auflauf

Für 4 Personen

ZUTATEN

- 450 g mehlig kochende Kartoffeln, gewürfelt
- 225 g Steckrüben, gewürfelt
- 60 g Butter
- 1 Porreestange, gehackt
- 50 g Babymaiskolben, in Scheiben
- 1 Zucchini, halbiert und in Scheiben
- 50 g Mehl
- 300 ml Milch
- 150 ml Fischbrühe
- 150 ml Crème double
- 450 g geräuchertes Kabeljaufilet, gewürfelt
- ein paar Spritzer Tabasco
- 125 g Krabben, gekocht und geschält
- 2 EL frisch gehackte Petersilie
- Salz und Pfeffer
- 2 EL frisch geriebener Parmesan

1 Kartoffeln und Steckrüben in einem Topf mit kochendem Wasser 20 Minuten sehr weich garen, abgießen und zu Püree zerstampfen.

2 Unterdessen die Butter in einer Pfanne zerlassen, Porree, Mais und Zucchini zufügen und unter Rühren 3–4 Minuten schwach andünsten.

3 Das Mehl zufügen und 1 weitere Minute dünsten. Nach und nach Milch, Brühe und Crème double zugießen und aufkochen. Dabei so lange rühren, bis die Flüssigkeit eingedickt ist.

4 Den Fisch zufügen, die Hitze reduzieren und 5 Minuten ziehen lassen. Tabasco, Krabben und die Hälfte der Petersilie einrühren und mit Salz und Pfeffer abschmecken. Alles in eine ofenfeste Form füllen.

5 Die restliche Petersilie unter das Püree mischen, abschmecken und über die Fisch-Gemüse-Mischung geben, bis diese vollständig bedeckt ist. Mit Käse bestreuen und im vorgeheizten Backofen bei 180 °C 20 Minuten backen. Sofort servieren.

VARIATION

Machen Sie das Püree statt mit Steckrüben einmal mit Pastinaken.

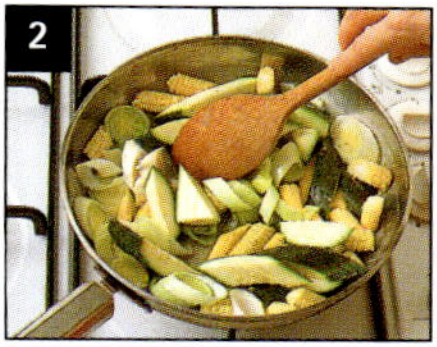

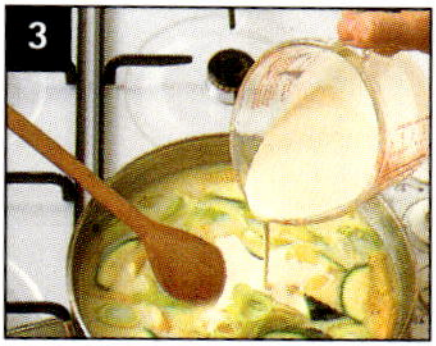

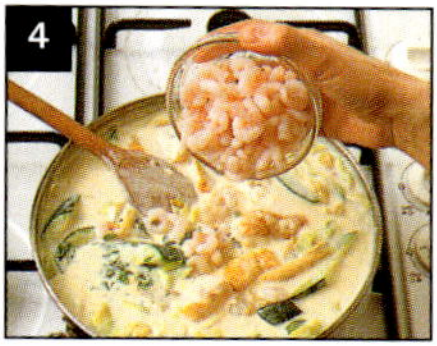

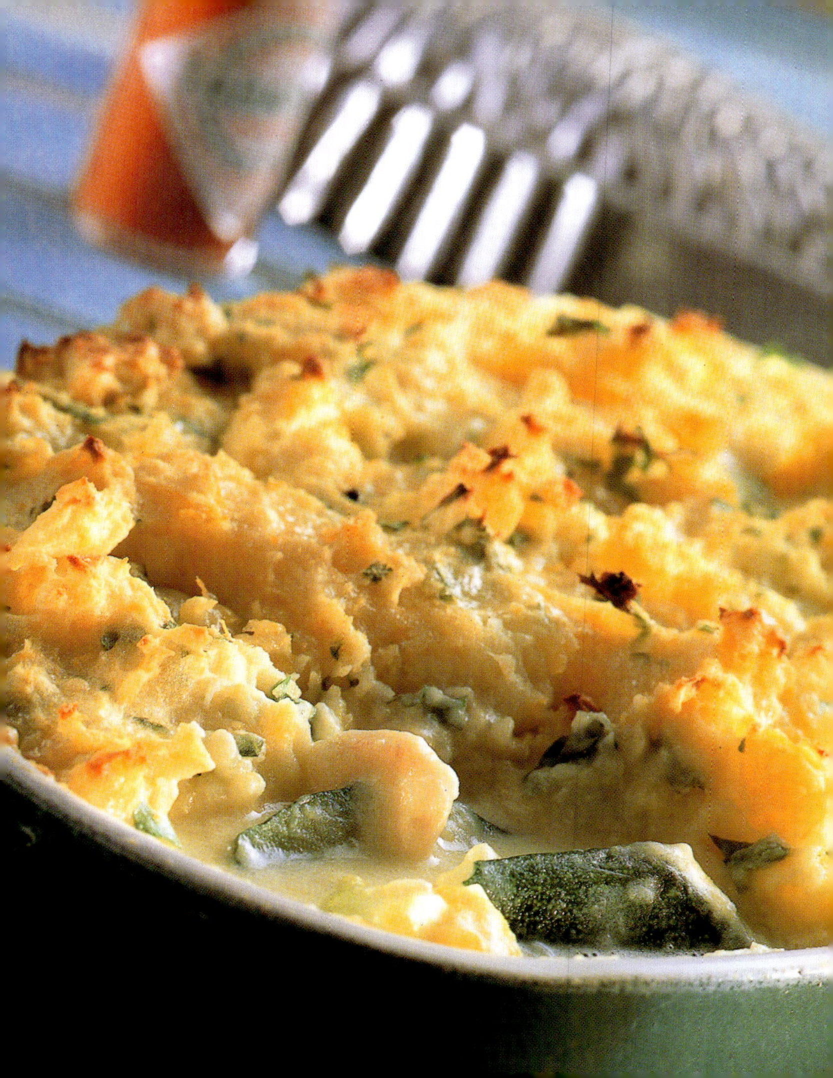

Quiche mit Thunfisch & Käse

Für 4 Personen

ZUTATEN

450 g mehlig kochende Kartoffeln, gewürfelt
25 g Butter
6 EL Mehl

FÜLLUNG:
1 EL Pflanzenöl
1 Schalotte, gehackt
1 Knoblauchzehe, zerdrückt
1 rote Paprika, gewürfelt
175 g eingelegter Thunfisch (Dose), abgetropft
150 ml Milch
3 Eier, verquirlt
1 EL frisch gehackter Dill
Salz und Pfeffer
50 g vollreifer, pikanter Käse, gerieben

GARNIERUNG:
frische Dillstängel
Zitronenschnitze

1 Die Kartoffeln in kochendem Wasser 10 Minuten garen, abtropfen und zu Püree zerstampfen. Mit Butter und Mehl zu einem Teig verarbeiten.

2 Kartoffelteig auf einer bemehlten Arbeitsfläche durchkneten und eine Quicheform (Durchmesser 20 cm) mit dem Teig auslegen. Mehrmals mit einer Gabel einstechen. Den Teig mit Backpapier bedecken, beschweren und im vorgeheizten Backofen bei 200 °C 20 Minuten backen.

3 Das Öl erhitzen, Schalotte, Knoblauch und Paprika zufügen und 5 Minuten dünsten. Gründlich abgießen und auf den vorgebackenen Teigboden geben. Den Thunfisch zerpflücken und darauf verteilen.

4 Milch, Eier und Dill in einer Schüssel verquirlen. Mit Salz und Pfeffer abschmecken.

5 Die Eimischung über der Fisch-Gemüse-Mischung verteilen und mit dem Käse bestreuen.

6 Im Backofen 20 Minuten backen, bis die Füllung gestockt ist. Mit Dill und Zitronenschnitzen garnieren und frischen Salat oder gemischtes Gemüse dazu reichen.

VARIATION

Diese Quiche schmeckt auch mit anderen Fischsorten Ihrer Wahl – köstlich ist auch Krebsfleisch.

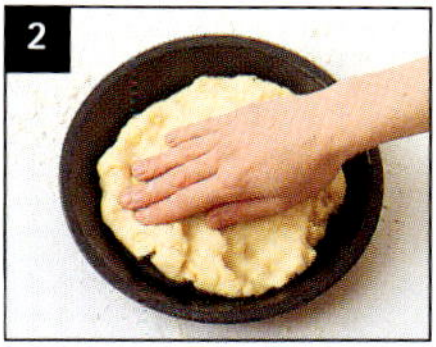

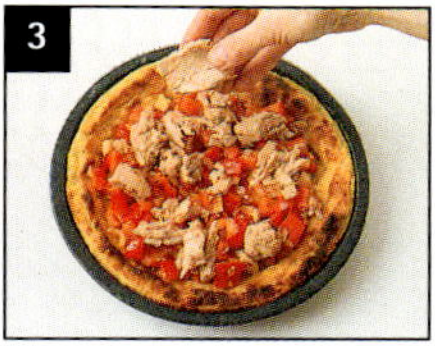

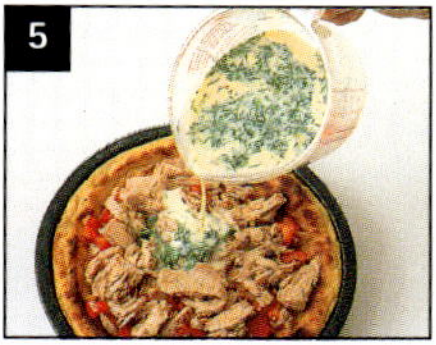

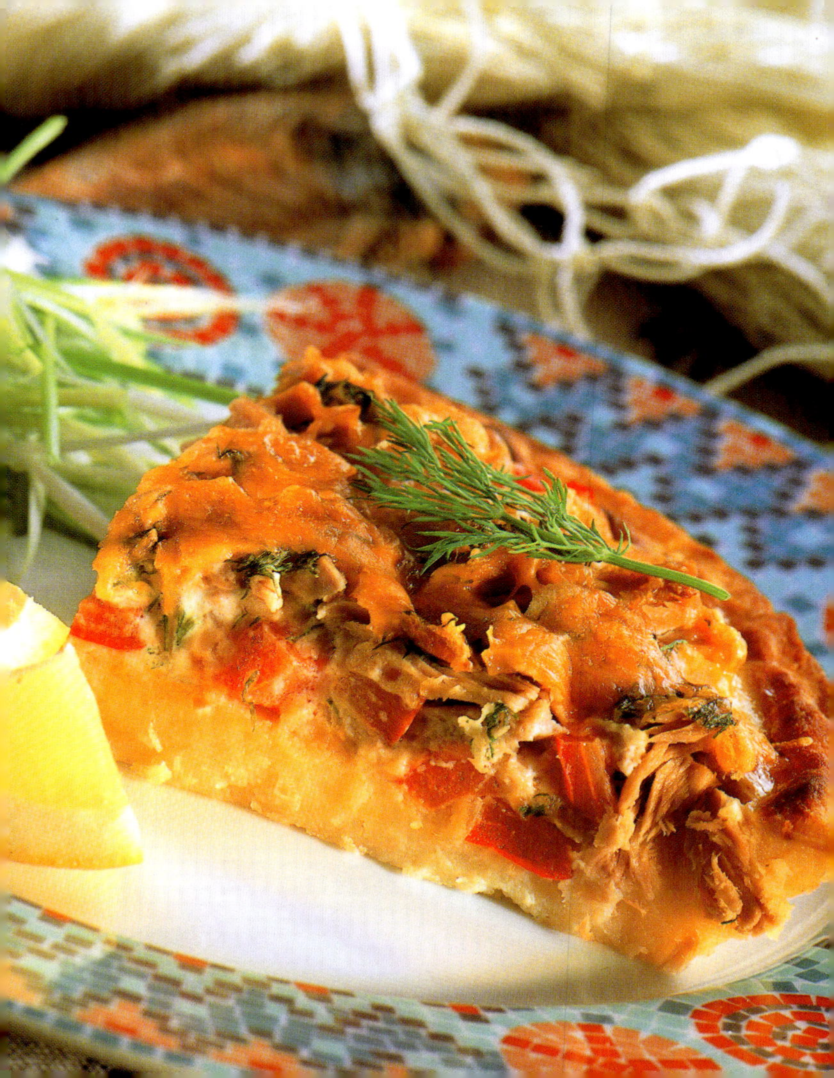

Linsen-Kartoffel-Topf

Für 4 Personen

ZUTATEN

BELAG:
675 g mehlig kochende Kartoffeln, gewürfelt
1 EL Milch
25 g Butter
50 g Pecannüsse, gehackt
2 EL frisch gehackter Thymian
Thymianstängel, zum Garnieren

FÜLLUNG:
225 g rote Linsen
60 g Butter
1 Porreestange, gehackt
2 Knoblauchzehen, zerdrückt
1 Selleriestange, gehackt
125 g Brokkoliröschen
175 g geräucherter Tofu, gewürfelt
2 TL Tomatenmark
Salz und Pfeffer

1 Für den Belag die Kartoffeln in einem Topf mit kochendem Wasser 10–15 Minuten garen. Gründlich abgießen, Milch und Butter zufügen und zu Püree zerstampfen. Pecannüsse und Thymian zugeben, mischen und beiseite stellen.

2 Für die Füllung die Linsen in kochendem Wasser 20–30 Minuten garen, abgießen und beiseite stellen.

3 Die Butter in einer Pfanne zerlassen, Porree, Knoblauch, Sellerie und Brokkoli zufügen und 5 Minuten dünsten, dann den Tofu unterrühren.

4 Linsen und Tomatenmark einrühren, mit Salz und Pfeffer abschmecken und alles in eine flache Auflaufform füllen.

5 Das Püree über die Gemüsemischung geben und glatt streichen.

6 Im vorgeheizten Backofen bei 200 °C 30–35 Minuten backen, bis der Auflauf oben goldbraun ist. Mit Thymian garnieren und heiß servieren.

VARIATION

Sie können für diesen Auflauf jede Art von Gemüse verwenden und den Tofu durch gekochtes, gewürfeltes Fleisch ersetzen.

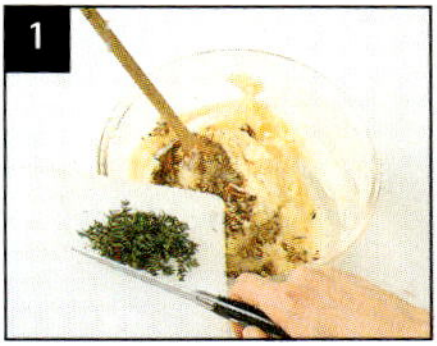

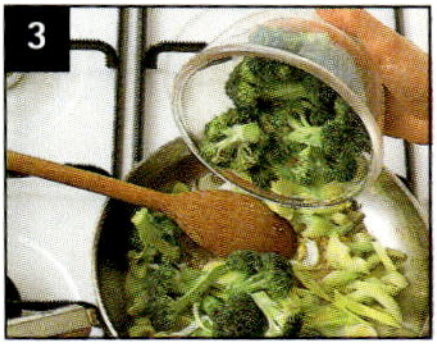

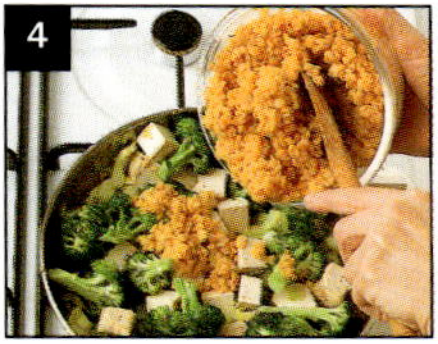

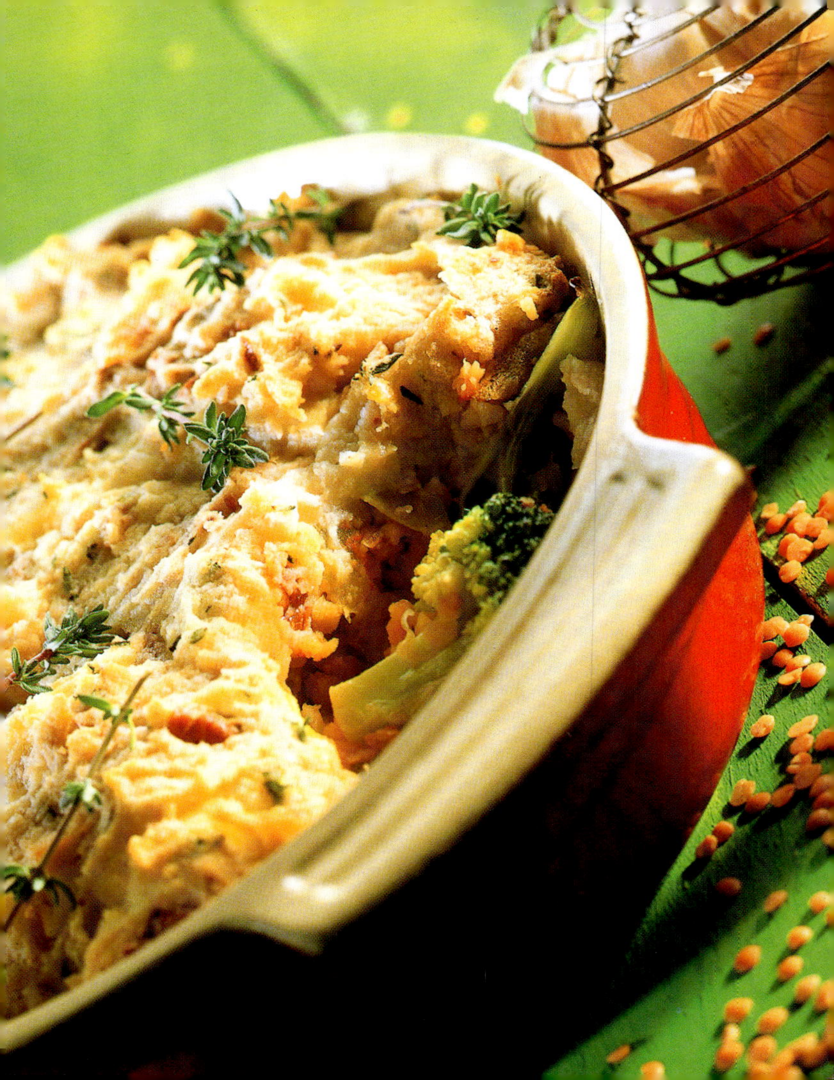

Kartoffel-Auberginen-Törtchen

Für 4 Personen

ZUTATEN

3 große fest kochende Kartoffeln, in dünnen Scheiben
1 kleine Aubergine, in dünnen Scheiben
1 Zucchini, in Scheiben
3 EL Pflanzenöl
1 Zwiebel, gehackt
1 grüne Paprika, gewürfelt
1 TL Kreuzkümmelsamen
200 g gewürfelte Tomaten (Dose)
2 EL frisch gehacktes Basilikum
Salz und Pfeffer
175 g Mozzarella, in Scheiben
225 g Tofu, in Scheiben
60 g frische Semmelbrösel
2 EL frisch geriebener Parmesan
frische Basilikumblätter, zum Garnieren

1 Die Kartoffeln in einem Topf mit kochendem Wasser 5 Minuten garen, abgießen und beiseite stellen.

2 Die Auberginenscheiben auf einer Platte auslegen, mit Salz bestreuen und 20 Minuten stehen lassen. Die Zucchini in kochendem Wasser 2–3 Minuten blanchieren. Abtropfen lassen und beiseite stellen.

3 Inzwischen 2 Esslöffel Öl in einer Pfanne erhitzen und die Zwiebel darin 2–3 Minuten andünsten. Paprika, Kreuzkümmel, Tomaten und Basilikum zufügen und mit Salz und Pfeffer abschmecken. Bei schwacher Hitze 30 Minuten köcheln.

4 Die Auberginenscheiben abwaschen und trockentupfen. Das restliche Öl erhitzen und die Scheiben darin 3–5 Minuten bräunen, dabei einmal wenden. Abtropfen lassen und beiseite stellen.

5 Vier kleine Törtchenformen mit der Hälfte der Kartoffelscheiben auslegen, darüber jeweils die Hälfte der Zucchini-, Auberginen- und Mozzarellascheiben schichten. Mit Tofu belegen und etwas Tomatensauce zugießen. In derselben Reihenfolge noch einmal wiederholen.

6 Semmelbrösel und Parmesan mischen und über die Törtchen streuen. Im vorgeheizten Backofen bei 190 °C 25–30 Minuten goldbraun backen. Mit Basilikumblättern garnieren und servieren.

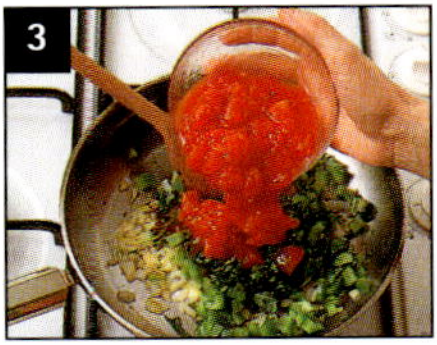

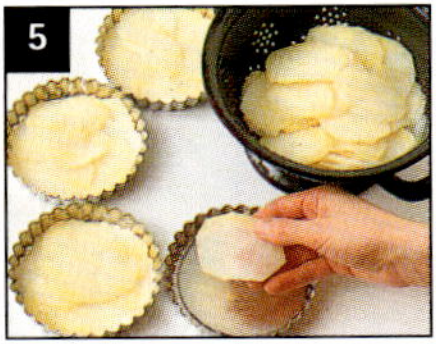

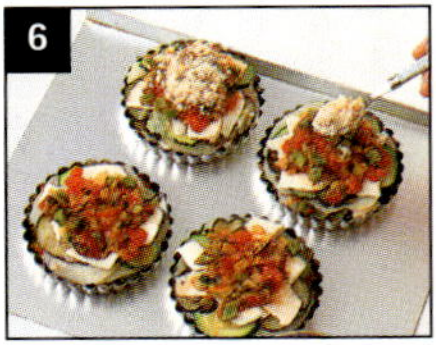

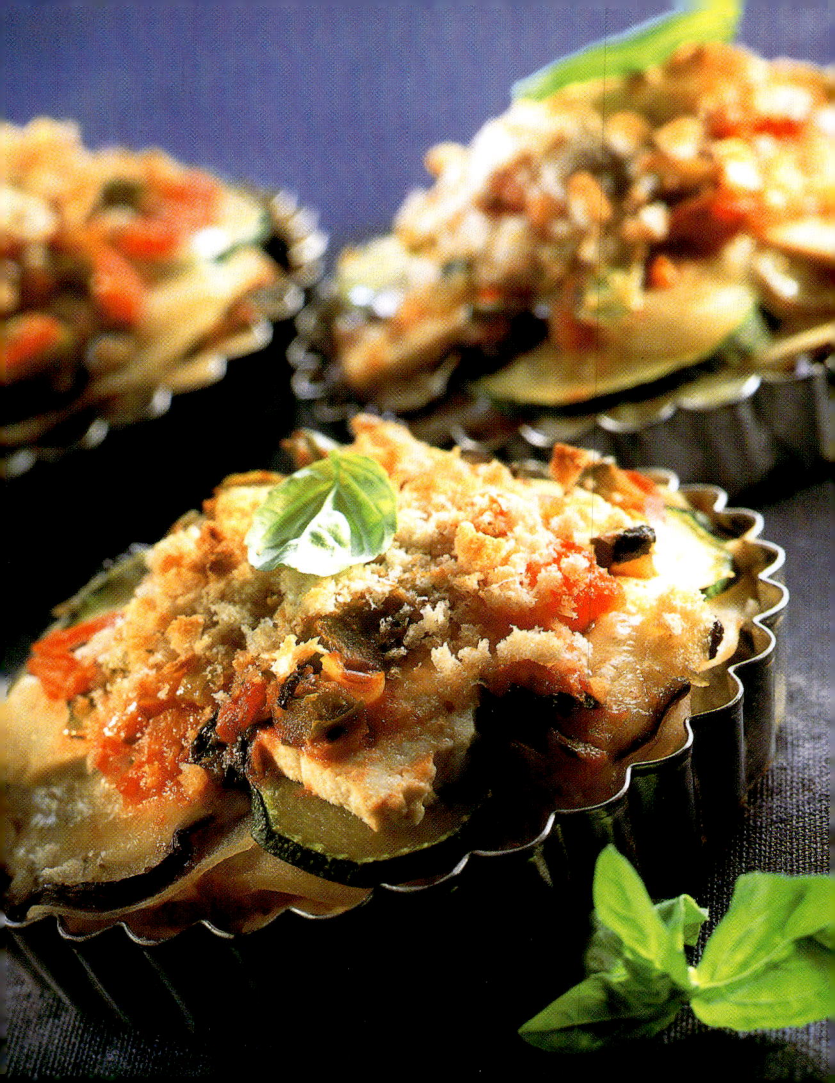

Süßkartoffelbrot

Ergibt 1 Brot

ZUTATEN

225 g Süßkartoffeln, gewürfelt
150 ml lauwarmes Wasser
2 EL klarer Honig
2 EL Pflanzenöl
3 EL Orangensaft
75 g Grieß
225 g Weizenmehl
1 Päckchen Trockenhefe
1 TL gemahlener Zimt
abgeriebene Schale von 1 Orange
60 g Butter

1 Eine kleine Kastenform leicht einfetten.

2 Die Süßkartoffeln in einem Topf mit kochendem Wasser 10 Minuten garen, gut abgießen und zu Püree zerstampfen.

3 Unterdessen Wasser, Honig, Öl und Orangensaft in einer großen Rührschüssel mischen.

4 Süßkartoffelpüree, Grieß, drei Viertel des Mehls, Hefe, Zimt und Orangenschale zufügen und zu einem glatten Teig verrühren. 10 Minuten gehen lassen.

5 Die Butter in kleine Stücke schneiden und zusammen mit dem restlichen Mehl in den Teig kneten. 5 Minuten kneten, bis der Teig glatt ist.

6 Den Teig in die Kastenform geben und zugedeckt an einem warmen Ort bis zu 1 Stunde gehen lassen, bis sich das Volumen etwa verdoppelt hat.

7 Im vorgeheizten Backofen bei 190 °C ca. 45–60 Minuten backen, bis das Brot beim Beklopfen hohl klingt. In Scheiben schneiden und warm servieren.

TIPP

Wenn das Brot beim Beklopfen nicht hohl klingt, nehmen Sie es aus der Form und stellen Sie es noch ein paar Minuten in den Ofen, bis es durchgebacken ist.

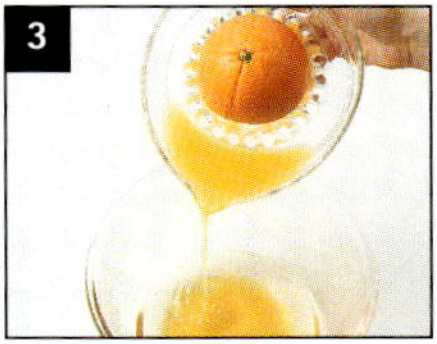
3

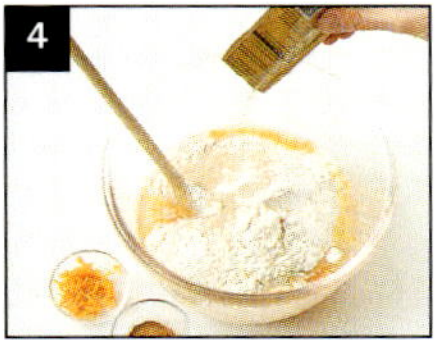
4

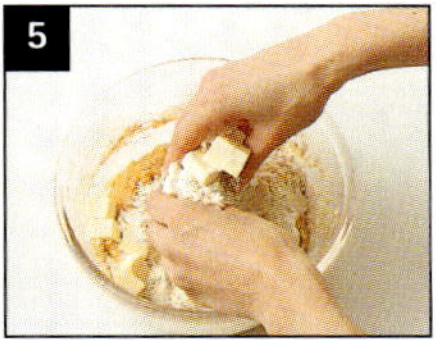
5

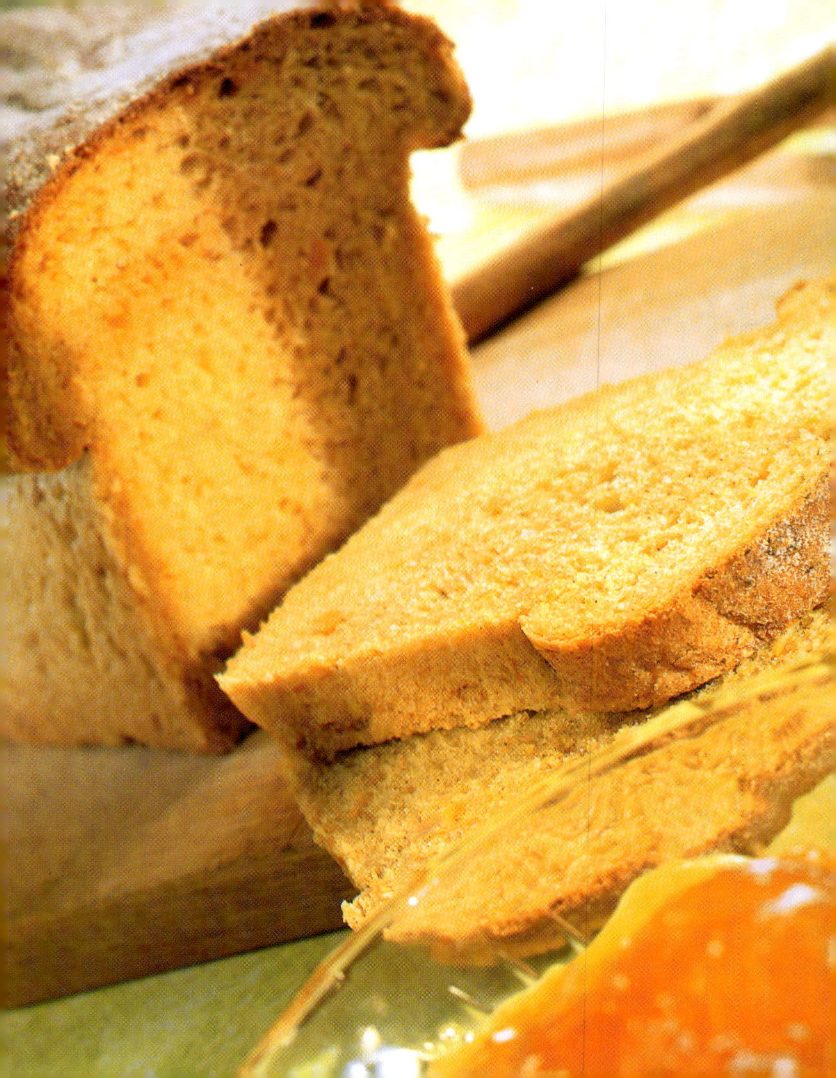

Käse-Kartoffel-Zopf

Ergibt einen 450-g-Zopf

ZUTATEN

175 g mehlig kochende Kartoffeln, gewürfelt
2 Päckchen Trockenhefe
675 g Weizenmehl
450 ml Gemüsebrühe
2 Knoblauchzehen, zerdrückt
2 EL frisch gehackter Rosmarin
125 g Gruyère, geraspelt
1 EL Pflanzenöl
Salz

1 Ein Backblech leicht einfetten.

2 Die Kartoffeln in kochendem Wasser 10 Minuten garen. Abgießen und zu Püree zerstampfen.

3 Das Püree in einer großen Rührschüssel mit Hefe, Mehl und Brühe zu einem glatten Teig verrühren.

4 Knoblauch, Rosmarin und 75 g Käse zugeben und den Teig auf einer bemehlten Arbeitsfläche 5 Minuten kneten. Eine Vertiefung in die Mitte des Teiges drücken, das Öl in die Vertiefung gießen, mit Salz bestreuen und durchkneten.

5 Für 1½ Stunden zugedeckt an einen warmen Ort stellen und bis zum doppelten Volumen aufgehen lassen.

6 Den Teig erneut durchkneten und in 3 gleich große Portionen teilen. Jede Portion zu einer ca. 35 cm langen Wurst rollen.

7 Die Teigrollen an einem Ende zusammendrücken, die Rollen zu einem Zopf flechten, die Enden nach unten falten und zusammendrücken.

8 Den Zopf auf das Backblech legen und zugedeckt 30 Minuten gehen lassen.

9 Mit dem restlichen Käse bestreuen und im Backofen bei 190 °C 40 Minuten backen, bis sich der Zopf beim Beklopfen hohl anhört. Noch warm servieren.

VARIATION

Formen Sie statt des Zopfes aus dem Teig kleine Brötchen. Diese sind ideal als Beilage zu heißer Suppe!

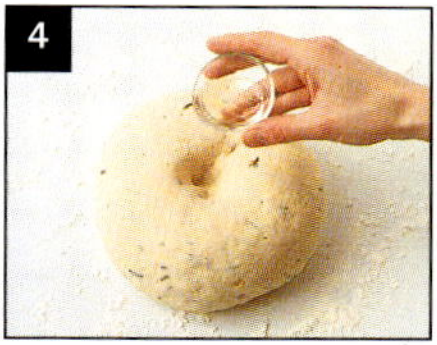
4

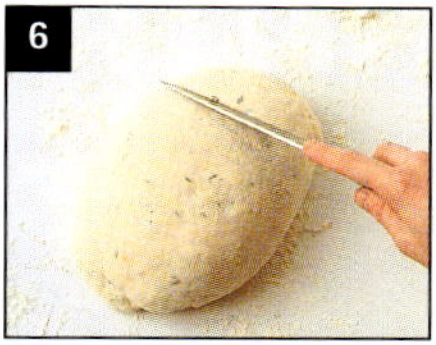
6

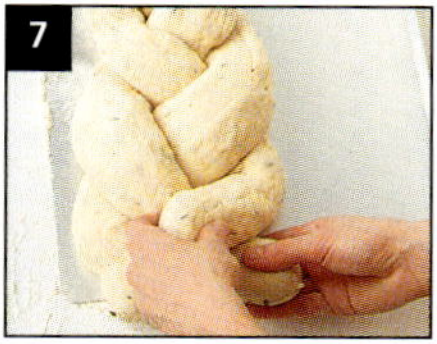
7

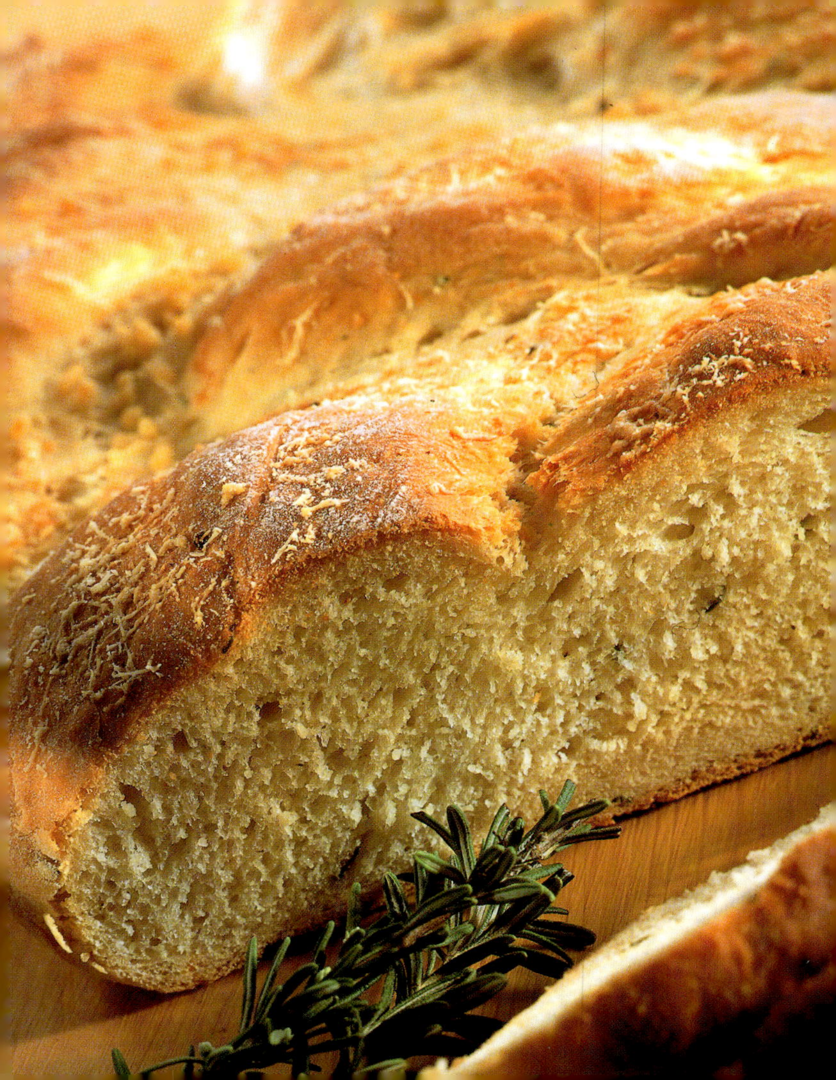

Kartoffel-Muskat-Brötchen

Ergibt 8 Brötchen

ZUTATEN

225 g mehlig kochende Kartoffeln, gewürfelt
125 g Mehl
1½ TL Backpulver
½ TL frisch geriebene Muskatnuss
50 g helle Rosinen
1 Ei, verquirlt
50 ml Crème double
2 TL hellbrauner Zucker

1 Ein Backblech mit Backpapier auslegen und dieses leicht einfetten.

2 Die Kartoffeln in einem Topf mit kochendem Wasser 10 Minuten garen, abgießen und zu Püree zerstampfen.

3 Das Püree in einer großen Schüssel mit Mehl, Backpulver und Muskatnuss mischen.

4 Rosinen, Ei und Crème double zugeben und alles zu einem glatten Teig verrühren.

5 Den Teig in 8 Portionen teilen und diese zu etwa 2 cm dicken, flachen Klößen formen. Auf das Backblech legen.

6 Im vorgeheizten Backofen bei 200 °C 15 Minuten backen, bis die Brötchen aufgegangen und oben schön goldbraun sind. Mit braunem Zucker bestreuen und heiß mit Butter bestrichen servieren.

TIPP

Sie können die Brötchen schon am Vortag zubereiten und aufgeschnitten einfrieren. Zum Servieren einfach auftauen und im Ofen aufwärmen.

VARIATION

Machen Sie einmal statt der kleinen Brötchen einen großen runden Laib!

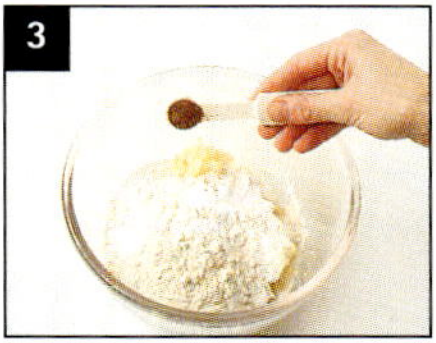

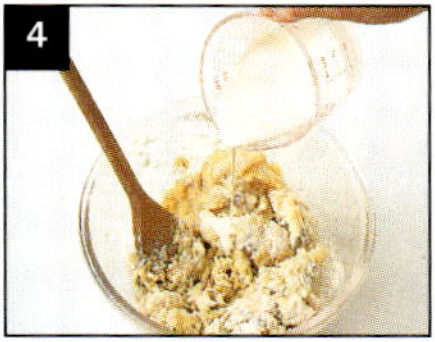

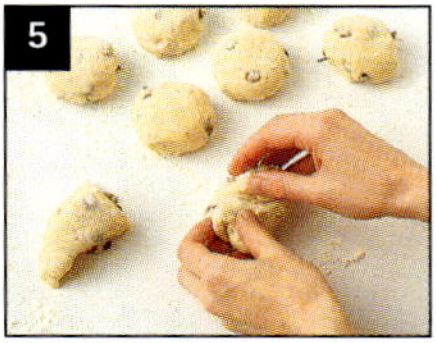

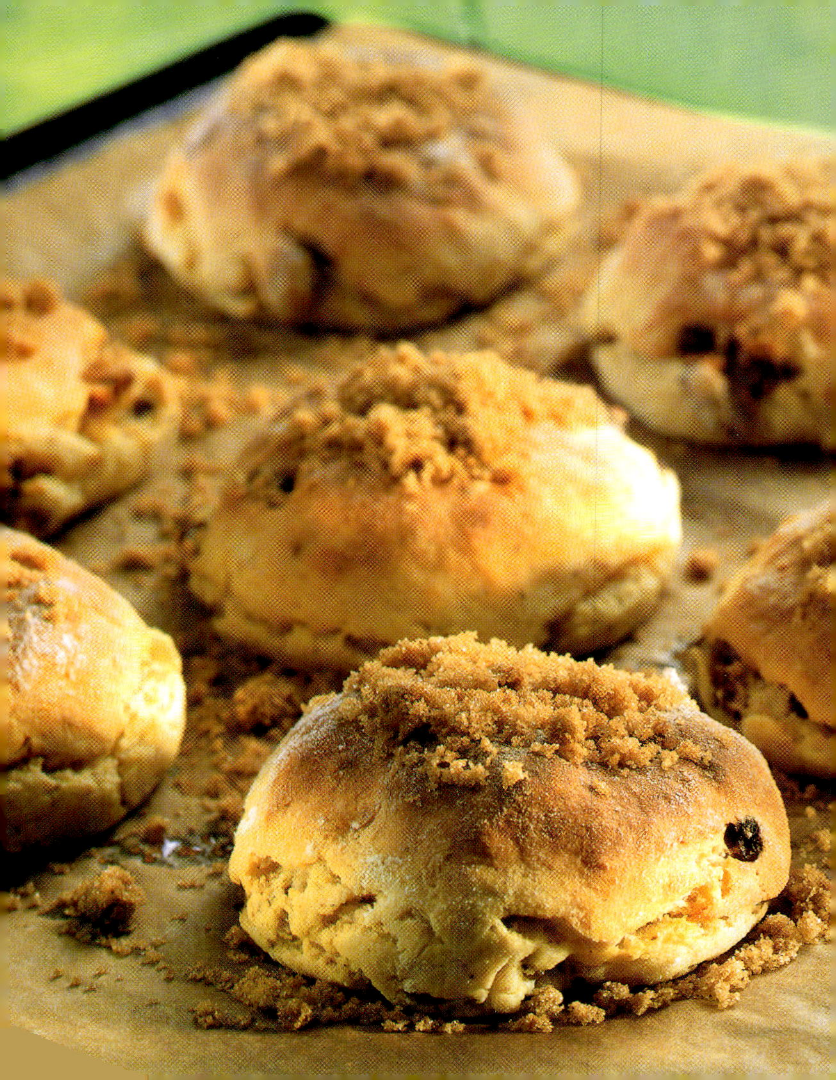

Kartoffel-Muffins

Ergibt 12 Muffins

ZUTATEN

175 g mehlig kochende Kartoffeln, gewürfelt
75 g Mehl
2 TL Backpulver
2 EL feiner brauner Zucker
125 g Rosinen
4 Eier, getrennt

1 Eine Muffinform für 12 Muffins einfetten und leicht mit Mehl bestäuben.

2 Die Kartoffeln in einem Topf mit kochendem Wasser 10 Minuten garen, abgießen und zu einem glatten Püree zerstampfen.

3 Das Püree in einer Rührschüssel mit Mehl, Backpulver, Zucker, Rosinen und Eidottern zu einem glatten Teig verarbeiten.

4 Das Eiweiß in einer sauberen Schüssel steif schlagen. Mit einem Metalllöffel vorsichtig unter den Teig heben.

5 Den Teig auf die Muffinförmchen verteilen.

6 Im vorgeheizten Backofen bei 200 °C 10 Minuten backen, dann die Temperatur auf 160 °C reduzieren und noch einmal 7–10 Minuten backen, bis die Muffins aufgegangen sind.

7 Die Muffins aus der Form lösen und heiß servieren.

TIPP

Servieren Sie die Muffins einmal mit Zimtbutter. Dazu 60 g Butter mit ½ TL gemahlenem Zimt verrühren.

VARIATION

Experimentieren Sie mit Gewürzen und geben Sie z. B. Muskatnuss oder Zimt in den Teig.

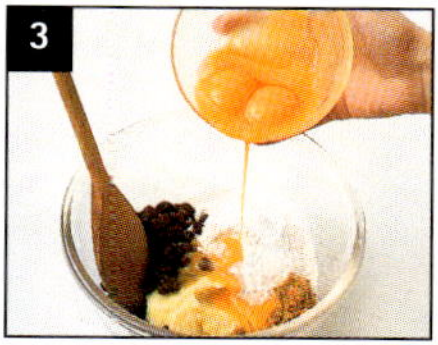
3

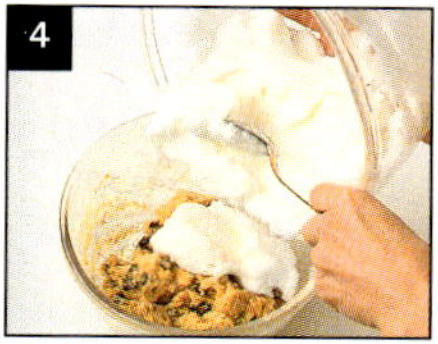
4

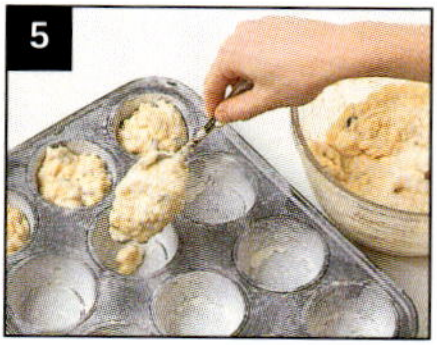
5

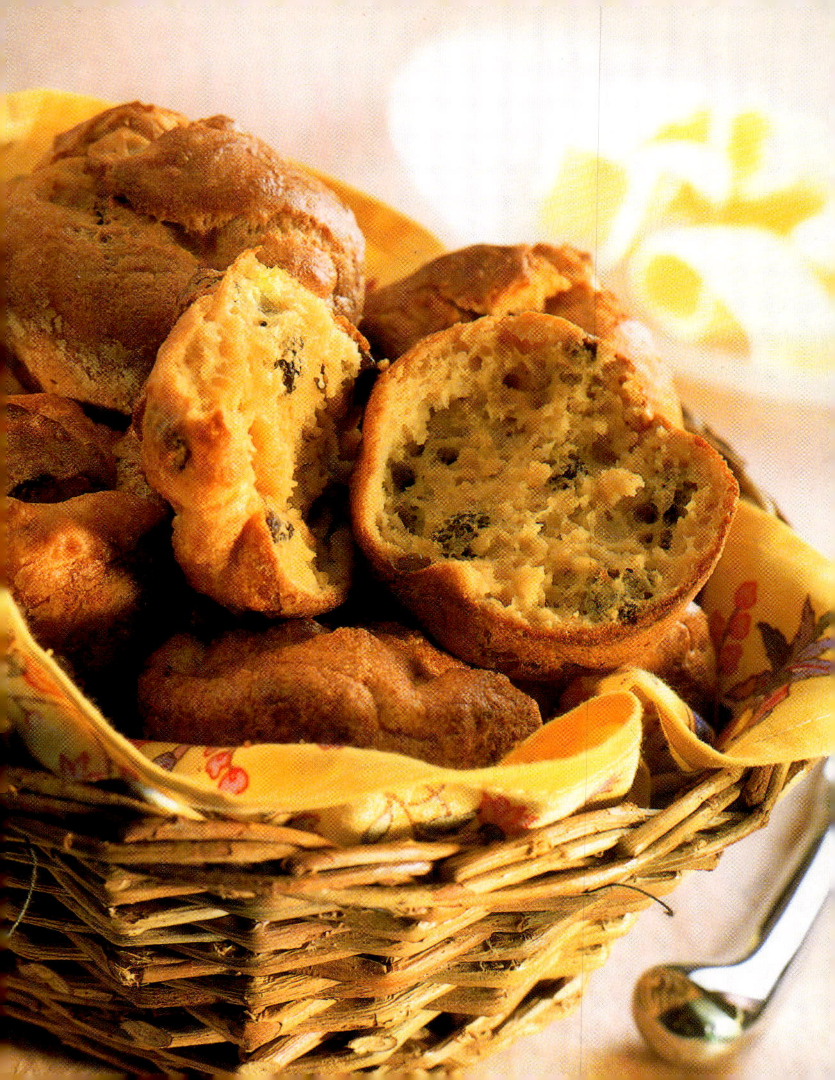

Fruchtiger Kartoffelkuchen

Ergibt 1 Kuchen

ZUTATEN

675 g Süßkartoffeln, gewürfelt
1 EL Butter, zerlassen
125 g brauner Zucker
3 Eier
3 EL Milch
1 EL Zitronensaft
abgeriebene Schale von 1 Zitrone
1 TL Kümmelsamen
125 g Trockenobst, z. B. Äpfel, Birnen oder Aprikosen, gehackt
2 TL Backpulver

1 Eine quadratische Backform von 20 cm Seitenlänge leicht einfetten.

2 Die Süßkartoffeln in einem Topf mit kochendem Wasser 10 Minuten garen. Gründlich abgießen und zu Püree zerstampfen.

3 Das noch heiße Püree in eine Rührschüssel geben, Butter und Zucker unter Rühren darin auflösen.

4 Eier, Milch, Zitronensaft und -schale, Kümmel und Trockenobst gut einrühren, zuletzt das Backpulver zufügen.

5 Den Teig in die vorbereitete Backform geben und im vorgeheizten Backofen bei 160 °C 1–1¼ Stunden backen. Aus der Form nehmen und auf einem Kuchengitter abkühlen lassen. In dicke Scheiben schneiden und servieren.

VARIATION

Fügen Sie dem Teig in Schritt 4 noch ein paar Tropfen Rum oder Weinbrand zu.

TIPP

Dieser Kuchen eignet sich ausgezeichnet als Dessert. Dafür den Kuchen nach dem Abkühlen mit Frischhaltefolie einschlagen und einfrieren. 24 Stunden bei Zimmertemperatur auftauen lassen und vor dem Servieren im Backofen anwärmen.

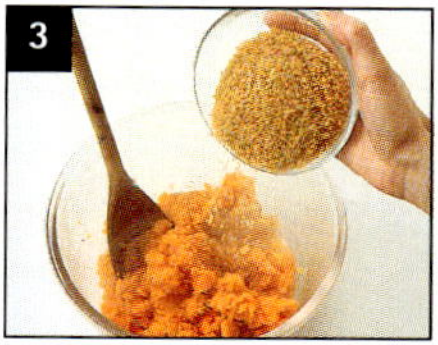

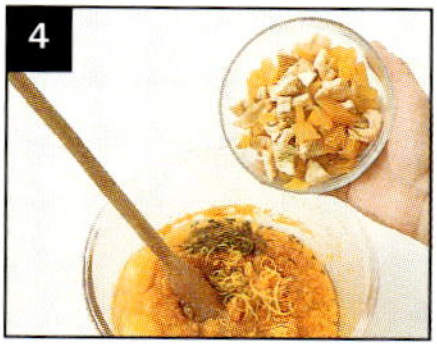

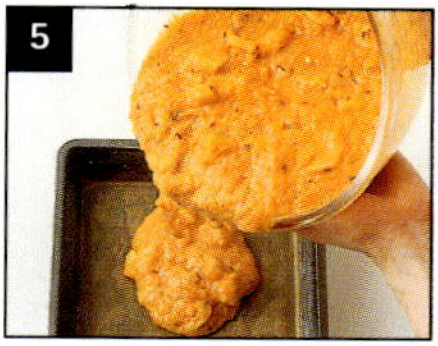

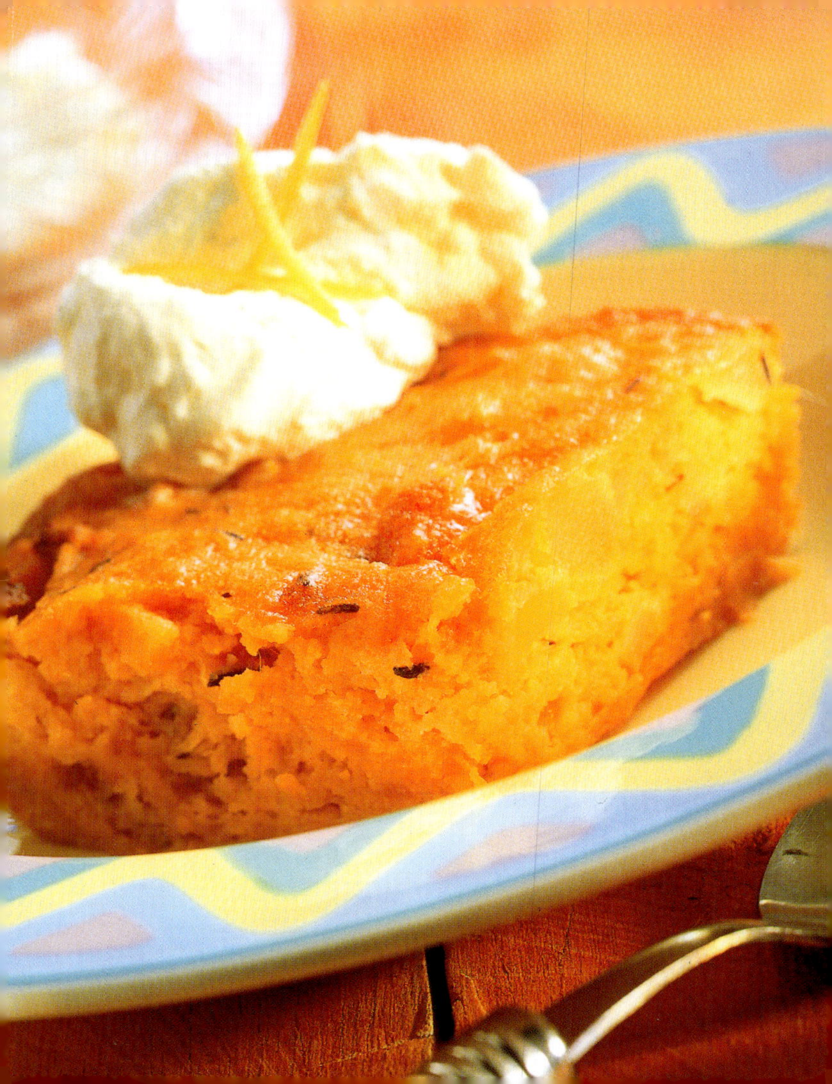

Register